“十四五”职业教育国家规划教材

（第三版）

中医护理学 微课版

ZHONGYI HULIXUE

主　编　简亚平

副主编　徐琼芳　杜杏坤　刘　荣

编　者　（按姓氏拼音字母排序）

杜杏坤（沧州医学高等专科学校）

黄晶晶（永州职业技术学院）

简亚平（永州职业技术学院）

刘　荣（宣城职业技术学院）

唐云峰（湖南医药学院）

唐振丽（永州职业技术学院）

徐琼芳（永州职业技术学院）

徐智广（沧州医学高等专科学校）

余小波（南阳医学高等专科学校）

张毅敏（永州职业技术学院）

赵丹丹（泰山护理职业学院）

周红军（沧州医学高等专科学校）

朱龙军（永州职业技术学院）

大连理工大学出版社

图书在版编目(CIP)数据

中医护理学 / 简亚平主编. — 3 版. — 大连：大
连理工大学出版社，2022.1(2024.12 重印)
　ISBN 978-7-5685-3729-2

　Ⅰ. ①中⋯　Ⅱ. ①简⋯　Ⅲ. ①中医学－护理学－高等
职业教育－教材　Ⅳ. ①R248

中国版本图书馆 CIP 数据核字(2022)第 020047 号

大连理工大学出版社出版

地址：大连市软件园路 80 号　邮政编码：116023
营销中心：0411-84707410　84708842　　邮购及零售：0411-84706041
E-mail：dutp@dutp.cn　　　URL：https://www.dutp.cn
辽宁星海彩色印刷有限公司印刷　　　大连理工大学出版社发行

幅面尺寸：185mm×260mm　　印张：16.5　　字数：378 千字
2013 年 8 月第 1 版　　　　　　　　　　2022 年 1 月第 3 版
2024 年 12 月第 8 次印刷

责任编辑：刘俊如　　　　　　　　　　责任校对：欧阳碧蕾
封面设计：张　莹

ISBN 978-7-5685-3729-2　　　　　　　　定　价：51.80 元

编　委　会

彭慧丹　湖北中医药高等专科学校

彭月娥　长沙卫生职业学院

阮　耀　南阳医学高等专科学校

佘金文　长沙卫生职业学院

沈小平［美］　上海思博职业技术学院

施　雁　同济大学附属第十人民医院

石　玉　南阳医学高等专科学校

唐晓凤　泰山护理职业学院

田维珍　湖北中医药高等专科学校

田小娟　长沙卫生职业学院

王爱梅　南阳医学高等专科学校

王　辉　沧州医学高等专科学校

王　娟　上海思博职业技术学院

王　骏　上海健康医学院

谢义群　鄂州职业大学

徐建鸣　复旦大学附属中山医院

徐元屏　湖北中医药高等专科学校

许方蕾　同济大学附属同济医院

许燕玲　上海交通大学附属第六人民医院

叶　萌　上海思博职业技术学院

易传安　怀化医学高等专科学校

余尚昆　长沙卫生职业学院

张雅丽　上海中医药大学附属曙光医院

张玉侠　复旦大学附属儿科医院

郑艾娟　永州职业技术学院

周文海　武汉科技大学城市学院

朱瑞雯　上海交通大学附属第六人民医院

序

本人在医学教育领域学习、工作了四十余年,其中在白求恩医科大学十二年,上海交通大学附属第六人民医院三年,美国俄亥俄州立大学医学院十五年,回国创办上海思博职业技术学院卫生技术与护理学院已十年有余。从国内的北方到南方,从东方的中国又到西方的美国,多年来在医学院校的学习、工作经历使我深深感到,相关医学类如护理专业的教材编写工作是如此重要,而真正适合国内医学护理高职高专院校学生的教材却并不多见,教学效果亦不尽如人意。因此,组织编写一套实用性、应用性较强的高等职业技术教育创新系列教材的想法逐渐浮出台面,并开始尝试付诸行动。当本人主编的《多元文化与护理》和《护理信息学》两本书作为高等职业技术教育创新教材先后由人民卫生出版社正式出版发行后,我又欣然接受大连理工大学出版社的邀请,担任新世纪高职高专护理类课程规划教材的编委会主任暨总主编工作。

为适应我国高职高专护理教育的改革与发展、护理专业教学模式和课程体系改革的需要,依据以"人"为中心的护理理念,以知识、能力、素质综合发展和高等技术应用型护理人才的培养目标为导向,以高职高专护理职业技能的培养为根本,我们组织来自全国各地护理院校的资深教师及临床第一线的护理专家们编写了这套高职高专护理类课程规划教材。本教材编写满足了学科需要、教学需要和社会需要,以求体现高职高专教育的特色。根据护理专业各学科本身的知识构架,本教材有利于学生对学科有系统的认识,并形成学科的思维和学习方法;有利于教师教,有利于学生学,符合学科规定和学生的认知特点;能够保证社会对学生技能和知识的要求,学生通过学习本教材应具有基础知识适度、技术应用能力强、知识面宽、素质较高等优点。

　　本系列教材的编写得到了上海思博职业技术学院和全国各地兄弟院校广大教师以及各教学实习医院有关专家、学者的大力支持和帮助,特别是大连理工大学出版社的鼓励和帮助,在此一并表示衷心的感谢! 鉴于本人教学经验水平有限,本系列教材一定存在许多不足之处,恳请读者批评指正。

沈小平

2013 年 8 月 于上海

前言

　　《中医护理学》(第三版)是"十四五"职业教育国家规划教材、"十三五"职业教育国家规划教材,也是新世纪高职高专教材编审委员会组编的护理类课程规划教材之一。

　　中医护理学是中医药学的重要组成部分,是以中医理论为指导,运用整体观念,对疾病进行辨证施护,结合预防、保健、康复等措施,运用独特的传统护理技术,对患者施以健康照顾与服务,以促进人类健康的一门应用学科,是我国护理专业、助产专业的一门必修课,是国家护士执业资格考试的内容之一。

　　本教材的适用对象为高职高专三年制或五年制护理专业、助产专业学生。本课程的学习可使学生具有必要的中医护理的基本理论、基础知识和基本技能,能运用所学知识和技能服务于患者。

　　本教材的编写遵循"基础理论够用、适度,技术应用能力强"的宗旨,按照岗位需求和护士执业标准,在内容上兼顾"中医特色"、"护理技能"和"临床实用",力求中医理、法、方、药、防、护、养的有机结合,始终贯穿"三基五性"(基本知识、基本理论、基本技能,思想性、科学性、先进性、启发性、适用性)的原则,力争满足三个"需要"(学科需要、教学需要、社会需要)。本教材分上、中、下三篇,上篇为中医基础理论;中篇为常用中医护理技术;下篇为常见病证中医护理。上篇内容力求简单、准确、通俗易懂,以够用为度;中篇突出实践技能的应用方法,注重在教学中培养学生的护理实践能力及操作能力;下篇内容贴近临床,突出实用性。

　　本教材全面贯彻落实党的二十大精神,根据《国家职业教育改革实施方案》《高等学校课程思政建设指导纲要》《关于促进中医药传承创新发展的意见》等文件精神,落实职业教育改革要求,突出课程思政核心地位,坚持立德树人。本次修订,对标护士资格考试要求,继续发扬"互联网+"特色,有机结合信息化教学手段,重点体现课程思政,具体工作如下:

　　1.课程思政浸润全过程,将思政元素融入学习目标。

在每章的学习目标中增加对学生素质要求的目标,注重加强医德医风教育,着力培养学生"敬佑生命、救死扶伤、甘于奉献、大爱无疆"的医者精神,注重加强医者仁心教育,在培养精湛医术的同时,教育引导学生始终把人民群众生命安全和身体健康放在首位,尊重患者,善于沟通,提升综合素养和人文修养。

2.根据学习目标,挖掘思政元素,增加思政小课堂。把文化自信、文化传承、医德医风、职业精神等融入教学目标,基于此目标,在教材中有机融入文化自信、医德医风、生命至上、人文关怀等思政元素,在每个章节都增加了思政小课堂,内容的选取涉及名医故事、现代研究、临床思维等,极大地丰富了教材内容。

3.发扬"互联网＋"特色,增加思维导图。教材编写团队积极建设相关配套课程资源,合理运用信息化手段,新增思维导图,以二维码的形式方便学生扫码进行学习及复习,每章还配有教学课件、测一测习题,有的章节配有微课视频、知识链接、临床案例。

本教材的编写人员均来自教学与临床一线,有丰富的教学和临床实践经验,并充分听取了护理一线专家的建议和意见,有机融入长期从事一线教育教学教师的经验和累积。本教材由简亚平任主编,徐琼芳、杜杏坤、刘荣任副主编,张毅敏、余小波、赵丹丹、徐智广、黄晶晶、周红军、唐云峰、唐振丽、朱龙军参加了部分章节的编写工作。具体编写分工如下:第一章、第三章的部分内容、第四章由简亚平编写;第二章由张毅敏编写;第三章的部分内容、第五章由余小波编写;第六章、第七章由赵丹丹编写;第八章、附录一由徐智广、黄晶晶编写;第九章由周红军、刘荣编写;第十章、第十一章由唐云峰编写;第十二章、第十三章由杜杏坤编写;附录二、附录三由唐振丽、朱龙军编写;各章节的教学课件、测一测习题、微课视频由简亚平带领黄晶晶、唐振丽、朱龙军制作完成;各章的思维导图、思政小课堂由徐琼芳编写、制作。

此外,编者参考、引用和改编了国内外出版物中的相关资料以及网络资源,在此表示深深的谢意。相关著作权人看到本教材后,请与出版社联系,出版社将按照相关法律的规定支付稿酬。

虽经各位编者精心撰写,反复修改,但由于水平有限,时间仓促,仍可能存在不足之处,敬请广大师生在使用过程中提出宝贵意见,以便修订和完善。

编 者

所有意见和建议请发往:dutpgz@163.com

欢迎访问职教数字化服务平台:https://www.dutp.cn/sve/

联系电话:0411-84706671　84707492

目 录

上篇　中医基础理论

中篇　常用中医护理技术

下篇　常见病证中医护理

上篇

中医基础理论

第一章
绪 论

[学习目标]

1.了解中医护理的发展概况,熟悉中医护理发展历史中重要的医家、代表著作及学术思想。

2.掌握中医护理的基本特点。

3.了解中医护理在中医学中的地位和作用。

4.树立对待中医药学的科学态度,厚植热爱中医的职业情怀,传承中华优秀传统文化,树立社会主义文化自信。

思维导图

中医药学是中华民族优秀文化的瑰宝,其历史悠久,源远流长,在数千年的临床实践中积累了丰富的诊治疾病和养护病人的经验,是中国特色医疗卫生事业的重要组成部分。随着医学模式的转变、健康卫生事业的发展,以及以人为本、崇尚自然、回归自然的观念日益深入人心,中医药学的特色和优势越来越得到人们的欢迎。中医护理学是中医药学的重要组成部分,是以中医理论为指导,运用整体观念,对疾病进行辨证施护,结合预防、保健、康复等措施,运用独特的传统护理技术,对患者及人群施以健康照顾与服务,以促进人类健康的一门应用学科,是我国护理专业的一门必修课。中医护理学的知识结构主要包括三大部分:中医基础理论、中医护理技术、常见病证中医护理。

第一节 | 中医护理发展简史

中医学在其发展过程中一直保持着医、药、护不分的状态,历代医家必综合医、药、护三者的知识、经验于一身。在中医临床,护理职责一般是由医者、医者的助手承担或由医者指导患者家属分担,呈现出医中有护、医护合一的特征。中医历来十分重视护理,强调"凡病三分治,七分养",所以古代中医护理的基础理论都蕴藏在中医学理论之中,中医护理的指导思想及学术内涵都源自浩瀚的中医学宝库。中医护理的形成和发展经历了以下四个阶段。

一、萌芽阶段——原始时代

原始时代,人类在生活实践与劳动过程中,积累和创造了原始的医药卫生与护理知识。如用树叶、兽皮遮体御寒,在寒冬季节活动身体以驱散寒气的侵袭;夏天居住在阴凉的洞穴里,以避炎暑酷热等,这是早期生活护理的萌芽;在体表发生创伤时,常采用泥土、草茎、苔藓、树叶等物涂敷伤口,从而逐渐掌握了一些适合敷治外伤的药物,这是早期药物外治法护理的萌芽；火的使用，使人们开始"炮生为熟"，懂得了饮食卫生，还发现火不仅可以取暖，还可以缓解寒湿引起的疼痛，这是原始的灸法、热熨法等护理技术的萌芽。总之，原始人在与自然界、野兽以及疾病的斗争中，采取的一些保护自身的最简单的措施，构成了人类最早的卫生保健，当他们在生活实践中有目的地去实施时，即开始了医疗护理的萌芽。

二、初步成形阶段——夏商周至三国时期

夏商周时期，人们对疾病的发生、预防以及维护健康有了更多的认识。商代甲骨文中出现了关于疾病和医药卫生知识方面的记载。周代将宫廷医生分为疾医、疡医、食医和兽医，并将食医列为各科之首，说明当时已经重视饮食在疾病治疗中的作用与饮食调护。《周礼·天官》所记载的早期医师制度中，医师之下设有士、府、史、徒等专职人员，"徒"就兼有护理职能，负责看护病人。《诗经》对某些药物的采集、产地及食用季节等已有了简略叙述。《山海经》收载了内、外、妇等科病名达 30 多种。所有这些都推动和促进了中医护理行为的开展。

战国至东汉时期，是中医学理论体系的逐步形成时期，与此同时，中医护理学初步形成。《黄帝内经》（简称《内经》）是我国现存最早的一部系统完整的医学典籍，该书创立了中医学基本理论体系，不仅全面系统地阐述了人体的生理、病理、诊断及治疗，也论述了中医护理学的各个方面，包括疾病护理、饮食护理、生活起居护理、情志护理、养生康复护理、服药护理以及针灸、推拿、导引、热熨、熏洗护理技术等内容。在生活起居方面，《素问·移精变气论》指出：人们要"动作以避寒，阴居以避暑"；《素问·四气调神大论》强调：春夏两季宜"夜卧早起"，秋季当"早卧早起"，冬季须"早卧晚起"。在饮食护理方面，《素问·藏气法时论》指出：肝病"宜食甘，粳米牛肉枣葵皆甘"，肾病"宜食辛，黄黍鸡肉桃葱皆辛"；《灵枢·五味》认为："肝病禁辛，心病禁咸，脾病禁酸，肾病禁甘，肺病禁苦"。在情志护理方面，《内经》提出"怒伤肝""喜伤心""忧伤肺""思伤脾""恐伤肾"；护理上提倡以情胜情，"悲胜恐""恐胜喜""怒胜思""喜胜忧""思胜恐"等。在病证的护理要点方面，如《素问·腹中论》指出："消中，不可服高粱、芳草、石药，石药发癫，芳草发狂"。同时《内经》介绍了针灸、推拿、热熨等至今临床护理中仍常用的中医护理技术。因此，《黄帝内经》奠定了中医护理学的理论基础，对中医护理的发展具有重要的指导意义。战国时期，扁鹊在救治虢太子尸厥病时，就已采用了针刺、热敷等护理技术。

东汉末年，著名医学家张仲景所著的《伤寒杂病论》是我国最有影响的一部临床医学巨著，包括《伤寒论》和《金匮要略》两部分。它不仅奠定了中医辨证论治的理论体系，也为临床辨证施护开创了先河，为中医护理增添了许多新的内容。在服药护理方面，详细介绍了煎药方法、服药注意事项、对服药反应的观察及饮食宜忌。如桂枝汤方后注明"以水七升，微火煮取三升，去渣，适寒温，服一升"，服药后应"啜热稀粥一升余，以助药力"，并"温覆令一时许，遍身漐漐微似有汗者益佳"等。在治疗期间注意"禁生冷、黏滑、肉面、五辛、酒酪、臭恶等物"。诸如此类的护理要求，在大青龙汤、大承气汤、五苓散、十枣汤、防己黄芪汤等方后都有具体注明。同时还记载了各种护治一体的疗法，如治百合病的洗身法，治狐惑病的熏洗法、烟熏法，治咽痛的含咽法，以及坐浴法、外掺法、灌耳法、吹鼻法等外用药护理。张仲景提出的汗、吐、下、和、温、清、补、消八法的护理，

也是辨证施护的重要内容。《金匮要略》在饮食护理上已有专篇论述,指出饮食应辨证:"所食之味,有与病相宜,有与身为害,若得宜则益体,害则成疾。"要注意五脏病食忌、四时食忌、冷热食忌、妊娠食忌,在饮食卫生方面应注意"秽饭、馁肉、臭鱼,食之皆伤人"等。在护理技术操作方面,张仲景首创药物灌肠法,《伤寒论·阳明篇》中记载了对津枯肠燥、大便秘结者,用蜜煎导而通之,或用猪胆汁灌肠以排出宿粪。在急救护理方面,《金匮要略·杂疗方》中详细记载了抢救自缢、溺死患者的具体操作过程,从而成为世界上最早开展急诊复苏护理的典范,具体方法与现代人工呼吸法极其相似。

知识链接
名医华佗

华佗是我国后汉时期的名医,是我国外科和医疗体育的奠基人。他首创剖腹术,发明了"麻沸散",有完整的手术及护理方法,在施行手术过程中指导弟子或家属做了大量的护理工作,但可惜未能流传于世。他吸取前人"导引"的精华,创造了古代的保健体操——"五禽戏",属于最早的康复护理方法。"五禽戏"模仿虎、鹿、猿、熊、鸟五种动物的姿态进行锻炼,起到疏通气血、帮助消化、运动筋骨、防病祛病、增强体质、延年益寿的作用,是体育与医疗、护理相结合的典范。华佗告诫人们:"体中不快,起作一禽之戏,沾濡汗出,因上著粉,身体便轻,腹中欲食。"

三、全面发展阶段——晋唐至明清时期

自晋唐以迄明清,随着中医学的发展,中医护理理论和专科护理进入全面发展阶段。晋代葛洪的《肘后备急方》是集传染病、中医急救、内、外、妇、伤、五官等各科论述和护理要求的代表著作,提出了水肿患者的饮食调护方法,"勿食盐,当食小豆饭,饮小豆汁,鲤鱼佳也";并首创了口对口吹气法抢救猝死患者的复苏术;提出用海藻治疗瘿疾,是世界上最早用含碘的食物治疗甲状腺疾病的记载;书中倡导间接灸法,如隔姜灸、隔蒜灸、隔附子饼灸、隔盐灸,还记载了大量的针刺及熨法等护理操作方法。

思政小课堂
大医精诚

"人命至重,有贵千金,一方济之,德逾于此。"唐代医家孙思邈将自己的著作《千金要方》《千金翼方》皆冠以"千金"二字,其中的《大医精诚》是论述医德的一篇极重要文献。《大医精诚》论述了有关医德的两个问题:第一是精,即要求医者要有精湛的医术,孙思邈认为医道是"至精至微之事",习医之人必须"博极医源,精勤不倦";第二是诚,即要求医者要有高尚的品德修养,以"见彼苦恼,若己有之"感同身受的心,策发"大慈恻隐之心",进而发愿立誓"普救含灵之苦",且不得"自逞俊快,邀射名誉""恃己所长,经略财物"。

唐代孙思邈所著的《千金要方》《千金翼方》中,详细论述了中医护理原则以及各科疾病的护理与食疗等内容。在妇产科护理方面,《妊娠恶阻》中提出孕妇要"居处清静",宜"调心神,和性情,节嗜欲,庶事清净",要注意饮食禁忌;在临产护理方面,要保持产房的清洁,"不得令死丧污秽家人来视之";在产妇心理护理方面,《产难》中强调:"凡欲产时,特忌多人瞻视"等;在产后护理方面,《产难》指出:"妇人产后百日已来,极须殷勤,不

要纵心犯触及便行房"；另外，在妊娠养胎、分娩及产后护理、用药护理等方面都做了详细的叙述。在婴幼儿护理保健方面，介绍了对新生儿的口腔护理、断脐、哺乳及婴儿的衣食沐浴等的操作方法与步骤。在护理技术上，首创用细葱管进行导尿，即"以葱叶除尖头，内阴茎孔中深 3 寸，微用口吹之，胞胀，津液大通便愈"，这一方法比 1860 年法国发明橡皮管导尿术要早一千二百多年。同时对蜡疗、热熨法、疮疡切口、换药、引流、消毒等护理操作技术做了详细的介绍，留下了大量使用针刺、灸法对各科疾病进行护理的内容。

王焘的《外台秘要》作为一部综合性的巨著，对伤寒、肺结核、疟疾、天花、霍乱等病情观察方面均有较详尽的记载，在护理上提出了禁止带菌人进入产房和"不得令死丧污秽家人来视之"等护理探视制度。孟诜的《食疗本草》是我国现存最早的营养学专著，对中医饮食护理的发展起着推动作用。南唐陈士良的《食性本草》中，将食物和药物进行分类，创立了食医方剂及四时饮食与调养方法，阐述了饮食护理与医疗的重要关系。龚庆宣的《刘涓子鬼遗方》是我国现存最早的一部外科专著，在卷二介绍腹部开放性创伤、肠管脱出、纳入腹腔后的护理中指出："十日之内不可饱食，频食而宜少，勿使患者惊"，强调了饮食护理和精神护理的重要性；在卷四的"黄父痈疽论"中说痈疽患者须"绝房室，慎风冷，勿自劳动"，这些均充实了中医外科护理的内容。

宋金元时期的学术争鸣，涌现出了重要的医学流派——"金元四大家"，即以刘完素为代表的"寒凉派"，以张子和为代表的"攻下派"，以李东垣为代表的"补土派"，以朱丹溪为代表的"滋阴派"，这些学术观点促进了中医学发展，更丰富了中医护理的内容。李东垣在《脾胃论》中认为脾胃为后天之本，重视对脾胃的调养和护理，认为"内伤脾胃，百病由生"，强调劳倦、饮食、情志的护理，同时还论述了许多饮食调护和用药禁忌。朱丹溪独创了滋阴降火护理法，认为人们应清心寡欲，以保真阴。此时期忽思慧所著《饮膳正要》是中医营养学的代表著作，提出了"养生避忌、疾病避忌、妊娠食忌、乳母食忌"等，列举了"治腰背疼痛，不能久立，骨髓虚损，身重气乏"用生地黄炖鸡；"治脾胃虚弱，泄泻久不瘥者"用鲫鱼羹等。

明清时期，中医学理论体系日趋完整，临床各科都积累了许多新经验与新知识，不少医家对护理方面的知识介绍更为详尽，很多医书都开始列有护理专篇。李时珍所著《本草纲目》是一部重要的药学专著，其内容对现代临床仍具有重要的参考价值。陈实功所著《外科正宗·痈疽门》中"调理须知"和"杂忌须知"两篇，实为外科护理的专篇，详细论述了疮疡的护理原则。吴又可《温疫论》的"戾气说"是传染病病因的创见，同时也论述了温病的护理经验。在"论食""论饮"及"调理法"中，吴氏详细论述了传染病患者的饮食护理，主张患者饮食以清稀易消化为宜，并要本着渐进的原则，即"大病之后……宜先与粥饮，次糊饮，次糜粥，循序渐进，先后勿失其时"；同时在护理中必须注意及时补充津液，提出"大渴思饮冰水及冷饮，无论四时皆可量与""梨汁、藕汁、蔗浆、西瓜皆可备不时之需"。叶天士所著《温热论》系统阐述了温病发生、发展的规律，提出温病卫气营血四个阶段辨证论治和施护的纲领以及用蒸气消毒的护理技术。明代冷谦在《修龄要旨》中阐述了养生术的"养生十六宜"，如发宜多梳，面宜多擦，目宜常运，耳宜常弹等，至今对护理和养生都有重要的指导价值。《侍疾要语》是清代名医钱襄所著的护理学专著，书中详细论述了情志护理、饮食护理、生活起居护理和老年患者的护理，其中"十叟长寿歌"记录了十位百岁老人延年益寿、防病抗老的经验和长寿的护理要点。

李时珍和本草纲目

四、鼎盛发展时期——中华人民共和国成立以后

随着中华人民共和国的成立,党和政府十分重视中医工作,制定了一系列扶持和发展中医的政策,中医事业得以复兴并蓬勃发展,中医护理工作开始受到重视,中医护理学进入了发展的鼎盛时期。

1. 中医护理逐步形成一门独立学科

1955年年底,中医研究院成立,随后全国各省设置了中医行政管理、教学、科研机构,并相继成立了中医学院与中医院,综合性医院开设中医病房,建立了中医护理专业队伍。中医的治疗与护理开始有了分工,中医护理从中医学中分化出来,并逐步成为一门独立学科,中医治病医、药、护不分的局面从此结束。

2. 中医护理教育迅速发展

20世纪50年代后期,南京、北京、上海等地先后开办中医护士学校、中医护士班及中医护理短期培训班,推动了中医临床护理的发展。1958年江苏省中医院创办了第一所中医护校,1985年北京中医学院率先成立了中医护理系,招收中医护理大专生,全国五十多所中医药院校相继开设了中医护理专业。目前,中医护理的专业教育与在职教育已初具规模,多层次、多渠道、多形式的中医护理教育体系在全国范围内已经形成,培养了一大批具有献身精神的中高级护理专业人才。

3. 中医护理的科学研究学术活动方兴未艾

1958年,南京中医学院附属医院率先编写出版了第一部系统的中医护理专著《中医护病学》。此后,中医护理的各种教材和专著相继出版,如《中医内科护理学》《中医外科护理学》《中医妇科护理学》《中医儿科护理学》《中医五官科护理学》《中医护理管理》《中医心理护理学》《现代中医临床护理》等。中医护理理论的研究和临床护理实践的总结已进入了一个崭新的阶段。1984年成立了"中医、中西医结合护理专业委员会",在学会的组织和领导下,中医护理学术活动开展得十分活跃而有成效。学术研究日益深入,学术水平不断提高,对中医护理学的发展方向、中医护理的规范化、标准化、中医护理的内涵、概念、模式等进行了深入的探讨,使中医护理理论更加系统,内容更加完善。1997年7月,国家中医药管理局制定、颁布了具有中医特点的《中医护理常规技术操作规程》,从而使中医医院的护理工作更加标准化、规范化、合法化。

展望21世纪中医护理事业的未来,中医护理正以自身特有的理论和方法,汲取现代护理学的新观点、新观念、新技术,和着时代的节奏蓬勃发展。具有中医特色的现代中医护理在国际上的影响日益扩大,将为我国人民的身心健康和人类的健康、保健事业做出有益的、更大的贡献。

‖思政小课堂‖

浅谈我国医学文化

我国医学文化主要来源于三个方面:一是传统医学"大医精诚"理念;二是西方医学的人文精神;三是伴随新中国解放事业和社会主义建设发展而来的革命人道主义精神。与医学文化同步而生的医德医风,是我国一代又一代医务人员的道德准则,成为广大医护人员在面对重大传染病威胁,以及抗震救灾时勇往直前、舍己救人的精神动力。我们

要大力加强医学文化建设,提高行业文明素质,培养令人满意的医疗卫生人才。一要加强医德医风教育,传承"医者仁心"的美德。要对临床带教老师提出更高的医德要求,教师以"身教"影响学生;培训基地以良好的医风环境熏陶学生。二要注重制度建设。探索建立医德医风教育定性与定量考核指标体系,尤其是来自患者的评价。三要加强正面宣传教育,弘扬行业正气,大力发掘、树立和宣传先进典型,引导社会尊重医学规律,理解医务人员,形成良好的社会舆论氛围。

第二节 | 中医护理的基本特点

中医护理的理论体系是在长期的医疗护理实践过程中逐步形成的,有两个基本特点:一是整体观念;二是辨证施护。

一、整体观念

整体就是统一性、完整性和联系性。中医学认为人体是一个有机的整体,构成人体的各个组成部分,在结构上不可分割,在功能上互相协调为用,在病理上相互影响。同时也认识到人体与外界环境之间关系密切,人体的生理和病理上的变化不断受到外界的影响。这种内外环境的统一性及机体自身整体性的思想,称为整体观念。中医整体观念贯穿于生理、病理、诊断、治疗、护理及养生等各个方面。

1. 人体是有机的整体

人体是由若干脏腑、器官和组织所组成。各脏腑、器官和组织都有其不同的生理功能,人体作为有机整体,正是由这些不同生理功能之间的协调平衡所组成的。中医学认为,在结构上,人体是以五脏为中心,通过经络"内属于脏腑,外络于肢节"的联结作用,将人体的内脏、形体、五官九窍、四肢百骸等全身各种组织器官网络成一个有机整体。在功能活动上,各脏腑组织之间密切联系。人的正常生理活动,一方面要靠各脏腑、组织发挥正常生理功能,另一方面要靠脏腑间的协调和制约,才能维持生理上的动态平衡。在病理上,脏腑病变可以通过经络反映于体表,体表有病也可以通过经络影响脏腑,脏腑之间也可以相互传变。治疗上,同样是从整体出发,整体把握防治原则,局部病变并非头痛医头、脚痛医脚,而是在探求局部病变与整体病变内在联系的基础上进行医治。在护理过程中,必须从整体出发,通过观察病人的外在变化,了解机体内脏病变,从而提出护理问题和采用护理措施,使疾病早愈。如临床上见到口舌糜烂的局部病变,实质是心火亢盛的表现。因心开窍于舌,心又与小肠相表里,病人除口舌糜烂外,还可有心胸烦热、小便短赤等症候表现。在护理上除局部给药外,还须嘱病人保持情志舒畅,不食油腻、煎炸、辛辣等助热生湿之品,宜食清淡泻火之物,如绿豆汤、苦瓜等,以通过泻小肠之火而清心火,使口舌糜烂痊愈。

2. 人与外界环境的统一性

人类生活在自然界中,自然界存在着人类赖以生存的必要条件。自然界的运动变化直接或间接地影响着人体,而机体也就相应地发生反应,即"人与天地相应"。所以,昼夜晨昏、季节气候、地理环境的变化,直接或间接地影响着人体,使机体产生生理或病理上的反应。在一年四季气候变化中,有春温、夏热、秋凉和冬寒的气候变化规律。万物在这种气候变化的影响下就会有春生、夏长、秋收和冬藏等相应的变化。人体也不例外，必须与之相适应才能保持身体健康。在昼夜黄昏的阴阳变化过程中，虽在幅度上不像四季气候变化那样明显，但人体也必须与之相适应。《灵枢·顺气一日分为四时》中记载："夫百病者，多以旦慧昼安，夕加夜甚……"这说明早、午、晚、夜半时人体阳气有生、长、收、藏的规律，与之相适应，病情有慧、安、加、甚的变化。我们在护理上了解这个规律，就知道夜间巡视病房的重要性，在临床实践中也证实了这条规律确实存在，发现许多心脏病病人在白天，特别是上午，一般病情都比较平稳，但是到了下午，特别是晚上、半夜，发病的病人增多。人生活在社会之中，是社会的组成部分，人影响社会，社会也对人产生影响。在工业不断发展，竞争日益激烈的当今社会，社会因素的变化对人体的影响日显突出，如机动车辆带来的噪音，工业发展带来的水、土壤和大气的污染，紧张的生活节奏，社会地位的变更等给人们带来了精神焦虑、失眠、头痛等。因为人置身于社会环境中，社会环境的各种因素必然会影响人的身心健康。中医护理把情志因素作为致病的重要原因考虑，认为情志生于五脏，情志的变化也会影响五脏的生理功能和病理变化，强调形体与精神的统一。

二、辨证施护

辨证施护是中医护理的又一基本特点，是中医学对疾病的一种特殊的研究和护理方法。

中医认为症和证有不同的概念，"症"即症状，是疾病过程中表现在外的征象，如咳嗽、头痛、失眠等。"证"即证候，是机体在疾病发展过程中某一阶段的病理概括，包括病变的部位、原因、性质以及邪正关系。证比症更全面、更深刻，从而也更正确地揭示了疾病的本质。"病"是人体在一定条件下，由致病因素引起的一种以正邪相争为基本形式的病理过程。病揭示的是某一疾病发生、发展、变化全过程的规律及特点，证揭示的是疾病某一阶段的病因、病位、病性等。因此，病可以概括证。如清代医家徐灵胎说："证之总者为之病，而一病总有数证。"中医在治疗和护理病人时注重辨病论治（施护），更注重辨证论治（施护）。

所谓辨证，就是将四诊（望、闻、问、切）所收集的资料、症状和体征，通过分析、综合，辨清疾病的原因、性质、部位及邪正关系，概括、判断为某种性质的证。施护，是在辨证的基础上，从疾病的证候定性确立相应的护理原则和方法，制订出护理计划和具体的护理措施，对患者实施护理。辨证是决定护理的前提和依据，施护是护理疾病的手段和方法。通过施护的效果可以检验辨证的正确与否。辨证和施护，在护理过程中是相互联系、不可分割的两个方面，又是理论联系实践的具体体现。如见一初起发热、恶寒、头身痛、脉浮的病人，初步印象为感冒。但由于致病因素和机体反应性不同，又常表现有风寒感冒和风热感冒不同的证，只有把感冒所表现的证是风寒证还是风热证辨别清楚，才能确定施护的方法。如属风寒感冒，根据"寒者热之"的护理原则，应采用避风寒保暖，室温宜偏高，饮食上可给豆豉汤、生姜红糖水等辛温解表之护法；若属风热感冒，根据"热者寒之"的护则，室温宜低使病人感到凉爽舒适，减轻心烦、口干之不适感，饮食宜给绿豆汤、西瓜、藕汁、苦瓜等清热生津之品。

此外，辨证施护还要非常注重因人而异的特殊性，强调个体差异；讲究辨证与辨病相结合;重视整体与局部、宏观与微观之间的辨证关系。针对疾病过程中的不同情况,抓住主要矛盾,因人、因时、因地制宜,用不同的方法调整护理,才是辨证施护的实质和精髓。

知识链接

"同病异护"和"异病同护"

同一疾病的不同证候在治疗与护理上的原则和方法不同,而不同疾病只要证候表现相同,便可采取相同的护理原则与措施。这就是辨证施护中"同病异护"和"异病同护",其实质就是"证同护亦同,证异护亦异",充分体现了辨证施护的精神实质。

"同病异护"是指同一种病,由于发病的时间、地区以及病人机体反应性不同,或处在不同的发展阶段,所表现的证不同,施护的方法亦各异。以感冒为例,由于发病季节不同,施护方法也不同,暑季感冒,由于感受暑湿之邪(暑多挟湿),护理应采用一些祛暑化湿的方法。如果是冬令时节感冒,宜采用中药温热服,给生姜红糖葱白汤等热饮以助药力,服药后覆盖衣被,使其周身微微汗出,而达汗出表解之功效。

"异病同护"是指不同的病,在其发展过程中,由于出现了相同的病机,因而也可采用同一方法护理。如久泻之后出现脱肛,属于中气下陷;而产后调理不当,子宫下垂也属中气下陷,这两种情况在护理上都可用黄芪、党参炖母鸡,苡仁粥、茯苓粥等益气健脾之品;注意休息,避免疲劳,以培育中气;采用针刺百会、关元、长强穴,以补中益气;保持外阴部清洁,用五倍子、白矾煎水熏洗以促使回纳等。

第三节 中医护理在中医学中的地位与作用

中医护理是一门既古老又年轻的学科。古老,是因为自原始年代就有了护理活动;年轻,是因为中医护理成为独立学科的历史并不长。由于各种条件的限制,古代中医未形成一支专门的护理队伍,但是历代中医都十分重视护理在中医医疗工作中的作用,中医护理在中医学中的地位与作用不容置疑。

一、中医护理与医疗一体化

中医护理作为中医学的重要组成部分,它的形成与发展始终与中医学的发展密切相关。中医护理的理论和方法都源自浩瀚的中医学宝库,是中医学理论体系中不可分割的一部分。历代医家基本都具医、药、护三者的知识、经验于一身,患者的护理工作常由医生实施,或由医生指导患者家属来完成。古代医者同时兼有医生与护士的双重身份,在疾病的治疗与护理中更能互相补充、互相配合,促使患者早日康复。现在临床上有些治疗方法与护理技术已很难截然分开,如敷药法、熏洗法、冷热敷、刮痧、坐浴、针刺、艾灸法等都属于将治疗技术用于临床中医护理的操作技术。

二、中医护理与医疗并重

中医护理在中医临床治疗过程中占有举足轻重的地位,并贯穿于疾病治疗的始终。

俗话说"三分药，七分养"，调养主要靠精心护理实现。古代中医没有专职的护理人员，但中医护理的方法、经验和理论却代代相传，不断发展、完善。周到的护理有助于患者早日康复；护理疏忽就会延缓治疗的效果或加重病情。医生对疾病既治疗又护理，就能及时发现问题，从而采取相应的治疗与护理方法，使患者早日康复。这种治疗兼护理，以及从治疗之日起收集相关资料，对资料进行分析，制定治疗与护理方案的过程，说明医疗与护理同等重要，都不可或缺。而现代中医护理与中医医疗分开，医者有更多的精力钻研医术；护理人员有更多时间细心观察、精心照料患者，更有益于护理与医疗的相互促进。

三、中医护理是医疗的延伸

中医护理在中医医事活动中具有特殊重要地位。中医临床治疗能治愈、控制或缓解病情；中医养生能强身、防病益寿，但两者都离不开中医护理工作。中医护理是中医医疗的延伸，不仅要帮助患者恢复健康，还要帮助健康的人提高健康水平。只有采取行之有效的中医护理技术与方法，才能确保医疗效果的维持，防止疾病复发。中医护理独特的护理技术有针刺、艾灸、拔罐、推拿、刮痧、中药熏洗等，护理方法有情志护理、生活护理、饮食护理、用药护理等。

思政小课堂

《中华人民共和国中医药法》

我国于 2016 年 12 月 25 日通过国家第一部为中医药专属定制的法律《中华人民共和国中医药法》，这部法律明确了我国中医药事业的重要地位和发展方针，中医药法共 9 章 63 条，有五大亮点：第一，明确中医药事业的重要地位和发展方针。第二，建立符合中医药特点的管理制度。第三，加大对中医药事业的扶持力度。第四，加强对中医医疗服务和中药生产经营的监管。第五，加大对中医药违法行为的处罚力度。中医药法明确了"中医药"是包括汉族和少数民族医药在内的我国各民族医药的统称，中医药事业是我国医药卫生事业的重要组成部分；明确了国家大力发展中医药事业，实行中西医并重的方针，建立符合中医药特点的管理制度；明确了发展中医药事业应当遵循中医药发展规律，坚持继承和创新相结合，保持和发挥中医药特色和优势；明确了国家鼓励中医西医相互学习，相互补充，协调发展，发挥各自优势，促进中西医结合。

思考题

1. 举例说明中医护理发展历史中重要的医家及学术思想。
2. 中医护理的基本特点是什么？
3. 如何理解整体观念？
4. 什么是辨证施护？试举例说明。

测一测

第二章

阴阳五行学说

思维导图

1. 了解阴阳学说及五行学说的概念。

2. 掌握阴阳学说、五行学说的基本内容。

3. 熟悉阴阳学说、五行学说在中医学中的应用。

4. 认识中华传统文化对中医学的影响,具有担负传承中医药文化的使命感。

阴阳五行学说是我国古代朴素的辩证唯物的哲学思想。因此,古代医学家借用阴阳五行学说来解释人体生理、病理的各种现象,并用以指导总结医学知识和临床经验,这就逐渐形成了以阴阳五行学说为基础的中国医学理论体系。

思政小课堂

科学认识中医和西医

由于所产生的时代背景、医学模式、研究内容和方法以及思维方式不同,造成了中、西医之间巨大的差异。从产生的时代背景来说,中医学诞生于数千年前,属于传统医学和经验医学,而西医学则形成于现代,属于现代医学和实验医学;从医学模式来说,中医学属于自然哲学医学模式,而西医学则属于生物医学模式;从研究内容和研究方法来说,中医学研究的阴阳五行、藏象气血、经络、六淫、七情等,采用的是观察、直接领悟、取类比象等研究方法,而西医学则以解剖、生理、病理、生化等为研究内容,以实验和测量各项生理和病理指标为主要的研究方法;从思维方式来说,中医学属于形象思维,而西医学更偏重于逻辑思维。以上的各个方面,使中、西医都具有各自鲜明的特点:中医学注重天人合一,强调治疗的整体观念以及治疗的个体化,即辨证施治;而西医学则更注重人体局部和微观的研究,强调治疗的规范化和统一性。应当说,中、西医各有优点和不足,正是由于这些优点和不足的存在,使得中医、西医各自形成体系。

第一节 阴阳学说

阴阳学说认为,宇宙间任何事物都具有既对立又统一的阴阳两个方面,两个方面经常不断地运动和相互作用。阴阳的运动和相互作用,是一切事物运动变化的根源。古人把这种不断运动变化,叫作"生化不息"。《素问·阴阳应象大论》说:"阴阳者天地之道也,万物之纲纪,变化之父母,生杀之本始,神明之府也,治病必求于本"。阐明了宇宙间一切事物的生长、发展和消亡,都是事物阴阳两个方面不断运动和相互作用的结果。因而,阴阳学说也就成为认识和掌握自然界规律的一种思想方法。医学属于自然科学范围,认为人体生理活动以及疾病的发生、发展,也超越不出阴阳这个道理。因此,我们想要掌握疾病的发展过程,探求疾病的本质,从而获得满意疗效,就必须探求人体的阴阳变化情况。

一、阴阳的基本概念

阴阳,是对宇宙间相互关联的一切事物和现象对立双方自然属性的概括,它既揭示了两个相互对立的事物,又揭示了同一事物内部相互对立的两个方面。阴阳最初的涵义是非常朴素的,就是指日光的向背而言,朝向日光者为阳,阳处光明、温暖;背向日光者为阴,阴处黑暗、寒冷。因而最初就以光明温暖、黑暗寒冷来判断阴阳。在长期的生产、生活实践中,不断将最初的朴素涵义引申,将自然界所有的事物和现象都用阴阳来划分。此时阴阳便成为一个抽象概念,即用阴阳来概括自然界中具有对立属性的事物和现象的两个方面,故《灵枢·阴阳系日月》说:"阴阳者,有名而无形。"

阴和阳的基本特征可概括为:

阴:背日,寒冷,代表事物具有静的、宁静的、柔和的等属性的另一方面,例如:静、柔和、宁静、抑制、消极、晦暗、有形的、物质的、下降的、内在的、重的、冷的、减少、物质基础、冬天、水等。

阳:向日,温暖,代表事物具有动的、活跃的、刚强的等属性的一方面,例如:动、刚强、活跃、兴奋、积极、光亮、无形的、机能的、上升的、外露的、轻的、热的、增长、生命活动、春天、火等。

当两件事物发生一定联系时,可以把它们分为阴阳,例如:天为阳、地为阴;日为阳、月为阴;火为阳、水为阴;男为阳、女为阴;白天为阳,黑夜为阴。若是以一个动物为例,则它的物质基础为阴,生命活动为阳;它内在的脏腑为阴,外露的皮毛为阳;它向下的腹为阴、向上的背为阳;气属阳,血属阴。由以上例子说明,阴阳既可用来揭示相互对立的事物或现象,也可揭示同一事物内部相互对立着的两个方面。

事物的阴阳属性并不是绝对的,而是相对的。这种相对性表现为:①阴阳的无限可分性。属性相反的两种事物或同一事物内部相互对立的两个方面可以划分阴阳,而其中的任何一方又可以再分阴阳,即所谓阴中有阳,阳中有阴。例如:昼为阳,夜为阴。昼又分上午与下午,就上午与下午相对而言,则上午为阳中之阳,下午为阳中之阴;夜又分前半夜与后半夜,前半夜与后半夜相对而言,则前半夜为阴中之阴,后半夜为阴中之阳。故《素问·阴阳离合论》说:"阴阳者,数之可十,推之可百,数之可千,推之可万,万之大,不可胜数,然其要一也。"②阴阳属性互相转化。事物的阴阳属性在一定条件下,可以发生相互转化,阴可以转化为阳,阳也可以转化为阴。如属阳的热证在一定条件下可以转化为属阴的寒证;属阴的寒证在一定条件下也可以转化为属阳的热证。病变的寒热性质变了,其证候的阴阳属性也随之改变。

二、阴阳变化的规律

阴和阳之间,并不是孤立和静止不变的,而是存在着对立、互根、消长、转化的关系。现分述如下:

（一）阴阳的对立

阴阳是说明事物的两种属性，是代表矛盾对立的两个方面，是自然界相互联系的事物和现象对立双方的概括。阴阳的相互对立，主要表现在它们之间的相互斗争、相互制约上，如温热可以驱散寒冷，冰冷可以降低高温。这种相互对立制约就维持了阴阳之间的动态平衡，促进了事物的发生、发展和变化。如春夏之所以温热，是因为春夏阳气上升抑制了秋冬的寒凉之气；秋冬之所以寒冷，是因为秋冬阴气上升抑制了春夏的温热之气的缘故，从而产生了春、夏、秋、冬四季，有温、热、凉、寒的气候变化。由此可见，任何事物阴阳相互对立着的每一方面，总是通过消长而对另一方面起着制约作用。

（二）阴阳的互根

阴阳互根是指阳依附于阴，阴依附于阳，阴阳之间存在着相互滋生、相互依存的关系，即阳的一面或阴的一面，都不能离开另一面而单独存在，二者是相互依傍、存亡与共的，如果没有阴，也就谈不上有阳，如果没有阳，也就谈不上有阴。中医学有"阳根于阴，阴根于阳"和"无阳则阴无以生，无阴则阳无以化"等论点。如热为阳，寒为阴，没有热也就无所谓寒，没有寒也就无所谓热；上为阳，下为阴，没有上也就无所谓下，没有下也就无所谓上。如果单独的有阴无阳，或者有阳无阴，则势必如《内经》所说的"孤阳不生，独阴不长"，一切都归于静止寂灭了。同时也说明在阴阳这个共同体内，具有无限的可分性。

（三）阴阳的消长

阴阳的消长指阴阳双方在对立互根的基础上是在永恒地运动变化着，不断出现"阴消阳长"与"阳消阴长"的现象，这是一切事物运动发展和变化的过程。例如：四季气候变化，从冬至春至夏，由寒逐渐变热，是一个"阴消阳长"的过程；由夏至秋至冬，由热逐渐变寒，又是一个"阳消阴长"的过程。由于四季气候阴阳消长，所以才有寒热温凉的变化，万物才能生长收藏。如果气候失去了常度，出现了反常变化，就会产生灾害。

在正常情况下，阴阳是处于相对平衡的状态，如果消长关系超出一定的限制，不能保持相对的平衡时，便将出现阴阳某一方面的偏盛偏衰，导致疾病的发生。

（四）阴阳的转化

阴阳的转化指同一体的阴阳，在一定的条件下，当其发展到一定的阶段，其双方可以各自向其相反方面转化，阴可以转为阳，阳可以转为阴，称之为"阴阳转化"，这就是哲学提到的"物极必反"。

如果说"阴阳消长"是一个量变过程的话，则"阴阳转化"便是一个质变的过程，《素问》谓之"重阴必阳，重阳必阴""寒极生热、热极生寒"。如某些急性热病，由于邪热极重，大量耗伤机体正气，在持续高热的情况下，可以突然出现体温下降、四肢厥冷、脉微欲绝等一派阴寒危象，这种病症变化，即属由阳转阴。若抢救及时，处理得当，使正气恢复，四肢转温，色脉转和，阳气恢复，为由阴转阳，病情好转。此外，临床上常见的各种由实转虚、由虚转实、由表入里、由里出表等病证变化，也是阴阳转化的例证。

综上所述，阴阳的对立、互根、消长、转化是阴阳学说的基本内容。它们之间是相互联系的,阴阳对立的两个方面,必须以对方之存在为自己存在的前提,对立面的消长运动是绝对的,对立面的平衡则是相对的。阴阳的消长运动在一定的条件下可以产生质的飞跃,从而导致阴阳的转化。

三、阴阳学说在中医学中的应用

(一)说明人体解剖部位

人体为有机整体,各部位可根据其解剖位置和生理活动来划分阴阳属性,大体而言,上部为阳,下部为阴;体表为阳,体内为阴;四肢外侧为阳,内侧为阴;背为阳,腹为阴;五脏为阴,六腑为阳;就经络而言,循于四肢内侧为阴经,外侧为阳经。另外,每一脏腑又分阴阳,如心有心阴心阳,肾有肾阴肾阳,肝有肝阴肝阳等。总之,人体组织构成的上下、表里、内外、前后等及同一组织本身无不包含阴阳,用阴阳完全可以概括人体组织结构。

(二)说明人体生理

人体的健康与否,取决于阴阳是否调和,如《内经》所说:"阴平阳秘,精神乃治。"而人体生命活动的基本现象及新陈代谢,也说明了物质(阴精)与功能(阳气)的对立、互根、消长、转化关系的协调平衡。另外,气的升降出入的平衡协调也是阴阳平衡协调的一种体现形式,可以充分保证正常的生命活动。总之,人体一切生理功能,都可以用阴阳的关系来解释说明,故《素问·生气通天论》说:"生之本,本于阴阳。"

(三)说明人体的病理关系

疾病的发生关系正气和邪气两方面:正气是指整个机体的结构与功能,正气包括阴液和阳气两部分,包括人体对疾病的抵抗力等;邪气泛指各种致病因素,邪气亦有阴邪和阳邪之分。正气和邪气均有阴阳属性,它们之间的相互作用和相互斗争均可用阴阳的消长失衡来概括说明。疾病的过程就是正邪斗争的过程,其结果必然导致机体阴阳失去平衡,称为"阴阳失调",就会有阴阳偏盛、偏衰、互损、转化的病理改变,从而出现表里、虚实、寒热等证候变化。

1. 阴阳偏胜

阴阳偏胜包括阴偏胜和阳偏胜,是指阴或阳的一方偏于亢奋的病理状态。《素问·阴阳应象大论》说:"阴胜则阳病,阳胜则阴病。阳胜则热,阴胜则寒。"阳胜多指阳邪致病,或机体功能亢奋,表现出一派热象,故曰"阳胜则热",阳热胜,极易耗伤阴液,引起阴液的不足,故曰"阳胜则阴病"。阴胜多指阴邪致病,或阴邪滞留体内导致机能障碍,表现出一派寒象,故曰"阴胜则寒",阴寒胜,最易耗伤阳气,故曰"阴胜则阳病"。

2. 阴阳偏衰

阴阳偏衰包括阴偏衰和阳偏衰,是指阴或阳的某一方低于正常水平的病理状态。《素问·调经论》说:"阳虚则外寒,阴虚则内热。"由于阳虚,温煦功能低下,不能制约阴寒,可出现虚寒征象;由于阴虚,无力制约阳热,可出现虚热征象。

需要注意的是:阴阳偏胜中的"热"和"寒",与阴阳偏衰中的"热"和"寒",有着"实"和"虚"的本质差异。前者属于亢盛有余的病理状态,后者属于虚衰不足的病理状态。

3. 阴阳互损

阴阳互损是指机体内正气中阴的成分与阳的成分之间的病理性失调而致虚损不足，包括阴损及阳和阳损及阴。阴损及阳指阴虚到了一定程度时，因阴虚不能滋养阳气，进一步导致阳气亦虚；阳损及阴指阳虚到了一定程度时，因阳气不足，无力化生阴液，进一步出现阴液亦虚的现象。阴阳互损是阴阳互根互用关系的失调，最终的结果是"阴阳俱损""阴阳两虚"。

4. 阴阳转化

人体阴阳失调而出现的病理现象，还可以在一定的条件下，各自向相反的方向转化，即阳证可以转化为阴证，阴证可以转化为阳证，即所谓"重阴必阳，重阳必阴。"

（四）指导诊断

阴阳是诊断的总纲。如望诊方面：黄赤色属于阳；青白黑色属于阴。闻诊方面：语声高亢洪亮为阳，语声低微无力为阴。脉象方面：浮、数、洪、滑等为阳，沉、迟、细、涩为阴等。总之，望闻问切四诊都以分清阴阳为首要任务，疾病虽然很多，但其属性不外乎阴阳两类，如从疾病发展部位来看，不在表（阳），就在里（阴）；从疾病性质来看，热证（阳）或寒证（阴）；从疾病发展趋势来看，实证（阳）或虚证（阴）。总之，阴阳可以概括疾病的属性，只有掌握阴阳在辨证中的基本规律，才能正确分析和判断疾病的阴阳属性。

临床案例 赵某，男，43岁。因恶寒发热、咳嗽来诊。诉前晚因贪凉寝于工地楼顶，昨天始感咽干咽痛，咳嗽，今起渐感烦热，出汗，微恶寒，咳嗽加剧，咳少量黄痰。舌红，苔薄黄，脉浮数。精神、饮食欠佳。请根据阴阳学说理论分析病变属于阴证还是阳证，并分析其证候，提出治疗护理措施。

（五）指导治疗

1. 归纳药物性能

将药物分为寒、热、温、凉四种性质，又称为"四气"。能减轻或消除热象的药物，归凉性或寒性，属于阴，如黄芩、黄连之类；能减轻或消除寒象的药物，归温性或热性，属于阳，如附子、干姜之类。五味指药物的酸、苦、甘、辛、咸等五种滋味，此外还有淡、涩等味。其中辛、甘、淡味属阳；酸、苦、咸味属阴。药物有升降沉浮等作用趋向，升是上升，降是下降，浮为浮散，沉为重镇。大抵具有升阳发表、祛风散寒、涌吐、开窍等功效的药物，多上行向外，其性升浮，属于阳；具有泻下、清热、利尿、重镇安神、潜阳熄风、消导积滞、降逆、收敛等功效的药物，多下行向内，其性皆沉降，属于阴。

2. 确定治疗原则

（1）损其有余：阴或阳的一方偏胜亢奋，尚未导致另一方的虚损，即属于单纯的实证时，应损其有余。如阳胜则热，宜用寒凉药物抑制其亢奋之阳，清泻其热，即所谓"热者寒之"；阴胜则寒，宜用温热药物抑制其阴，治寒以热，即所谓"寒者热之"。若阴或阳偏胜的同时，已导致另一方的虚损，则要补泻兼施。

（2）补其不足：阴偏衰、阳偏衰或阴阳俱衰，即属于虚证时，应补其不足。根据具体情况或滋阴，或温阳，或阴阳并补。

（六）指导养生

中医重视人与自然的关系，要想健康必须适应自然气候、季节变化，如"春夏养阳，秋冬养阴"强调的便是人与自然的协调统一。《素问·四气调神大论》说："圣人春夏养阳，秋冬养阴，以从其根，故与万物沉浮于生长之门。"这充分体现了调理阴阳是养生最根本的原则，应时起居，劳逸结合，"虚邪贼风，避之有时"，"恬淡虚无，精神内守，病安从来"。

▌▌知识链接▌▌

春夏养阳，秋冬养阴

春夏养阳，即养生养长；秋冬养阴，即养收养藏，乃是顺应四时阴阳变化的养生之道的关键。春夏两季，天气由寒转暖，由暖转暑，是人体阳气生长之时，故应以调养阳气为主；秋冬两季，气候逐渐变凉，是人体阳气收敛，阴精潜藏于内之时，故应以保养阴精为主。

阴阳学说在中医学中的应用

第二节 | 五行学说

一、五行学说的概念

五行就是自然界中"木、火、土、金、水"这五类元素的运行、变化。五行学说是研究这五类元素的特性、运行、变化，以及它们之间的相互关系，以相生、相克作为解释事物之间相互关联及运动变化规律的一门学说。五行学说同阴阳学说一样，它也是一种哲学概念，是一种认识和分析事物的思想方法，在中医学领域用以说明人体的生理与病理，并指导疾病诊断与治疗，是中医学理论体系指导思想的一个特点。

五行特性，是在对木、火、土、金、水五种物质直观观察和朴素认识的基础上，进行引申抽象而形成的概念。《尚书·洪范》说："一曰水，二曰火，三曰木，四曰金，五曰土。水曰润下，火曰炎上，木曰曲直，金曰从革，土曰稼穑。"

水曰润下：指水具有滋润、向下的特性。引申为凡具有滋润、下行、寒凉、闭藏等性质或作用的事物，都归属于水。

火曰炎上：指火具有炎热、向上、光明的特性。引申为凡具有温热、蒸腾、向上、明亮等性质或作用的事物，都归属于火。

木曰曲直：指木能屈、能伸的特性。引申为凡具有生长、升发、舒展、条达等性质或作用的事物，都归属于木。

金曰从革：金是由变革而产生，具有服从、变革的特性，且质地沉重，常用于杀戮。引申为凡具有肃杀、收敛、沉降等性质或作用的事物，都归属于金。

土曰稼穑："稼穑"泛指人类种植和收获谷物的农事活动，指土具有播种、收获的特性，引申为凡具有化生、承载、受纳等性质或作用的事物，都归属于土。

二、五行学说的内容

（一）五行学说的基本规律

五行之间的关系表现为正常状态下的相生相克关系和异常状态下的相乘相侮关系以及相互间的联系协调制约关系。

1. 相生

生，含有滋生、助长、促进的意义。五行之间具有相互滋生、相互助长的关系，这种关系简称为"五行相生"（图2-1）。五行相生的次序是：木生火，火生土，土生金，金生水，水生木。在五行相生的关系中，任何一行都具有"生我""我生"两方面的关系，也就是母子关系。生我者为母，我生者为子。以水为例，生我者为金，则金为水之母；我生者是木，则木为水之子。其他四行，以此类推。

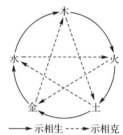

图 2-1　五行相生寓有相克图

2. 相克

克，含有制约、阻抑、克服的意义。五行之间具有相互制约、相互克服、相互阻抑的关系，简称"五行相克"（图2-1）。五行相克的次序是：木克土，土克水，水克火，火克金，金克木。在五行相克的关系中，任何一行都具有"克我""我克"两方面的关系，也就是"所胜""所不胜"的关系。克我者为"所不胜"，我克者为"所胜"。以木为例，克我者为金，则金为木之"所不胜"，我克者为土，则土为木之"所胜"。其他四行，以此类推。

3. 制化

制，即制约、克制；化，即化生、变化。在五行相生之中，寓有相克，在相克之中，也寓有相生。只有在相互作用、相互协调的基础上，才能促进事物的生化不息。例如，木能克土，但土却能生金制木。因此，在这种情况下，土虽被克，但并不会发生偏衰。其他火、土、金、水都是如此。古人把五行相生寓有相克和五行相克寓有相生的这种内在联系，名之曰"五行制化"（图2-2）。制化规律的具体情况如下：木克土，土生金，金克木；火克金，金生水，水克火；土克水，水生木，木克土；金克木，木生火，火克金；水克火，火生土，土克水。

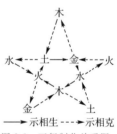

图 2-2　五行制化关系图

4. 相乘

乘，是乘袭的意思。五行相乘，是五行相克关系的反常，指五行中任何一行对其所胜一行过度克制，其次序为：木乘土、土乘水、水乘火、火乘金、金乘木（图2-3）。引起相乘的原因如下：一是五行中任何一行本身过于强盛，对被其克制一行克制太过，使被克一行虚弱。如木气亢盛，过度克制土，导致土的不足，即为"木乘土"，也称"木旺乘土"，即以强凌弱。二是五行中的任何一行本身过于虚弱，使克制它的一行乘虚侵袭，使其本身更加虚弱。如由于土本身

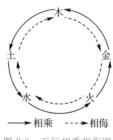

图 2-3　五行相乘相侮图

的不足,使木气相对亢盛,对土的克制相对增强,导致土更加虚弱,即为"木乘土",也称"土虚木乘",即乘虚侵袭。

5. 相侮

侮,是欺侮的意思。五行相侮是相克关系之反常,指五行中任何一行对所不胜一行的反向克制,其次序为:木侮金、金侮火、火侮水、水侮土、土侮木(图2-3)。导致五行相侮有"太过"和"不及"两种情况:太过所致的相侮,是指五行中某一行过于强盛,对原来"克我"的一行进行反克。如水本应该克火,由于火特别旺盛,使火不仅不受水的克制,反而对水进行反克,称为"火亢侮水"。不及所致的相侮,是指五行中某一行过于虚弱,不仅不能制约其所胜的一行,反而受到其所胜一行的反向克制。如水本应该克火,但由于水特别虚弱,不仅不能克火,反而受到火的反克,称为"水虚火侮"。

以上相乘、相侮的两个规律,都是在病理情况下才会产生,例如,水气有余,便克害火气(相乘),同时又会反过来侮土(相侮)。如果水气不足,则土来乘之(相乘),火来侮之(相侮)。这都是由于太过和不及出现的反常现象。

6. 母子相及

"及"即连累的意思。母子相及包括母病及子和子病及母,都属于相生关系的异常。母病及子:五行中作为母的一行出现异常,必然会影响作为子的一行,结果母子都异常。如:水生木,水为母,木为子。如水不足,无力生木,则木干枯,结果水竭木枯,母子俱衰。子病及母:五行中作为子的一行出现异常,必然会影响作为母的一行,结果母子都异常。

(二)五行学说对自然与人体结构、机能的分属

五行学说是以五行的特性来归类和推演事物的五行属性,所以事物的五行属性,并不等同于木、火、土、金、水本身,而是将事物的性质和作用与五行的特性相类比,从而推演事物的五行属性,如事物与木的特性相类似,则归属于木;与火的特性相类似,则归属于火;依此类推。如以五季配属五行,春季万物生发,富有生机,与木的升发、生长特性相类似,故归属于木;夏季炎热,植物繁茂,与火的炎上特性相类似,故归属于火;秋季万物凋落,其气肃杀,与金的肃降特性相类似,故归属于金;冬季寒冷,虫类蛰伏,与水的寒凉、向下和静藏的特性相类似,故归属于水等。以五脏配属五行,则肝之性喜舒展、主升而归属于木;心阳推动血液运行、主温煦而归属于火;脾主运化、为机体提供营养物质而归属于土;肺喜清洁、主肃降而归属于金;肾主水、司闭藏而归属于水。

事物的五行属性,除了用上述方法进行取象比类之外,还有间接的推演络绎的方法。如肝属于木,肝与胆相表里,肝主筋,肝开窍于目,故胆、筋、目亦属于木;心属于火,心与小肠相表里,心主脉,心开窍于舌,故小肠、脉、舌亦属于火;依此类推(表2-1)。

此外,五行学说还认为,同属某一行属性的事物,都存在着千丝万缕的联系。如《素问·阴阳应象大论》说:"东方生风,风生木,木生酸,酸生肝,肝生筋……"即指方位的东、自然界的风、人体的肝等都与木有关。但需要注意的是,无论是直接归类,还是间接推演,五行之间的这种联系有属于本质的,有属于现象的。在肯定五行归类方法合理性的同时,还必须承认它还存在一定的局限性。

五行	木	火	土	金	水
五季	春	夏	长夏	秋	冬
五化	生	长	化	收	藏
五色	青	赤	黄	白	黑
五味	酸	苦	甘	辛	咸
五气	风	暑	湿	燥	寒
五方	东	南	中	西	北
五脏	肝	心	脾	肺	肾
五腑	胆	小肠	胃	大肠	膀胱
五体	筋	脉	肉	皮毛	骨
五志	怒	喜	思	悲忧	惊恐
五官	目	舌	口	鼻	耳

表 2-1　　　　　　　　　事物属性的五行归类

三、五行学说在中医学中的运用

(一)说明五脏的生理功能及其相互关系

1. 说明五脏的生理功能

五行学说以五脏分属五行,以五行特性来类比五脏生理功能。如肝喜条达而恶抑郁,具有疏泄的功能,木的特性可曲可直,枝叶条达,有生发的特性,故肝属木;心阳具有温煦的作用,火性温热,其性炎上,故心属火;脾运化水谷,化生气血,以养全身,为气血生化之源,土有生化万物的特性,故脾属土;肺性清肃,肺气以肃降为顺,金具有清肃、收敛的特性,故以肺属金;肾主藏精、主水,有滋润周身的作用,水具有滋润、向下、闭藏的特性,故肾属水。

2. 说明五脏之间的相互关系

五行生克制化是相生与相克关系的密切结合,也用来说明五脏功能间相互滋生、制约关系,表明了脏腑之间及与环境之间的联系。如肝木藏血以济心,肾水藏精以滋养肝脏,心火之热可以温养脾土,脾土之谷以养肺,肺金肃降以助肾水,此即五脏相互滋生的关系。又如肝的疏泄功能可抑制脾土的壅滞,脾运化水湿的功能可制约肾水的泛滥,肾水上济于心以防心火的偏亢,心阳的温煦功能可抑制肺的清肃太过,肺气的肃降功能可抑制肝气的升发太过,此即五脏相互制约的关系。

(二)说明五脏病变的相互影响

五脏在生理上相互联系,在病理上相互影响,一脏有病,可以传至他脏,病理上的这种相互影响称为传变。用五行学说来说明五脏疾病的传变,其传变规律,可以分为相生关系的传变和相克关系的传变。

1. 相生关系的传变

相生关系的传变包括"母病及子"和"子病及母"两个方面。即疾病由母脏传于子脏(如水能生木,肾病及肝)和疾病由子脏传于母脏(心病及肝)两个方面,但有轻重之分,"母病及子"为顺,其病轻,"子病犯母"为逆,其病重。

2. 相克关系的传变

相克关系的传变包括"相乘"即相克太过(如木旺乘土或土虚木乘)和"相侮"即反克为病(如木火刑金或金虚木侮)两个方面。就其病情轻重而言,"相乘"传变较重;"相侮"传变较轻。

(三)用于疾病诊断和治疗

1. 诊断疾病

人为有机整体,其五脏有表现于外的五色、五脉、五味、五液等变化,故通过其外在的相关异常变化,可用来诊断五脏病变。如面见青色、喜食酸味、脉弦,多见于肝病;面见赤色、口苦、心烦、脉洪,多为心火亢盛;又如,痉挛拘急抽风,根据五行归类属木病,从人体脏腑来看,可诊断为肝病;全身水肿,小便不利,五行归类属水病,而病位可定为肾。

2. 控制疾病的传变

基于五行生克乘侮对疾病的诊断和病情之推断,可充分利用其规律来控制疾病传变以防病治病,控制疾病的进一步传变。其太过者,泻之;不及者,补之,控制其传变。例如:肝气亢盛,可致木旺乘土,传变于脾,故在泻肝的同时要补脾,以防止其传变。正如《难经·七十七难》所论述的:"见肝之病,则知肝当传之于脾,故先实其脾气。"

3. 治疗疾病

(1)指导用药:不同药物有不同的色和味。五色、五味相配于五脏,临床上可以根据此选择用药。如青色、酸味入肝,用白芍、山茱萸等;赤色、苦味入心,用黄连、丹参等;黄色、甘味入脾,用甘草、白术等;白色、辛味入肺,用石膏、麻黄等;黑色、咸味入肾,用玄参、熟地等。但这种方法机械片面,还应该结合中药的其余性能和具体病情灵活运用。

(2)确定治则:相生关系有母子相及,临床上运用相生规律来治疗疾病,基本原则是补母和泻子,即"虚则补其母,实则泻其子"。补母主要用于母子关系的虚证,泻子主要用于母子关系的实证,常用滋水涵木、益火补土、培土生金、金水相生等法来治病;相克关系无外乎相乘相侮中的太过或不及,"抑强扶弱"为其治则,临床常用抑木扶土、培土制水、佐金平木、泻南补北等法来调治疾病。

五行学说不仅广泛应用于临床的辨证治疗,还用于指导针灸和精神疗法的临床应用。五行配五脏,五脏应五志,可运用五脏五行的生克关系来指导情志疾病治疗。如《素问·阴阳应象大论》说:"怒伤肝,悲胜怒……喜伤心,恐胜喜……思伤脾,怒胜思……忧伤肺,喜胜忧……恐伤肾,思胜恐。"在针灸中将手足十二经中手足末端的井、荥、腧、经、合五种穴位称为五腧穴,分别配属于木、火、土、金、水五行,在治疗脏腑病证时,据不同的病情以五行的生克规律进行选穴治疗。如治疗肝虚时,据"虚则补其母"的原则取肾经的合穴(水穴)阴谷或本经合穴(水穴)曲泉进行治疗;如治疗实证,据"实则泻其子"的治则取心经荥穴(火穴)少府,或本经荥穴(火穴)行间治疗以达到补虚泻实,恢复脏腑正常功能之效。

知识链接

培土生金法与泻南补北法

培土生金法:补脾益气而达到补益肺气的方法,又称滋养肺脾法,适用于脾胃虚弱,不能滋养肺而致肺虚脾弱之证。临床表现:久咳不已,痰多清稀,或痰少而黏,纳差,大便溏薄,四肢乏力,舌淡脉弱。

泻南补北法:心主火,火属南方;肾主水,水属北方。泻南补北法,即泻心火滋肾水,又称泻火补水法。适用于肾阴不足,心火偏旺,水火不济,心肾不交之证。临床表现:腰膝酸软,心烦,失眠,遗精等。

思政小课堂

取其精华 去其糟粕

阴阳五行学说产生于古代,是一种朴素的唯物论和自发的辩证法,但受限于当时的社会历史条件,还不能摆脱唯心论和形而上学的影响,如阴阳学说过分强调统一,强调平衡,对矛盾斗争的绝对性认识不足,五行学说存在用机械循环、牵强附会等形而上学观点来解释矛盾,都是应当批判的。阴阳五行学说贯穿于祖国医学体系中,历史悠久,影响深广,所以我们不能割断历史完全无视它,必须以历史唯物主义和辩证唯物主义为指导,取其精华,去其糟粕。学习阴阳五行学说目的是使其更好地为医疗实践服务,便于更好地继承祖国医学遗产。

思考题

测一测

1. 何谓阴阳?如何理解阴阳属性的相对性?

2. 何谓五行?五行的各自特性是什么?

3. 五行相生与相克的次序如何?五行相乘、相侮的次序如何?

4. 阴阳学说概括病理变化的最基本类型有哪两个方面?其含义是什么?

第三章

藏　象

[学习目标]

1. 掌握藏象的概念,五脏和六腑共同的生理特点;掌握五脏的生理功能和生理联系;掌握六腑的生理功能。

2. 熟悉脏与脏的关系,脏与腑的关系,六腑之间的关系,了解奇恒之腑的生理功能。

3. 熟悉气、血和津液的概念、产生、运行、分类、功能,了解气、血、津液之间的关系。

4. 具有严谨求实的科学态度,具有认真求实、勤奋好学、刻苦钻研、勇于实践的优秀品质。

思维导图

藏象,又写作"脏象",是指藏于体内的内脏及其表现于外的生理、病理征象。藏象学说是研究各脏腑的形态结构、生理功能、病理变化,以及脏腑之间、脏腑与形体官窍之间、脏腑与自然环境之间相互关系的学说。它是中医学特有的关于人体生理、病理的系统理论,也是中医学理论的核心部分。

中医学把人体的内脏器官分为脏、腑和奇恒之腑三类。脏有五,即心、肺、脾、肝、肾,合称五脏。腑有六,即胆、胃、小肠、大肠、膀胱、三焦,合称六腑。奇恒之腑亦有六,即脑、髓、骨、脉、胆、女子胞。

中医学以生理功能特点的不同作为区分脏与腑的主要依据。五脏共同的生理特点是化生和贮藏精气,六腑共同的生理特点是受盛和传化水谷。奇恒之腑在形态上中空有腔与六腑相类,功能上贮藏精气与五脏相同,似脏非脏,似腑非腑。

"藏"与脏器的概念不同。"藏"是中医学特有的概念。"藏"是一个在形态性结构框架的基础上赋予了功能性结构的成分而形成的形态功能合一性结构。脏器,是西医学的一个形态学概念,是指机体内外的器官而言,属一个纯形态学的或实体性的结构,而其功能是通过直接对该器官的解剖分析而获得。因此,"藏"与脏器的名称虽然大致相同,但其内涵却大不一样。

▎ 知识链接 ▏
藏象学说的形成

一是源于古代的解剖学知识。如《灵枢·经水》说:"其死,可解剖而视之。其脏之坚脆,腑之大小,谷之多少,脉之长短,血之清浊……皆有大数。"二是古代生活实践的观察。如在已知肺主呼吸的基础上,发现人体体表受寒时,会出现鼻塞、打喷嚏、咳嗽等症状,从而得出"肺主皮毛""开窍于鼻"的推理。三是源于古代哲学思想的渗透。面对复杂纷繁的人体生理、病理表现,中医学运用了古代的阴阳五行学说作为说理工具,来解释人体的生理机能和病理现象,使阴阳五行学说成为中医学不可分割的一部分。四是源于医疗实践经验的积累。如食用动物肝脏可治夜盲症,多次重复的经验则产生了"以脏补脏"的原则,并佐证了"肝开窍于目"的理论。

第一节 | 脏 腑

一、五脏

(一)心

心位于胸中,两肺之间,膈膜之上,外有心包卫护。心的主要生理功能是主血脉,主藏神。心在体合脉,其华在面,开窍于舌,在志为喜,在液为汗。手少阴心经与手太阳小肠经相互属络于心与小肠,相为表里。

1. 生理功能

(1)心主血脉:指心气推动和调控血液在脉管中运行,流注全身,发挥营养和滋润作用。心主血脉包括心主血和心主脉两个方面。心主血指心气推动血液在脉中循行,周流全身。心主脉指心与脉直接相连,互相沟通,血液在心与脉中循环流动,心、脉、血组成一个循环于全身的系统,而心起主导作用。血液在脉中正常运行,必须以心气充沛、血液充盈、脉管通利为基本条件。若心主血脉的功能正常,则面色红润有光泽,舌色淡红明润,脉率调匀、和缓有力,胸部无不适感。若心气不足,则面色、舌色淡白无华,脉细弱无力,心慌心悸。若心血瘀阻,则面色晦暗,口唇青紫,舌有青紫瘀斑,脉结代,胸闷胸痛。

(2)心藏神:又称主神明或主神志。神有广义和狭义之分。广义之神是指人体的生命活动及其外在表现。心在各脏腑功能活动中居首要地位,对人体生命活动起主宰作用,五脏六腑必须在心的统一协调下,才能进行正常的生命活动,故《素问·灵兰秘典论》说:"心者,君主之官也,神明出焉。"狭义之神是指人的精神、意识、思维等活动,它归属于五脏,而为心所主。《灵枢·本神》说:"所以任物者谓之心。"任,是接受、担任的意思,是指心具有接受外来信息进行思维、判断的功能。心主神志包括了以上两个方面,故《灵枢·邪客》说:"心者,五脏六腑之大主也,精神之所舍也。"

心主血脉和心主神志两者关系密切,血液是神志活动的物质基础。若心的气血充盛,则精神振奋,神志清晰,思维敏捷,反应灵敏,睡眠安稳。若心的气血衰少,则精神萎靡,反应迟钝,失眠多梦,烦躁不安,甚至神志恍惚、神昏狂乱或昏迷、不省人事。

▌ 知识链接 ▌

中西脏器的异同

中医学中的心、肺、脾、肝、肾、胆、胃、小肠、大肠、膀胱等脏腑名称,虽然与现代人体解剖学的内脏名称相同,但在生理、病理概念等方面的内容,却有很大的区别。中医学中一个脏器的生理功能,可能包含现代医学中几个脏器的生理功能,如中医学所讲的"肾"的生理功能有藏精、主水、纳气、主骨生髓、通于脑,实际上是包括了现代医学的泌尿、生殖、内分泌、神经、骨骼、呼吸等系统的部分功能。而现代医学中一个脏器的生理功能亦可能分散在中医学的某几个脏腑的生理功能之中,如现代医学中脑的功能,在中医学中就由心主宰而分归于五脏。由此可见,中医学中的脏腑不单纯是一个解剖学概念,更重要的是概括了人体某一系统的生理、病理学概念。

2. 生理联系

(1)在体合脉,其华在面:"脉为血之府",脉内连于心,外络周身,心可行血于脉并充实血脉,故心在体合脉。心其华在面,是指心气的盛衰与血脉的盈亏都可以在面部的色泽变化上反映出来,因十二经脉、三百六十五络之气血皆上注于面,故观察面部的色泽可了解心脉的状态。如心气旺盛,血脉充盈,则面色红润光泽;心血不足,可见面色苍白无华;心血瘀阻,常见面部晦暗或青紫。

(2)开窍于舌:心经的别络上系舌本,心的气血与舌相通,故称"舌为心之外候",舌的司味觉、表达语言的功能有赖于心。心的生理功能正常,则舌体红活荣润,柔软灵活自如。若心有病变,也可反映于舌,如心气不足,则舌质淡白,舌体胖嫩;心血不足,则舌质淡白,舌体瘦薄;心火上炎,则舌尖红,甚则口舌生疮;心血瘀阻,则舌质暗紫或有瘀斑。

(3)在志为喜:指情志活动的喜与心密切相关。适度的喜乐,能缓和精神紧张,使人心情舒畅,血脉通利。"喜则气缓",若过喜、暴喜,可使人心神涣散,神不守舍,表现为精神不集中,甚至失神、狂乱。

(4)在液为汗:汗为津液所化生,而血液又由津液和营气化生而成,它们都来源于饮食水谷,故有"血汗同源"之说。而血又为心所主,故称"汗为心液"。临床上出汗或发汗过多,则易损伤津液,耗散心气,出现心悸、气短、神疲等症状,甚则出现肢冷亡阳。

‖ 知 识 链 接 ‖

心 包 络

心包络,简称心包,是包裹于心脏外面的包膜。心包的生理功能:一是具有保护心脏的作用。前人认为,当外邪侵袭犯于心时,首先是心包受病,心包在病理上有"代心受邪"的特点。因而在温病学说中,将外感热病中出现的高热神昏、谵语等症,称之为"热入心包"。二是具有通行气血、营养心脏的功能。

(二)肺

肺位于胸腔,左右各一,覆盖于心之上。肺有分叶,肺经肺系(指气管、支气管等)与喉、鼻相连,故称喉为肺之门户,鼻为肺之外窍。

肺的主要生理功能是主气、司呼吸,主宣发与肃降,主通调水道,朝百脉,主治节。肺在体合皮,其华在毛,开窍于鼻,在志为忧(悲),在液为涕。手太阴肺经与手阳明大肠经相互属络于肺与大肠,相为表里。

1. 生理功能

(1)肺主气、司呼吸:肺主气包括主呼吸之气和主一身之气两个方面。

肺主呼吸之气,是指肺是气体交换的场所。通过肺的呼吸作用,吐故纳新,实现机体与外界环境之间的气体交换,以维持人体的生命活动。

肺主一身之气,首先体现于气的生成方面,特别是宗气的生成,主要依靠肺吸入的清气和脾胃运化的水谷精气结合而成,积于胸中,走息道以行呼吸,贯心肺之脉而行气血。其次,肺主一身之气还体现于对全身的气机具有调节作用。肺的呼吸运动,即气的升降出入运动,对全身之气的升降出入运动起着重要的作用。

(2)肺主宣发与肃降:肺主宣发是指肺气具有向上升宣和向外周布散的作用;肺主肃降是指肺气具有向内向下、清肃通降的作用。肺的宣发与肃降功能,是由肺气的升降运动来实现的。

肺气的宣发作用主要体现在以下三个方面:①呼出体内浊气;②将脾转输来的津液和部分水谷精微上输头面诸窍,外达于全身皮毛肌腠;③宣发卫气于皮毛肌腠,以温分肉,充皮毛,肥腠理,司开阖,将代谢后的津液化为汗液,并控制和调节其排泄。

肺气的肃降作用主要体现在以下三个方面:①吸入自然界之清气;②将脾转输至肺的津液及部分水谷精微向下向内布散于其他脏腑以濡润之;③将脏腑代谢后产生的浊液下输于肾或膀胱,成为尿液生成之源。

(3)肺主通调水道:通,是疏通;调,是调节;水道,是水液运行和排泄的道路。肺主通调水道,是指肺对水液的输布和排泄有疏通和调节的作用。通过肺气的宣发,水液布散至全身,外达皮毛,代谢后的津液以汗液的形式排泄;肺气的肃降将体内水液向下输送,下归于肾,生成尿液而排出体外。可见,肺的宣发与肃降促进了水液的输布和代谢,故称"肺主行水"。若肺失宣肃,则通调水道失常,引发水液的停聚而生痰成饮,甚则水湿泛溢肌肤而成水肿等病变。

(4)肺朝百脉,主治节:肺朝百脉,是指全身的血液均通过血脉汇聚于肺,通过肺的呼吸,吐故纳新,进行清浊交换,然后将富含清气的血液再输送到全身。心主血脉,肺主气,气行则血行,故肺有助心行血的作用。若肺气壅塞,可影响心主血脉,致血行障碍,而见胸闷、心悸、唇舌青紫等症状。

治节,即治理调节,指肺具有治理调节全身脏腑及其功能的作用。肺主治节,高度概括了肺的整个生理功能(图 3-1)。

肺主治节 ─┤ 调节呼吸功能
　　　　　　 治理和调节全身气机
　　　　　　 辅助心脏,推动和调节血液的运行
　　　　　　 治理和调节津液的输布、运行和排泄

图 3-1　肺主治节

2. 生理联系

(1)在体合皮,其华在毛:皮毛,包括皮肤、毫毛、汗腺等组织,为一身之体表,肺宣发卫气并输布水谷精微以滋润和温养皮毛。肺的生理功能正常,则皮毛致密,毫毛光泽,抵御外邪侵袭的能力亦较强;反之,若肺气虚,则卫表不固,抵御外邪侵袭的能力就低下,可出现多汗、易感冒、皮毛憔悴枯槁等。

(2)开窍于鼻:鼻为呼吸之气出入的通道,与肺直接相连,所以称鼻为肺之窍。鼻为呼吸道之最上端,通过肺系(喉咙、气管等)与肺相连,具有主通气和主嗅觉的功能。肺气宣畅,则鼻窍通利,呼吸平稳,嗅觉灵敏;肺失宣发,则鼻塞不通,呼吸不利,嗅觉亦差。

（3）在志为忧（悲）：忧，即忧虑愁苦，为肺的情志。《内经》载"悲"亦为肺志。忧和悲的情志变化，略有不同，悲自外来，忧自内生，但对人体的影响大致相同，故忧悲同属肺志。忧愁和悲伤，均属于非良性刺激的情绪反应，对人体的主要影响是使气不断地消耗，由于肺主气，所以忧悲易伤肺。反之，肺虚时，易产生忧悲的情绪变化。

（4）在液为涕：涕，即鼻涕，为鼻黏膜的分泌物，有润泽鼻窍的作用。涕为肺宣发的津液经由鼻腔分泌而来。涕液的异常与肺失宣降有关：如风寒袭肺，则鼻流清涕；肺热，则涕液黄稠；燥邪伤肺，则鼻干无涕。

（三）脾

脾位于中焦，在膈之下，胃的左方。

脾的主要生理功能是主运化，主统血，脾气主升。脾在体合肉、主四肢，开窍于口，其华在唇，在志为思，在液为涎。足太阴脾经与足阳明胃经相互属络于脾与胃，相为表里。

1. 生理功能

（1）脾主运化：是指脾具有把饮食水谷转化为水谷精微和津液，并把水谷精微和津液吸收、转输到全身各脏腑的生理功能。脾主运化，可分为运化水谷和运化水液两个方面。

运化水谷，是指脾气促进食物的消化和吸收并转输其精微的功能。食物经胃的受纳腐熟，被初步消化后，变为食糜，下送于小肠做进一步消化。食物的消化虽在胃和小肠中进行，但必须经脾气的推动、激发作用，食物才能被消化。因水谷精微由脾运化所生，是生成气血的主要物质基础，故称"脾为后天之本，气血生化之源"。若脾的运化功能减退，可出现腹胀、便溏、食欲不振，以致倦怠、消瘦和气血生化不足等病变。

运化水液，是指脾气的吸收、转输水液，及调节水液代谢的功能。脾在运化水谷精微的同时，能够将水谷精微中所包含的水液吸收，并通过脾气的升清作用上归于肺，通过肺的宣发与肃降作用布散到全身脏腑组织之中，从而起到津液的滋润和濡养作用。如果脾失健运，运化水液的功能减退，就易致水液在体内停滞，形成湿、痰、饮等病理产物，甚至导致水肿。故脾的运化水液功能减退，也是脾虚生湿、脾为生痰之源和脾虚水肿的发生机理。

（2）脾主统血：是指脾气有统摄、控制血液在脉中正常运行而不溢出脉外的功能。脾气统摄血液的功能，实际上是气的固摄作用的体现。气足则能摄血，故脾统血与气摄血是统一的。脾气健旺，运化正常，气生有源，气足而固摄作用健全，血液则循脉运行而不溢出脉外。若脾气虚弱，统摄无权，血溢脉外而出血，见便血、尿血、皮肤瘀斑、崩漏等，称为"脾不统血"。

（3）脾气主升：是指脾气的运动特点，以上升为主，具体表现为升清和升举内脏两方面生理作用。

脾主升清，是指脾气的升发转输作用，将胃肠道吸收的水谷精微和水液上输于心、肺等脏，通过心、肺的作用化生气血，以营养濡润全身。脾主升举内脏，是指脾气上升能起到维持内脏位置的相对稳定、防止其下垂的作用。脾之升清是和胃的降浊相对而言的，脾宜升则健，胃宜降则和。若脾不升清，则水谷不能运化，气血生化无源，可出现神疲乏力、眩晕、泄泻等症状。脾气下陷，则可见久泄脱肛甚或内脏下垂等病症。

某男教师,44岁,素体虚弱,患有肺结核、胃下垂等病,症见头晕神疲,气短乏力,食少腹胀。近来因讲课过多,食纳更少,并且每于讲完课后自觉肛门坠胀欲便,而登厕排便时仅解稀便少许,但又有便意未尽之感,努挣过久则有痔核脱出,须用纸托送方能回纳,体瘦,面色苍白,舌淡红苔少,脉弱。请分析脏腑病位。

2.生理联系

(1)在体合肉、主四肢:全身的肌肉,都有赖于脾胃运化的水谷精微及津液的营养滋润,才能壮实丰满,并发挥其运动功能。脾气健运,则四肢的营养充足,肌肉健壮,活动轻劲有力,故称"脾主四肢";若脾失健运,转输无力,则四肢的营养缺乏,可见倦怠无力,甚或痿废不用。

(2)开窍于口,其华在唇:脾开窍于口,是说饮食、口味与脾的运化功能密切相关。口味的正常与否,全赖于脾胃的运化功能。脾气健运,则食欲旺盛,口味正常;脾失健运,则可出现口淡无味、口甜、口苦等口味异常的感觉。其华在唇,是说脾气的盛衰,可以从口唇的色泽反映出来。脾气健运,则唇红润有光泽;脾气虚衰,则口唇色淡无华。

(3)在志为思:思,即思考、思虑,是正常的思维活动。若思虑过度或所思不遂,会致脾气郁结,脾的运化升清功能失常,而出现不思饮食、脘腹胀闷、眩晕健忘等症。

(4)在液为涎:涎为口内津液中较清稀的部分。脾开窍于口,为胃行其津液,胃中津液赖脾气的升清作用,才能上出于口,润泽口腔。所以说涎为脾液。若脾胃不和,或脾气不摄,则导致涎液化生异常增多,可见口涎自出。若脾运不足,津液不充,或脾气失却推动激发之能,则见涎液分泌量少,口干舌燥。

(四)肝

肝位于腹腔,横膈之下,右胁之内。

肝的主要生理功能是主疏泄和主藏血。肝在体合筋,其华在爪,开窍于目,在志为怒,在液为泪。胆附于肝,足厥阴肝经与足少阳胆经相互属络于肝与胆,相为表里。

1.生理功能

(1)肝主疏泄:是指肝具有疏通、畅达全身气机,进而促进精血津液的运行输布、脾胃之气的升降、胆汁的分泌排泄以及情志的舒畅等作用。

调畅气机:气机,即气的升降出入运动。肝主疏泄,能调畅全身气机,使脏腑经络之气的运行通畅无阻。肝气的疏泄功能失常,称为肝失疏泄,可分为两个方面:一为疏泄不及,常因抑郁伤肝,气机不得畅达,形成气机郁结的病理变化,称为"肝气郁结",临床表现多见闷闷不乐,悲忧欲哭,胸胁、两乳或少腹等部位胀痛不舒等。二是疏泄太过,常因暴怒伤肝,或气郁日久化火,导致肝气亢逆,升发太过,称为"肝气上逆",多表现为急躁易怒,失眠头痛,面红目赤,胸胁、乳房常走窜胀痛,或使血随气逆而吐血、咯血,甚则猝然昏厥。

促进血液与津液的运行输布:肝主疏泄,调畅气机,能促进血液的运行,使之畅达而无瘀滞。若气机郁结,则血行障碍,血运不畅,血液瘀滞停积而为瘀血,或为癥积,或为肿块,在女子可出现经行不畅、经迟、痛经、经闭等。若肝气上逆,迫血妄行,又可使血不循经,出现呕血、咯血等出血,或女子月经过多、崩漏不止等症。气能行津,肝的疏泄作用能促进津液的输布代谢。若肝气郁结,亦会导致津液的输布代谢障碍,出现水肿、痰核等症。

促进脾胃的运化功能:肝通过调畅气机,从而促进脾气上升、胃气下降,促进食物的消化。食物的消化吸收也要借助于胆汁的分泌和排泄。胆汁乃肝之余气所化,其分泌和排泄受肝之疏泄功能的影响。如果肝的疏泄功能失常,出现肝气郁结或肝气上逆,胆汁则不能正常地分泌与排泄,可导致胆汁郁滞,影响食物的消化吸收,临床可出现食欲减退、口苦、黄疸、厌油腻、腹胀、腹痛等症。

调畅情志:肝的疏泄功能正常,则气机调畅,气血和调,心情舒畅,情志活动正常;若肝的疏泄功能不及,肝气郁结,可见心情抑郁不乐,悲忧善虑;若肝气郁而化火,或大怒伤肝,肝气上逆,常见烦躁易怒,亢奋激动。反之,情志活动异常,又多导致气机失调的病变。

促进男子排精与女子排卵行经:男子精液的贮藏与施泄和女子的按时排卵,是肝肾二脏之气的闭藏与疏泄作用相互协调的结果。肝气的疏泄功能发挥正常,则男子精液排泄通畅有度,女子月经周期正常,经行通畅;肝失疏泄,则男子排精不畅,女子月经周期紊乱,经行不畅,甚或痛经。

(2)肝主藏血:是指肝脏具有贮藏血液、调节血量和防止出血的功能。

人体内各部分的血液,常随着不同的生理状态而改变其血流量。当人体安静时,机体的血液需要量减少,部分血液就归藏于肝;当人体活动时,机体的血液需要量增加,肝内的血液又被运送到全身,供给各组织器官的需要。肝血充盈,可以制约肝气、肝阳,勿使过亢,防止其血随气逆而出血;此外,肝血充盈本身亦可防止出血,即所谓"血足自固"。若肝的藏血功能失常,可因藏血不足引起双目干涩、视物昏花或夜盲、筋脉拘急、肢体麻木、屈伸不利、妇女月经量少甚至闭经等;或因肝不藏血而致出血,见呕血、咯血、月经量多等症。

2. 生理联系

(1)在体合筋,其华在爪:筋,即筋膜,包括肌腱和韧带,附着于骨而聚于关节,是连接关节、肌肉,主司关节运动的组织。筋的功能依赖于肝血的濡养。肝血充足,筋得其养,才能运动灵活而有力;肝血不足,筋不得濡养,还可出现手足震颤、肢体麻木、屈伸不利等征象。

爪,即爪甲,包括指甲和趾甲,乃筋之延续,所以有"爪为筋之余"之说。爪甲亦赖肝血以濡养。肝血充足,则爪甲坚韧,红润光泽;若肝血不足,则爪甲萎软而薄,枯而色夭,甚则变形、脆裂。

(2)开窍于目:目为视觉器官,故又称"精明"。肝之经脉,连系而达巅顶,肝血经肝之经脉上输濡养目窍。肝血充足,肝气调和,目才能正常发挥其视物辨色的功能。若肝血不足,则会导致两目干涩、视物不清、目眩、目眶疼痛等症;肝经风热则目赤痒痛;肝风内动则目睛上吊、两目斜视;因情志不畅,致肝气郁结,久而火动痰生,蒙阻清窍,可致二目昏蒙,视物不清。

(3)在志为怒:怒志人人皆有,一定限度内的情绪发泄对维持机体的生理平衡有重要的意义,但大怒或郁怒不解,对于机体是一种不良的刺激。大怒暴怒,可导致肝气升发太过,表现为烦躁易怒,激动亢奋,称为"大怒伤肝";郁怒不解,则易致肝气郁结,表现为心情抑郁,闷闷不乐,称为"郁怒伤肝"。反之,肝的阴血不足,肝的阳气升泄太过,则稍有刺激,即易发怒。

(4)在液为泪:泪由肝血所化,肝开窍于目,泪从目出。在正常情况下,泪液蕴涵于眼睛之中而不外溢,起到濡润、保护眼睛的功能。在病理情况下,可见泪液分泌异常。如肝血不足,泪液分泌减少,常见两目干涩;肝经湿热,可见目眵增多,迎风流泪等。

(五)肾

肾位于腰部脊柱两侧,左右各一。

肾的主要生理功能是主藏精,主水,主纳气。肾在体合骨,生髓,其华在发,开窍于耳及二阴,在志为恐,在液为唾。足少阴肾经与足太阳膀胱经相互属络于肾与膀胱,相为表里。

1. 生理功能

(1)肾主藏精:是指肾具有贮存和封藏精气的作用。精,是构成人体和维持人体生命活动的基本物质之一,肾中所藏之精包括先天之精和后天之精,先天之精禀受于父母,与生俱来,具有促进生长发育和生殖的功能;后天之精来源于饮食,由脾胃所化生,用以营养五脏,灌溉六腑,维持人体的生命活动,所余部分藏之于肾。先天之精与后天之精相互依存、相互为用:先天之精有赖于后天之精的不断培育和充养,才能发挥其生理功能;后天之精又依赖于先天之精的活力滋养,才能不断摄入和化生。

肾藏精,精能化气,肾精所化之气,称为肾气。肾精与肾气密不可分,统称为肾中精气。肾中精气的盛衰关系人的生长发育和生殖。从幼年起,肾的精气逐渐充盛,有齿更、发长的变化;到青春期,肾的精气旺盛,性机能逐渐成熟,男子能排精,女子月经来潮,按期行经,而具生殖能力;人到老年,肾中精气渐衰,形体衰老,性机能、生殖机能逐渐减退或消失。可见人体的生长发育和生殖过程及机体生、长、壮、老、已根本就是肾中精气的盛衰的反应。当精气不足时,小儿会出现生长发育迟缓;青年人则见生殖器官发育不良,性成熟迟缓;中年可见性机能减退,或出现早衰;老年人则见耳鸣、耳聋等,衰老更快。临床称之为"肾精亏虚"。

知识链接

《素问·上古天真论》选读

女子七岁,肾气盛,齿更发长;二七而天癸至,任脉通,太冲脉盛,月事以时下,故有子;三七,肾气平均,故真牙生而长极;四七,筋骨坚,发长极,身体盛壮;五七,阳明脉衰,面始焦,发始堕;六七,三阳脉衰于上,面皆焦,发始白;七七,任脉虚,太冲脉衰少,天癸竭,地道不通,故形坏而无子也。丈夫八岁,肾气实,发长齿更;二八,肾气盛,天癸至,精气溢泻,阴阳和,故能有子;三八,肾气平均,筋骨劲强,故真牙生而长极;四八,筋骨隆盛,肌肉满壮;五八,肾气衰,发堕齿槁;六八,阳气衰竭于上,面焦,发鬓斑白;七八,肝气衰,筋不能动,天癸竭,精少,肾脏衰,形体皆极;八八,则齿发去。

肾中精气是人体生命活动之本,其生理功能可概括为肾阴、肾阳两个方面。对各脏腑组织起滋养濡润作用的称为肾阴;对各脏腑组织起温煦生化作用的称为肾阳。肾阴、肾阳是五脏阴阳的根本,二者相互依存、相互制约、相互平衡,共同维系着人体的正常活动。若这种相对平衡遭到破坏,就会出现肾的阴阳失调的病理变化。如果肾阳不足,则全身的新陈代谢降低,产热减少,各脏腑的生理功能活动均减弱,临床上可见面色苍白、畏寒、肢冷、脉无力而迟缓,或见浮肿、精神萎靡、反应迟钝等,此外还可见腰酸、腿软、阴部清冷、生殖功能减退等肾阳虚所特有的症状。若肾阴不足,则津液分泌减少,而见干燥、心烦意乱、潮热、五心烦热、口干咽燥、脉细数、舌干红少苔,此外还可见腰酸、腿软、阳事易举和遗精、早泄等肾阴虚的表现。

（2）肾主水:是指肾具有主司和调节全身水液代谢的功能。主要体现在:一是升清降浊。被机体脏腑组织利用后的水液,从三焦下行归肾,经肾之气化作用分为清浊两个部分。其清者,复经三焦上升归肺,赖肺之宣降布散周身;其浊者,下输膀胱,化为尿液排出体外。二是司膀胱开合。膀胱之开合是其贮存津液和排泄尿液功能的表现形式,膀胱适时自主地排出尿液,主要依赖于肾的气化功能。三是推动其他脏腑的功能活动,使其在水液代谢中更好地发挥其生理作用。由于肾阳为一身阳气之根本,能推动、温煦肺、脾、三焦等脏腑的功能活动,使其在通调水道、运化水液过程中发挥更大的生理作用。由于肾的气化作用贯穿于水液代谢之始终,居于主导地位,故说肾主水液。如果肾中精气的蒸腾气化失常,既可引起关门不利,而发生尿少、水肿等,又可引起气不化水,而发生小便清长、尿量增多。

（3）肾主纳气:是指肾气有摄纳肺所吸入的自然界清气,保持吸气的深度,防止呼吸表浅的作用。肺吸入的清气,由肺气的肃降作用下达于肾,必须再经肾气的摄纳潜藏,使其维持一定的深度,以利于气体的交换。肾的纳气功能正常,则呼吸调匀。若肾中精气不足,摄纳无权,可出现呼吸表浅、呼多吸少、动辄喘甚等症,称为"肾不纳气"。

临床案例 某女,16岁,夜间遗尿12年。患者自四岁开始,经常夜间遗尿,遇冷加重,曾经检查,未发现器质性病变。近一年来症状加重,每隔两三天或五六天即发作,特别是入冬以来,每隔一两天发作一次。多于熟睡中尿自遗,平时头晕神疲,腰膝酸软,小便清长,睡眠、食欲、大便尚调,月经正常。面色淡白,舌淡红少苔,脉沉细无力。请分析脏腑病位。

2. 生理联系

（1）在体合骨,生髓,其华在发:肾藏精,精生髓,髓居于骨中称骨髓,骨的生长发育,有赖于骨髓的充盈及其所提供的营养。只有肾精充足,骨髓生化有源,骨骼得到髓的滋养,才能坚固有力;若肾精不足,骨髓生化无源,不能营养骨骼,便会出现小儿囟门迟闭,骨软无力,以及老年人骨质脆弱,易于骨折等。

髓分骨髓、脊髓和脑髓,皆由肾精化生。脊髓上通于脑,脑由髓聚而成,故有"脑为髓海"之说。肾中精气充足,则脑髓充盛,人可见精气充沛,思维敏捷,耳聪目明;若肾中精气亏少,髓海不足,则见神疲倦怠,思维迟钝,耳鸣目眩等。齿与骨同出一源,亦由肾精充养,故称"齿为骨之余"。牙齿松动、脱落及小儿齿迟等,多与肾精不足有关。

发的生长,赖血以养,故称"发为血之余"。肾藏精,精化血,精血旺盛,则毛发粗壮而润泽。青壮年精血旺盛,发长而润泽;老年人精血衰少,发白而脱落。但临床所见的未老先衰,年少而头发枯萎,早脱早白等,则与肾精不足有关。

(2)开窍于耳及二阴:肾开窍于耳,指耳的听觉功能,依赖于肾中精气的充养。肾中精气充盛,髓海得养,则听觉灵敏。若肾中精气不足,髓海空虚,耳失所养,可见听力减退、耳鸣、耳聋等症。

二阴,指前阴(尿道和外生殖器)和后阴(肛门)。前阴有排尿和生殖的功能,后阴有排泄粪便的作用。尿液的排泄虽在膀胱,但必须依赖肾的气化才能完成。若肾的气化失司,则表现为小便增多、尿失禁、遗尿,或表现为小便不利、尿少、水肿等症。至于生殖活动,亦为肾之所主,已见前述,不再复赘。粪便的排泄,本是大肠的生理功能,但亦与肾的气化有关,如肾阳虚衰,可致泄泻、五更泄、冷秘等;肾阴虚,肠液枯槁,又可致便秘难解;肾失封藏,则可见久泄滑脱。

(3)在志为恐:恐,是一种恐惧、害怕的情志活动,与肾的关系密切。"恐则气下",惊恐过度,致肾气不固,气泄于下,出现二便失禁、遗精、昏厥等。

(4)在液为唾:唾,是唾液中较为稠厚的部分。唾出于舌下,乃肾精所化。唾也能滋润口腔,湿润水谷以利吞咽并助消化。古代的导引吐纳功法中,每主张以舌抵上腭,待唾津满口,将之徐徐咽下,认为可以滋养肾中精气。若久唾、多唾,则能耗伤肾精。临床治疗口角流涎多从脾治,唾多频出多从肾治。

知识链接

命门

命门首见于《灵枢·根结》:"命门者,目也"。从《难经·三十六难》才将其作为内脏,并被后世医家重视,对于其形态、部位和功能有不同的认识。从形态来讲,有有形和无形之说;从部位来讲,有右肾和两肾之间之说;从功能来讲,有主火与非火之说。但对于命门的功能和肾息息相通的看法是一致的。因此,一般认为,肾阳即命门之火,肾阴即命门之水。古代医家所称命门,无非是强调肾中阴阳的重要性而已。

二、六腑

(一)胆

胆位于右胁下,附于肝之短叶间。胆与肝由足少阳胆经和足厥阴肝经相互属络而构成表里关系。胆的形态结构与其他五腑相同,属中空有腔的囊状器官,故为六腑之一;但因其内盛胆汁,与五脏"藏精气"的功能特点相似,且与饮食水谷不直接接触,只是排泄胆汁入肠道以促进饮食物的消化和吸收,故又为奇恒之腑之一。胆的生理功能主要是贮藏、排泄胆汁和主决断。

胆汁来源于肝,为肝之余气所化,并在肝气的疏泄作用下排泄而注入肠中,以促进饮食水谷的消化和吸收。若肝胆的功能失常,胆汁的分泌排泄受阻,就会影响脾胃的受纳腐熟和运化功能,而出现厌食、腹胀、腹泻等症状。若湿热蕴结肝胆,以致肝失疏泄,胆汁外溢,浸渍肌肤,则发为黄疸,出现目黄、身黄、小便黄等症状。相对于肝气升发,胆气以下降为顺,若胆气不利,气机上逆,则可出现口苦、呕吐黄绿苦水等症状。

思政小课堂
胆主决断与肝胆相照

胆主决断,是指胆有判断事物、做出决定措施的功能,亦属思维活动范畴。胆气充旺,表现在自我意识和言行上准确、果敢、有胆识等。若胆气虚则决断无能,表现出言行准确失度,或处事优柔寡断,所以日常生活中有"胆小如鼠""胆大包天""肝胆相照"等说法。"肝胆相照",用来比喻人与人之间真心诚意相待,从中医学角度来讲,则是肝主谋略,胆主决断,肝胆互为表里,紧密相联。肝与胆像是生活中的好友,相互照应,肝气郁结了,患者会面带愁容,不思茶饭;胆气不足了,患者则会胆怯懦弱,惊悸不安,终致各类情志病,故只有肝之气机条达顺畅,胆气充足,才能继续肝胆相照,欢乐无忧。

(二)胃

胃位于腹腔上部,上连食道,下通小肠。胃腔称为胃脘,分为上、中、下三脘。胃与脾由足阳明胃经与足太阴脾经相互属络而构成表里关系。胃的生理功能是主受纳、腐熟水谷和主通降。

受纳,是接受和容纳的意思。腐熟,是饮食物经胃初步消化,形成食糜的意思。胃主受纳、腐熟水谷,是指胃有接受、容纳饮食物并对饮食物进行初步消化的作用。饮食物入口,经食管下达容纳于胃,在胃中经初步腐熟消化后形成食糜,再下传于小肠。饮食物均聚而容纳于胃,故称胃为"水谷之海"。胃的受纳、腐熟功能必须与脾的运化功能相配合,才能使水谷转化为精微进一步营养全身,故称"人以胃气为本",并将"保胃气"作为临床重要的治疗原则。若胃气虚弱,可见胃脘胀满、纳呆厌食;胃火亢盛,则多食善饥;食积胃脘,可见嗳腐吞酸、胃脘胀痛等。

胃主通降,是指胃气的运动特点。这一特点体现于胃能将食糜向下送至小肠,并包括小肠将食物残渣下输于大肠和大肠对糟粕的排泄。胃的通降是继续受纳的前提。若胃失通降,则出现口臭、脘腹胀闷或疼痛、大便秘结等症。若胃气上逆,可见嗳气酸腐、恶心、呕吐、呃逆等症。

临床案例 李某,女,35岁,平日身体尚健,近半月来时有腹痛,未加介意,但其病渐重。疼痛部位在剑突之下,呈灼痛性质,不喜按,不欲食而欲饮水,大便秘结,两三日一次,小便短赤,口中有秽臭,舌红苔黄厚,脉弦数。请分析脏腑病位。

(三)小肠

小肠,包括十二指肠、空肠和回肠。小肠与心由手太阳小肠经与手少阴心经相互属络而构成表里关系。小肠的主要生理功能是主受盛化物和泌别清浊。

主受盛化物:小肠的受盛化物功能表现于以下两个方面:一是指小肠接受由胃腑下传的食糜而盛纳之,即受盛作用;二是指食糜在小肠内必须停留一定的时间,由脾气与小肠的共同作用对其进一步消化,化为精微和糟粕两部分,即化物作用。小肠受盛化物功能失调,表现为腹胀、腹泻、便溏等。

主泌别清浊:是指小肠中的食糜在进一步消化的过程中,分为清浊两部分:清者,即水谷精微和津液,由小肠吸收,经脾气的转输作用输布全身;浊者,即食物残渣和部分水液,经胃和小肠之气的作用通过阑门传送到大肠。小肠在吸收水谷精微的同时,还吸收了大量的水液,与水谷精微融合为液态物质。由于小肠参与了人体的水液代谢,故有"小肠主液"之说。

(四)大肠

大肠,包括结肠和直肠,其上口在阑门处接小肠,其下端连肛门。大肠与肺由手阳明大肠经与手太阴肺经的相互属络而构成表里关系。大肠主要有传化糟粕与主津的生理功能。大肠接受小肠下传的食物残渣,再吸收其中部分水液形成粪便,经肛门排出体外。大肠功能失调,多表现为传导失常和粪便的改变。大肠湿热,气机阻滞,可见腹痛下痢,里急后重;大肠实热,肠液干枯,可见便结;大肠虚寒,可见腹痛、肠鸣、泄泻。

(五)膀胱

膀胱位于下腹部,居肾之下,大肠之前。膀胱与肾由足太阳膀胱经与足少阴肾经相互属络而构成表里关系。膀胱的生理功能是贮存和排泄尿液。津液经肾的气化作用后,生成尿液,下注于膀胱。膀胱内尿液充盈至一定程度时,可自主地排出体外。然而,膀胱的贮尿和排尿功能,全赖于肾气的固摄与气化作用。若肾气不固,膀胱不约,可见遗尿,尿有余沥,甚则小便失禁。若肾与膀胱气化失司则对膀胱不利,可见尿痛、淋涩、排尿不畅,甚则癃闭。

(六)三焦

三焦的含义有二:一是"脏腑之外,躯体之内,包罗诸脏,一腔之大腑也"。指脏腑之间和脏腑内部的间隙互相沟通所形成的通道,并不是一个单独的实质性器官。二是单纯的部位概念,即为上焦、中焦、下焦之合称。

三焦的生理功能是通行元气和运行水液。元气是人体生命活动的原动力,它发源于肾,必须以三焦为道路,才能到达全身,以激发、推动各脏腑组织器官的生理功能活动。三焦还有疏通水道,运行水液的作用,是水液升降出入的通路。体内的水液代谢是由肺、脾和肾等许多脏腑的协同作用而完成的,但必须以三焦为通道,才能正常地升降出入。

三焦的部位划分及其各自的生理特性:

1. 上焦

上焦指横膈以上的胸部,包括心、肺。上焦主宣发卫气,输布水谷精微和津液,以滋润灌溉于全身,如雾露之溉,故称"上焦如雾"。

2. 中焦

横膈以下,脐以上的腹部称作中焦,包括脾、胃、肝、胆。中焦具有消化、吸收并输布水谷精微和津液,化生气血的作用,有如酿酒发酵,故称"中焦如沤"。

3. 下焦

下焦指脐以下,包括小肠、大肠、肾、膀胱等。下焦主要是排泄糟粕和尿液,有如渠道排泄水浊,畅通无阻,故称"下焦如渎"。

藏象十二官

《素问·灵兰秘典论》说:心者,君主之官,神明出焉。肺者,相傅之官,治节出焉。肝者,将军之官,谋虑出焉。胆者,中正之官,决断出焉。膻中者,臣使之官,喜乐出焉。脾胃者,仓廪之官,五味出焉。大肠者,传道之官,变化出焉。小肠者,受盛之官,化物出焉。肾者,作强之官,伎巧出焉。三焦者,决渎之官,水道出焉。膀胱者,州都之官,津液藏焉,气化则能出矣。

三、奇恒之腑

奇恒之腑,是脑、髓、骨、脉、胆、女子胞的总称。奇恒之腑的形态似腑,多为中空的管腔或囊性器官,而功能似脏,主藏精气而不泻。其中除胆为六腑之外,余者皆无表里配合,也无五行配属,但与奇经八脉有关。这里只介绍脑及女子胞,其他如脉、骨、髓、胆已在"五脏"与"六腑"中述及。

(一)脑

脑居颅内,由髓汇集而成。

脑有"髓海"和"元神之府"之称,是指脑聚精髓而有主精神活动之功能。精神活动,包括意识、思维、记忆、情志活动等,属狭义之神的范畴。中医学在论述人的功能时,理论上心主神志和脑主精神活动是并存且有所区别的,但在实践上,脑的功能仍统归于心而分属于五脏,且一直延续至今。若脑髓充盈,则精神活动正常;脑髓不足,则可见头晕耳鸣、两目昏花、反应迟钝、记忆力减退等症。

脑与感觉和运动有关:眼、耳、口、鼻、舌为五脏外窍,皆位于头面,与脑相通,故人的视、听、嗅、言、动等感觉和运动功能都由脑所主宰和控制。脑功能正常,则视物清晰、听力聪颖、嗅觉灵敏、言语如常、肢体轻劲有力;反之,则可出现视物不清、听觉失聪、嗅觉不灵、感觉迟钝、运动迟缓、言语謇涩等症。

(二)女子胞

女子胞,又称胞宫、子宫,位于小腹之中,直肠之前,膀胱之后。子宫的形态、大小、位置可随年龄而异,并在妊娠后随胎儿的发育而发生变化。

女子胞的生理功能:一是通行月经。女子十四岁左右,随着肾中精气的充盛,天癸至,在天癸的作用下,胞宫发育成熟,冲、任二脉气血充盛,月经按时来潮,并具备受孕生育能力。二是孕育胎儿。女子发育成熟,月经按时来潮,受孕之后,女子胞就成为孕育和保护胎儿的主要器官。

精室

精室,又称精宫、精房。精室为男性生殖器官,包括睾丸、附睾、精囊腺和前列腺等,具有化生和贮藏精液、主司生育繁衍的功能。精室的功能与肾中精气的盛衰密切相关,并与冲、任督脉有关。睾丸,中医又称为肾之外候,因其功能与肾藏精的关系密切而得名。若肾藏精功能失调,精室不固,可影响生育,男子可出现遗精、滑精、早泄等症。

四、脏腑之间的关系

(一)脏与脏之间的关系

1. 心与肺

心肺同居上焦,心主血而肺主气,心主行血而肺主呼吸。心与肺的关系,主要表现在血液运行与呼吸吐纳之间的协同调节关系。

血液的正常运行,必须依赖于心气的推动,亦有赖于肺气的辅助。肺朝百脉,助心行血,是血液正常运行的必要条件。正常的血液循环,又能维持肺主气功能的正常进行。联结心血与肺气的中心环节,主要是积于胸中的宗气。宗气具有贯心脉而司呼吸的生理功能,加强了血液运行与呼吸吐纳之间的协调平衡。在病理上,若肺气虚弱,行血无力或肺失宣肃,肺气壅塞,可影响心的行血功能,易致心血瘀阻;反之,若心气不足,心阳不振,血行不畅,也可影响肺的呼吸功能,导致胸闷、咳喘等症。

2. 心与脾

心主血而脾生血,心主行血而脾主统血。心与脾的关系,主要表现在血液生成方面的相互为用及血液运行方面的相互协同。

血液生成:心主一身之血,心血供养于脾以维持其正常的运化功能。水谷精微通过脾的转输升清作用,上输心肺,灌注于心脉而化赤为血。病理上,若脾虚失于健运,化源不足,或统血无权,慢性失血,均可导致血虚而心失所养。而劳神思虑过度,既耗心血,又损脾气,亦可形成心脾两虚之证。临床常见心悸、失眠、多梦、腹胀、食少、体倦无力、精神萎靡、面色无华等症。

血液运行:血液在脉中正常运行,既有赖于心气的推动以维持通畅而不迟缓,又依靠脾气的统摄以使血行脉中而不溢出。若心气不足,行血无力,或脾气虚损,统摄无权,均可导致血行失常的病理状态,或见气虚血瘀,或见气虚失摄而出血。

3. 心与肝

心主行血而肝主藏血,心藏神而肝主疏泄、调畅情志。因此,心与肝的关系,主要表现在血液运行和精神情志两个方面。

血液运行:心主行血,心为一身血液运行的枢纽;肝主藏血,肝是贮藏血液、调节血量的重要脏器。心血充盈,心气旺盛,则血行正常,肝有所藏;肝藏血充足,疏泄有度,随人体生理需求进行血量调节,也有利于心行血功能的正常进行。人体气血不足,常常导致心无血可行,肝无血可藏,导致心肝血虚的病理变化。

精神情志:心血充盈,心神健旺,有助于肝气疏泄,情志调畅;肝气疏泄有度,情志畅快,亦有利于心神内守。病理上,心神不安与肝气郁结,心火亢盛与肝火亢逆,可两者并存或相互引动。前者可出现以精神恍惚、情绪抑郁为主症的心肝气郁证的病理变化,后者则出现以心烦失眠、急躁易怒为主症的心肝火旺证的病理变化。

4. 心与肾

心在五行属火,位居于上而属阳;肾在五行属水,位居于下而属阴。生理状态下,心火必须下降于肾,肾水必须上济于心,称为"心肾相交""水火既济",从而保持心肾之间的动态平衡,以维持心肾之间的正常生理功能。反之,若心火不能下降于肾而独亢,肾水不能上济于心而凝聚,心肾之间的生理功能就会失去协调,而出现一系列的病理表现,称为"心肾不交""水火失济"。如肾阴不足,不能上济于心,心阳偏亢,则出现失眠、心悸、健忘、耳鸣、梦遗等心肾不交之证;又如心阳不振,心火不能下温于肾,以致水寒不化,上凌于心,则出现心悸、水肿等水气凌心之证。

5. 肺与脾

肺司呼吸而摄纳清气,脾主运化而化生谷气;肺主行水,脾主运化水液。肺与脾的关系,主要表现在气的生成与水液代谢两个方面。

气的生成:人体气的生成,主要依赖于肺的呼吸功能和脾的运化功能,肺吸入的清气和脾运化的水谷精气,是人体之气的主要组成部分,所以气的盛衰与肺脾两脏关系密切。若脾气虚损,常可导致肺气不足;若肺病日久,耗气过多,也可影响及脾,以致脾的运化乏力。

水液代谢:肺的宣发肃降和通调水道,有助于脾的运化水液;脾转输水液于肺,不仅是肺通调水道的前提,而且是肺中津液的来源。若脾失健运,则湿聚而为痰为饮,上逆犯肺,以致肺失肃降而产生咳喘痰多等症,所以说"脾为生痰之源,肺为贮痰之器";若肺气虚衰,宣降失职,可引起水液代谢不利,湿邪停留,脾气受困,而出现腹胀、便溏,甚则水肿等症。

6. 肺与肝

肝主升发,肺主肃降。肺与肝的生理联系,主要体现在人体气机升降的调节方面。肺气充足,肃降正常,可抑制肝气的过度升发;肝气疏泄,升发条达,有利于肺气的肃降。可见肝升与肺降,既相互制约,又相互为用。

肝郁化火,或肝气上逆,肝火上炎,可耗伤肺阴,使肺气不得肃降,而出现咳嗽、胸痛、咯血等肝火犯肺之症候。肺失清肃,燥热内盛,也可伤及肝阴,致肝阳亢逆,而出现头痛、易怒、胁肋胀痛等肺病及肝之症候。

7. 肺与肾

肺为水之上源,肾为主水之脏;肺主呼吸,肾主纳气;肺属金,肾属水,金水相生。肺与肾的关系,主要表现在水液代谢、呼吸运动及相互滋生三个方面。

在水液代谢过程中,肺的宣降和通调水道,有赖于肾阳的温煦和气化;肾的主水功能,也有赖于肺的宣降和通调水道的作用。所以,水液代谢是否正常,与肺肾两脏关系甚为密切。如肺的宣降功能失调,或肾的气化作用不利,不仅都可以影响水液的正常代谢,而且二者之间又常相互影响,出现咳逆、喘息不得卧、水肿等症。

肺主呼吸,肾主纳气,肺的呼吸功能需要肾的纳气作用来协助。只有肾气充盛,吸入之气才能经肺的肃降下纳于肾。所以说:"肺为气之主,肾为气之根。"若肾气虚衰,摄纳无权,气浮于上;或肺气久虚,伤及于肾,而致肾不纳气,均可出现呼吸浅促、呼多吸少、气喘、动则尤甚等症。

肺肾之阴也是相互滋生的。肾阴为一身阴液之根本,肾阴充盈,上润于肺,水能润金;肺宣降正常,输精于肾,则肾阴充盛,金能生水。所以,病理上,肾阴不足可致肺阴不足;肺阴亏虚,亦可使肾阴不足,故临床上,肺肾阴虚常可并见,出现颧红、潮热、盗汗、干咳、喑哑、腰膝酸软等症。

8. 肝与脾

肝主疏泄,脾主运化;肝主藏血,脾主生血、统血。肝与脾的生理联系,主要表现在疏泄与运化的相互为用、藏血与统血的相互协调关系。

饮食物消化:肝主疏泄,调畅气机,协调脾胃升降,并疏利胆汁,输于肠道,促进脾胃对饮食物的消化及对精微的吸收和转输功能;脾气健旺,运化正常,水谷精微充足,气血生化有源,肝体得以濡养而使肝气冲和条达,有利于疏泄功能的发挥。若肝失疏泄,气机郁滞,易致脾失健运,形成精神抑郁、胸闷太息、纳呆腹胀、肠鸣泄泻等肝脾不调之候。脾虚生湿化热,湿热郁蒸肝胆,胆热液泄,则可形成黄疸。

血液运行:肝主藏血,调节血量;脾主生血,统摄血液。脾气健旺,生血有源,统血有权,使肝有所藏;肝血充足,藏泻有度,血量得以正常调节,气血才能运行无阻。若脾气虚弱,则血液生化无源而血虚,或统摄无权而出血,均可导致肝血不足。

9. 肝与肾

肝主藏血而肾主藏精,肝主疏泄而肾主封藏,肝为水之子而肾为木之母。故肝肾之间的关系,主要表现在精血同源、藏泄互用以及阴阳互滋互制等方面。

精血同源:肝藏血,肾藏精,精能生血,血能生精。生理上,肝血有赖于肾精的滋养,肾精也需肝血的不断补充,所以说“肝肾同源”“精血同源”。病理上,肝血不足与肾精亏损多可相互影响,以致出现头昏目眩、耳聋耳鸣、腰膝酸软等肝肾精血两亏之症。

藏泄互用:肝主疏泄,肾主封藏。肝气疏泄可促使肾气开合有度,肾气闭藏可防肝气疏泄太过。疏泄与封藏,相反而相成,从而调节女子的月经来潮、排卵和男子的排精功能。若肝肾藏泄失调,女子可见月经周期失常,经量过多或闭经,以及排卵障碍,男子可见阳痿、遗精、滑泄或阳强不泄等症。

阴阳互滋互制:肾阴与肾阳为五脏阴阳之本,肾阴滋养肝阴,共同制约肝阳,则肝阳不偏亢;肾阳滋养肝阳,共同温煦肝脉,可防肝脉寒滞。病理上,肝肾阴虚,阴不制阳,水不涵木,又易致肝阳上亢,可见眩晕、中风等症。肝肾阳虚,阳不制阴,阴寒内盛,可见下焦虚寒、肝脉寒滞、少腹冷痛、阳痿精冷、宫寒不孕等症。

10. 脾与肾

脾为后天之本,肾为先天之本,脾肾两者首先表现为先天与后天的相互滋生;脾主运化水液,肾为主水之脏,脾肾的关系还表现在水液代谢方面。

先天与后天相互滋生:脾主运化水谷精微,化生气血,为后天之本;肾藏先天之精,是生命之本原,为先天之本。脾的运化水谷,有赖于肾气及肾阴肾阳的滋养和促进;肾所藏先天之精,亦赖脾气运化的水谷之精充养和培育。先天与后天,相互滋生,相互促进。病理上,脾肾二脏常可相互影响,互为因果。两脏精虚多出现生长发育迟缓或未老先衰,两脏气虚多表现为腹胀便溏或大小便失禁或虚喘乏力,脾肾阳虚多出现畏寒腹痛、腰膝酸冷、五更泄泻、完谷不化等虚寒性病症，脾（胃）肾阴虚可出现五心烦热、口舌生疮、舌红少苔或无苔、饥不欲食等虚热性病症。

水液代谢：脾气运化水液功能，依赖肾气的蒸化及肾阳的温煦作用的支持。肾主水液、输布代谢，又须赖脾气及脾阳的协助，即所谓"土能制水"。病理上，脾虚失运，水湿内生，经久不愈，可发展至肾虚水泛；而肾虚蒸化失司，水湿内蕴，也可影响脾的运化功能，最终均可导致尿少浮肿、腹胀便溏、畏寒肢冷、腰膝酸软等脾肾两虚、水湿内停之病症。

（二）脏与腑之间的关系

脏与腑，主要是表里关系。脏属阴，腑属阳；阳主表，阴主里。一脏一腑，一表一里，一阴一阳，相互配合，并由其经脉相互络属，构成表里关系。生理上相互联系，病理上相互影响。

1. 心与小肠

手少阴经属心络小肠，手太阳经属小肠络心，心与小肠通过经脉相互络属构成了表里关系。

生理上：心主血脉，心阳之温煦，心血之濡养，有助于小肠的化物功能；小肠主化物，泌别清浊，吸收水谷精微和水液，其中浓厚部分经脾气转输于心，化血以养其心脉。

病理上：心经实火，可移热于小肠，引起尿少、尿赤涩刺痛、尿血等小肠实热的症状。反之，小肠有热，亦可循经脉上熏于心，可见心烦、舌赤糜烂等症状。此外，小肠虚寒，化物失职，水谷精微不生，日久可出现心血不足的病证。

2. 肺与大肠

手太阴经属肺络大肠，手阳明经属大肠络肺，通过经脉的相互络属，肺与大肠构成表里关系。

生理上：肺气清肃下降，气机调畅，并布散津液，能促进大肠的传导，有利于糟粕的排出。大肠传导正常，糟粕下行，亦有利于肺气的肃降。两者配合协调，从而使肺主呼吸及大肠传导功能均归正常。

病理上：肺气壅塞，失于肃降，气不下行，津不下达，可引起腑气不通，肠燥便秘。若大肠实热，传导不畅，腑气阻滞，也可影响到肺的宣降，出现胸满咳喘。

3. 脾与胃

脾与胃同居中焦，以膜相连，足太阴经属脾络胃，足阳明经属胃络脾，两者构成表里配合关系。

生理上：脾胃同为气血生化之源、后天之本，在饮食物的受纳、消化及水谷精微的吸收、转输等生理过程中起主要作用。脾与胃的关系，体现为水谷纳运相得、气机升降相因、阴阳燥湿相济三个方面（图 3-2）。

病理上：脾胃常相互影响，如脾为湿困，运化失职，清气不升，即可影响胃的受纳与和降，而见纳呆、呕恶、脘腹胀满等症；反之，若饮食失节，食滞胃脘，浊气不降，也影响脾的升清与运化，而见腹胀、腹泻等症。

$$
脾与胃\begin{cases}
纳与运\begin{cases}胃主受纳\to为脾受盛水谷\\脾主运化\to为胃输布津液\end{cases}纳运相得\\
升与降\begin{cases}脾主升清\to水谷精微上输\\胃主降浊\to食糜糟粕下降\end{cases}升降相因\\
燥与湿\begin{cases}脾喜燥恶湿\to太阴湿土\\胃喜润恶燥\to阳明燥土\end{cases}燥湿相济
\end{cases}
$$

图 3-2　脾与胃的关系

▍思政小课堂▍

李东垣与《脾胃论》

中国医学史上有这样几句话：外感法仲景，内伤法东垣，热病用河间，杂病用丹溪。其中东垣指李杲(1180—1251)，字明之，晚号东垣老人，金代真定(今河北正定县)人。李东垣幼年母病，为庸医所误，他"痛悼不知医，而失其亲，有愿曰，若遇良医，当力学以志吾过。"李东垣求学心切，不惜离乡四百余里，捐千金拜燕赵名医张元素为师，经过数年的刻苦学习，"尽得其学，益加阐发"，名声超出老师，成为一代医家大宗。他继承并发扬了张元素脏腑辨证之长，尤其强调脾胃对人体生命活动的重要作用，以及脾胃受损对其他脏腑的影响，提出"脾胃论"的学术主张，治疗上擅用温补脾胃之法，后世称之为"补土派"，金元四大家之一。李东垣学术思想的中心是"内伤脾胃，百病由生"，其代表性著作是《脾胃论》，强调"人以胃气为本"。

4. 肝与胆

肝胆同居右胁下，胆附于肝叶之间，足厥阴经属肝络胆，足少阳经属胆络肝，两者构成表里相合关系。肝与胆的关系，主要表现在同司疏泄、共主勇怯等方面。

同司疏泄：肝主疏泄，分泌胆汁；胆附于肝，藏泄胆汁。肝气疏泄正常，促进胆汁的分泌和排泄，而胆汁排泄无阻，又有利于肝气疏泄功能的正常发挥。若肝气郁滞，可影响胆汁疏利，或胆腑湿热，也影响肝气疏泄，最终均可导致肝胆气滞、肝胆湿热或郁而化火的肝胆火旺之证。

共主勇怯：胆主决断，与人的勇怯有关，而决断又来自肝之谋虑，肝胆相互配合，人的情志活动正常，遇事能做出决断。若肝胆气滞，或胆郁痰扰，均可导致情志抑郁或惊恐胆怯等症。

5. 肾与膀胱

肾为水脏，膀胱为水腑，足少阴经属肾络膀胱，足太阳经属膀胱络肾，两者构成表里相合关系。

肾与膀胱的关系，主要表现在共主小便方面。肾为主水之脏，开窍于二阴；膀胱贮尿排尿，为水腑。肾气充足，蒸化及固摄功能正常发挥，则尿液能够正常生成，贮于膀胱并有度地排泄。若肾气虚弱，蒸化无力，或固摄无权，可影响膀胱的贮尿排尿，而见尿少、癃闭或尿失禁。膀胱湿热，或膀胱失约，也可影响肾气的蒸化和固摄，以致出现小便色质或排出的异常。

（三）腑与腑之间的关系

六腑都是传化水谷、输布津液的器官。饮食物入胃,经胃的腐熟,成为食糜,下降于小肠,小肠承受胃的食糜,再进一步消化,并泌别清浊:清者为水谷精微以养全身,其中的水液经三焦渗入膀胱,浊者为食物残渣下传大肠。渗入膀胱的水液,经蒸化作用排泄于外而为尿。进入大肠的食物残渣,经燥化与传导作用,通过肛门排出体外而为粪便。在上述饮食物的消化、吸收与排泄过程中,还有赖于胆汁的排泄以助消化,及三焦的疏通水道以渗水液的作用。由于六腑传化水谷,需要不断地受纳排空、虚实更替,故有"六腑以通为用""六腑以通为顺"之说。

饮食物从口摄入以后,经过六腑的共同作用,从消化、吸收乃至糟粕的下传排出,必须不断地由上而下递次传送。六腑中的内容物不能停滞不动,其受纳、消化、传导、排泄的过程,是一个虚实、空满不断更替的过程。六腑的生理特点是实而不能满,满则病;通而不能滞,滞则害。

第二节 ｜ 气血津液

一、气

（一）气的基本概念

中医学所说的气,概括起来有两个含义:一是指构成和维持人体生命活动的精微物质,是人体内活力很强、运行不息的基本物质,如水谷之气、呼吸之气等;二是指脏腑组织的生理功能,如脏腑之气、经络之气等。两者是相互联系、相互促进的,前者是后者的物质基础,后者是前者的功能表现。

（二）气的生成

气的来源有三个方面:一是肾中精气,来源于父母,藏于肾中,为先天之精气;二是水谷之气,来源于水谷,经脾胃的运化而来的后天水谷之气;三是经肺吸入的自然界之清气。三者有机结合,构成人体之气。由此可见,人体之气的生成、强弱,除与先天禀赋、后天营养、自然环境等状况有关外,还与肺、脾、胃、肾等脏腑的生理功能密切相关,其中脾胃功能尤为重要。

（三）气的运动

气在人体内时刻不停地运动着。气的运动称为"气机"。气的运动形式可归纳为升、降、出、入四种基本形式。气的升、降、出、入运动,推动和激发着人体的各种生理活动,具体体现在各脏腑、经络组织的功能活动之中。如肺的呼吸功能,有宣有降,吐故纳新;脾胃的消化功能,有升有降;肺主呼气,肾主纳气;心火下降,肾水上升等。虽然各个脏腑的生理活动体现的运动形式有所侧重,但从整个机体的生理活动来看,气的升降出入,必须既要对立又要统一,协调平衡,即所谓"气机调畅",才能维持机体正常的生理功能。若气机升降出入运动的平衡失调,即"气机失调",就会产生各种病变。

▌知识链接▐

气机失调

气机失调的病理表现,常有以下几种形式:气的运行受阻而不畅通时,称作"气机不畅";受阻较甚,局部阻滞不通时,称作"气滞";气的上升太过或下降不及时,称作"气逆";气的上升不及或下降太过时,称作"气陷";气的外出太过而不能内守时,称作"气脱";气不能外达而郁结闭塞于内时,称作"气闭"。

(四)气的功能

1. 推动作用

气是活力很强的精微物质,能激发和促进人体的生长发育及各脏腑经络的生理功能。因此,人体的生长发育、脏腑经络的生理活动、精血津液的生成及运行输布等都要依靠气的推动作用。当气的推动作用减弱时,可影响人的生殖、生长、发育,或出现早衰;亦可使脏腑、经络等组织器官的生理活动减退;或出现血液和津液的生成不足,运行迟缓,输布、排泄障碍等病理变化。

2. 温煦作用

气的温煦作用,是指气可以通过气化产生热量,使人体温暖,消除寒冷。气的温煦作用对人体有重要的生理意义:①使人体维持相对恒定的体温;②有助于各脏腑、经络、形体、官窍进行正常的生理活动;③有助于精血津液的正常施泄、循行和输布,即所谓"得温而行,得寒而凝"。若气的温煦作用失常,则可出现体温低下、畏寒肢冷、脏腑功能减退、血液和津液运行迟缓等病理现象;也可因气聚过多,气郁化火,出现发热、心烦不宁等症。

3. 防御作用

气既能护卫肌表,防御外邪入侵,同时也可以驱除侵入人体内的病邪。外邪入侵人体,多因气虚而防御功能减弱所致。故《素问·评热病论》说:"邪之所凑,其气必虚。"当气的防御功能减弱时,全身的抗病能力必然随之下降,外邪易于侵入人体而致病。

4. 固摄作用

气对于体内精血津液等液态物质有固护、统摄和控制作用,从而防止这些物质无故流失。若气的固摄作用减弱,则有可能导致体内液态物质的大量丢失。例如,气不摄血,可以引起各种出血;气不摄津,可以引起自汗、多尿、小便失禁、流涎、呕吐清水、泄泻滑脱等;气不固精,可以引起遗精、滑精、早泄等症。

气的固摄作用与推动作用是相反相成的两个方面。它们相互协调,维持人体液态物质的正常运行、分泌和排泄。

5. 气化功能

气的运动而产生的各种变化称为气化。在中医学中,气化实际上是指由人体之气的运动而引起的精气血津液等物质与能量的新陈代谢过程。体内精气血津液各自的代谢及其相互转化,是气化的基本形式。气化过程的激发和维系,离不开脏腑的功能。气化过程的有序进行,是脏腑生理活动相互协调的结果。若气化功能失常,则影响整个物质代谢过程,从而形成各种复杂的病变。

（五）气的分类

人体之气由于生成来源、分布部位及功能特点的不同,有着各自不同的名称。根据其所处的具体部位可分为元气、宗气、营气、卫气(表3-1)。

表3-1 气的分类

种类	概念	生成	分布	脏腑关系	特点	功能
元气	为人体最重要、最根本的气	以先天精气为根基,依脾胃水谷精气充养	藏于肾中、通过三焦、布达全身	肾中精气	为人体最重要的气,生命活动的原动力	推动生长发育,温煦激发脏腑经络
宗气	位居于胸中之气	肺吸入的清气、脾吸收的水谷精微于胸中结合	积于胸中、贯注心肺、上走息道、下注气街	心肺之气	积于上焦,与呼吸、心跳、语言密切相关	走息道司呼吸,贯心脉行气血
营气	为行于脉中,具有营养作用之气	来自脾胃运化的水谷精微,由最富有营养的部分所化生	布于脉中、运行全身	出于中焦	水谷精气、富于营养	化生血液,濡养周身
卫气	为行于脉外,具有保卫功能之气	来自脾胃运化的水谷精微,由其中性猛、最富活力的部分所化生	行于脉外	出于中焦宣于上焦	为水谷之悍气,剽疾滑利	护卫肌表,温养脏腑,调节、控制腠理的开合、汗液的排泄

二、血

（一）血的基本概念

血是循行于脉中而富有营养的红色液态物质,是构成人体和维持人体生命活动的基本物质之一。

脉是血液运行的管道,血液在脉中循行于全身,所以又将脉称为"血府"。如因某种原因,血液在脉中运行迟缓涩滞,停积不行则成瘀血。若因外伤等原因,血液不在脉中运行而溢出脉外,则形成出血,称为"离经之血"。

（二）血的生成

生成血液的基本物质是水谷之精。《灵枢·决气》指出:"中焦受气取汁,变化而赤,是谓血。"即说明中焦脾胃受纳运化饮食水谷,吸取其中的精微物质,其中包含化为营气的精微物质和有用的津液,二者进入脉中,变化而成红色的血液。因此,由水谷之精化生的营气和津液是化生血液的主要物质基础,也是血液的主要构成成分。

肾精也是化生血液的基本物质。由于精与血之间存在着相互滋生和相互转化的关系,因而肾精充足,则可化为肝血以充实血液。

（三）血的运行

血的正常运行需要具备三个条件:脉管的完整和通畅;血液充盈;脏腑功能协调。血的正常运行,取决于气的推动作用和气的固摄作用的协调平衡。心主血脉,肺朝百脉,肝主疏泄,这是血液运行的推动力;肝主藏血,脾主统血,这是血液运行的固摄力。如果推动力加强,或固摄力减弱,必然会导致血行加速,血管扩张,甚至出血。如果推动力不足,或固摄力增强,则会导致血行缓慢,出现瘀血。此外,邪气的侵犯也能影响血液的运行。

(四)血的功能

1. 濡养作用

血液由水谷精微所化生,含有人体所需的丰富的营养物质。血在脉中循行,内至五脏六腑,外达皮肉筋骨,不断地对全身各脏腑、组织、器官起着濡养和滋润作用,以维持各脏腑、组织、器官发挥生理功能,保证人体生命活动的正常进行。《素问·五藏生成论》具体指出:"肝受血而能视,足受血而能步,掌受血而能握,指受血而能摄。"

血量充盈,濡养功能正常,则面色红润,肌肉壮实,皮肤和毛发润泽,感觉灵敏,运动自如。如若血量亏少,濡养功能减弱,则可能出现面色萎黄,肌肉瘦削,肌肤干涩,毛发不荣,肢体麻木或运动无力、失灵等。

2. 化生神气

血是机体精神活动的主要物质基础,人体的精神活动必须得到血液的营养,只有物质基础的充盛,才能产生充沛而舒畅的精神情志活动。

在人体血气充盛、血脉调和的前提下,才会精力充沛,神志清晰,感觉灵敏,思维敏捷。反之,血液亏耗,血行异常时,可能出现不同程度的精神情志方面的病证,如精神疲惫、健忘、失眠、多梦、烦躁、惊悸,甚至神志恍惚、谵妄、昏迷等。

三、津液

(一)津液的基本概念

津液,是机体一切正常水液的总称,包括各脏腑、形体、官窍的内在液体及其正常的分泌物,如泪液、唾液、胃液、肠液、尿液、关节腔液等,是构成人体和维持生命活动的基本物质之一(表 3-2)。

表 3-2 津与液的区别与联系

	津	液
性状	质地清稀、流动性大	质地黏稠、流动性小
分布	体表皮肤、肌肉孔窍	骨节、脏腑、脑髓
功能	渗入血脉滋润	濡养
联系	同属一类 互补转化	

(二)津液的生成、输布、排泄

津液在体内的生成、输布和排泄,涉及多个脏腑的生理功能,是多个脏腑相互协调配合的结果。《素问·经脉别论》指出:"饮入于胃,游溢精气,上输于脾,脾气散精,上归于肺,通调水道,下输膀胱,水津四布,五经并行。"

1. 津液的生成

津液来源于饮食水谷,通过脾胃的运化及有关脏腑的生理功能而生成。

胃主受纳腐熟,"游溢精气"而吸收饮食水谷的部分精微。小肠泌别清浊,将水谷精微和水液大量吸收后将食物残渣下送大肠。大肠主津,在传导过程中吸收食物残渣中的水液,促使糟粕成形为粪便。胃、小肠、大肠所吸收的水谷精微及水液,均上输于脾,通过脾气的转输作用布散到全身。

2.津液的输布

脾将胃、小肠吸收的津液向上转运于肺,通过肺的宣发和肃降,将津液布散全身。另一方面,脾也可以将津液直接向四周布散至全身各脏腑。若脾失健运,津液输布代谢障碍,水液停聚,或为痰饮,或为水肿。

肺接受脾转输来的津液,一方面通过宣发,将津液向身体外周体表和上部布散;一方面通过肃降,将津液向身体下部和内部脏腑输布,并将脏腑代谢后产生的浊液向肾和膀胱输送。如若肺的宣发和肃降功能失常,则津液输布道路失去通畅,津液运行障碍,水停气道而发为痰饮,甚则水泛为肿。

肾对人体整个津液输布代谢具有推动和调控作用。由脏腑代谢产生的浊液,通过肺气的肃降作用向下输送到肾和膀胱,经过肾气的蒸化作用,将其中的清者重新吸收而参与全身津液代谢,将其浊者化为尿液排泄。这一升清降浊作用对维持整个津液输布代谢的平衡协调有着重要意义。

此外,肝主疏泄、调畅气机和三焦通调水道,也与津液的输布密切相关。

3.津液的排泄

津液的代谢

津液的排泄主要通过四个途径完成:肺的宣发作用将代谢剩余的津液通过汗液排出体外;呼气带走部分津液;肾将蒸腾汽化后产生的浊液变为尿液排出体外;粪便的排泄带走部分津液。由于尿液是津液排泄的最主要途径,因此肾的生理功能在津液排泄中的地位最为重要。

(三)津液的功能

1.滋润濡养

布散于体表的津液能滋润皮毛肌肉,渗入体内的津液能濡养脏腑,输注于孔窍的津液能滋润鼻、目、口、耳等官窍,渗注于骨、脊、脑的津液能充养骨髓、脊髓、脑髓,流入关节的津液能滋润骨节屈伸等。如若津液不足,失去滋润濡养的作用,则会使皮毛、肌肉、孔窍、关节、脏腑以及骨髓、脊髓、脑髓的生理活动受到影响,脏腑组织的生理结构也可能遭到破坏。

2.充养血脉

津液在营气的作用下,共同渗注于脉中,化生为血液,以循环全身发挥滋润濡养作用。津液还有调节血液浓度的作用。当血液浓度增高时,津液就渗入脉中稀释血液,并补充血量。当机体的津液亏少时,血中之津液可以从脉中渗出脉外以补充津液。由于这种脉内外的津液互相渗透,机体因而可以根据生理、病理变化来调节血液的浓度,保持正常的血量,起到滑利血脉的作用。

四、气血津液之间的关系

(一)气与血的关系

气与血都由人身之精所化,气属阳,血属阴,具有互根互用的关系。气有推动、激发、固摄等作用,血有营养、滋润等作用。故《难经·二十二难》说:"气主煦之,血主濡之。"气是血液生成和运行的动力,血是气的化生基础和载体,因而有"气为血之帅,血为气之母"的说法。

1. 气对血的作用

(1)气能生血:是指血液的化生离不开气作为动力。血液的化生以营气、津液和肾精作为物质基础,在这些物质本身的生成以及转化为血液的过程中,每一个环节都离不开相应脏腑之气的推动和激发作用,这是血液生成的动力。气能生血还包含了营气在血液生成中的作用,营气与津液入脉化血,使血量充足。因此,气的充盛则化生血液的功能增强,血液充足;气的虚亏则化生血液的功能减弱,易于导致血虚的病变。临床上治疗血虚的病变,常常以补气药配合补血药使用,取得较好疗效,即是源于气能生血的理论。

(2)气能行血:是指血液的运行离不开气的推动作用。血液的运行有赖于心气、肺气的推动及肝气的疏泄调畅。因此,气的充盛及气机调畅,使得血液的正常运行得以保证。反之,气的亏少则无力推动血行,或气机郁滞不通则不能推动血行,都能够产生血瘀的病变。再者,气的运行发生逆乱,升降出入失常,也会影响血液的正常运行,出现血液妄行的病变,如气逆者血随气升,气陷者血随气下等。所以,临床上在治疗血液运行失常时,常常配合补气、行气、降气、升提的药物,即是气能行血理论的实际应用。

(3)气能摄血:是指血液能正常循行于脉中离不开气的固摄作用。气能摄血主要体现在脾气统血的生理功能之中。脾气充足,发挥统摄作用使血行脉中而不致溢出脉外,从而保证了血液的正常运行及其濡养功能的发挥。如若脾气虚弱,失去统摄,往往导致各种出血病变,临床上称为"气不摄血"或"脾不统血"。因而治疗这些出血病变时,必须用健脾补气方法,益气以摄血。临床中发生大出血的危重症候时,用大剂补气药物以摄血,也是这一理论的应用。

2. 血对气的作用

(1)血能养气:是指气的充盛及其功能发挥离不开血液的濡养。在人体各个部位中,血不断地为气的生成和功能活动提供营养,故血足则气旺。人体脏腑、肢节、九窍等任何部位,一旦失去血的供养,即可出现气虚衰少或功能丧失的病变。临床常表现为麻木不仁、运动不灵、手足拘挛、震颤等。

(2)血能载气:是指气存于血中,依附于血而不致散失,赖血之运载而运行全身。因此,血液虚少的病人,就会出现气虚病变。而大失血的病人,气亦随之发生大量地丧失,往往导致气的涣散不收,漂浮无根的气脱病变,称为"气随血脱"。

(二)气与津液的关系

1. 气能生津

气是津液生成的动力,津液的生成依赖于气的推动作用。津液来源于饮食水谷,饮食水谷经过脾胃运化、小肠分清别浊、大肠主津等一系列脏腑生理活动后,其中精微的液体部分被吸收,化生津液以输布全身。在津液生成的一系列气化过程中,诸多脏腑之气,尤其是脾胃之气起到至关重要的作用。脾胃等脏腑之气充盛,则化生津液的力量增强,人体津液充足。如若脾胃等脏腑之气虚亏,则化生津液力量减弱,导致津液不足的病变。

2. 气能行津

津液由脾胃化生之后,经过脾、肺、肾及三焦之气的升降出入运动,推动津液输布到全身各处,以发挥其生理作用。此后,通过代谢所产生的废液和人体多余的水分,都转化为汗、尿或水汽排出体外。津液在体内输布转化及排泄的一系列过程都是通过气化来完成的。如若气虚,推动作用减弱,气化无力进行,或气机郁滞不畅,气化受阻,都可以引起津液的输布、排泄障碍,并形成痰、饮、水、湿等病理产物。

3. 气能摄津

气的固摄作用可以防止体内津液无故地大量流失。例如,卫气司汗孔开合,固摄肌腠,不使津液过多外泄;肾气固摄下窍,使膀胱正常贮尿,不使津液过多排泄等,都是气对于津液发挥固摄作用的体现。如若气虚亏,固摄力量减弱,则会出现诸如多汗、自汗、多尿、遗尿、小便失禁等病理现象。

4. 津能载气

津液是气运行的载体之一。在血脉之外,气的运行必须依附于津液,否则就会使气漂浮失散而无所归,故说津能载气。因此,津液的丢失,必定导致气的损耗,例如暑热病证,不仅伤津耗液,而且气亦随汗液外泄,出现少气懒言、体倦乏力的气虚表现。而当大汗、大吐、大泻等津液大量丢失时,气亦随之大量外脱,称之为"气随津脱"。

(三)血与津液的关系

血与津液都由饮食水谷精微所化生,都具有滋润濡养作用,二者之间可以相互滋生,相互转化,这种关系称为"津血同源"。

津液是血液化生的组成部分,中焦水谷化生的津液,在心肺作用下,进入脉中,与营气相合,变化为血。当饮食水谷摄入不足,脾胃功能虚弱,或大汗、大吐、大泻,或严重烧烫伤时,脉外津液不足,不仅不能进入脉内以补充化生血液,脉内的津液成分反而渗出脉外,以图补充津液的亏耗,因此导致血液的亏少,以及血液浓稠、流行不畅的病变。

津液也可化为汗液排泄于外,故又有"血汗同源"之说。如若血液亏耗,尤其是在失血时,脉中血少,不能化为津液,反而需要脉外津液进入脉中,因而导致津液不足的病变。

思考题

1. 五脏、六腑的功能各是什么?
2. 心与肾的关系表现在哪些方面?
3. 什么是气?气的功能有哪些方面?
4. 气与血是什么关系?

测一测

第四章 病因病机

[学习目标]

1. 掌握六淫、七情、痰饮、瘀血的致病特点；正邪相争的变化过程、阴阳失调的基本内容及气血失常的常见病理状态。

思维导图

2. 熟悉痰饮、瘀血的概念及形成；正邪相争、阴阳失调、气血失常的概念。

3. 了解疠气的概念及致病特点。

4. 学会保持良好健康的心理状态，端正正确、积极的生活态度，养成良好的饮食习惯和健康的生活方式。

病因病机是指疾病发生、发展、转归的原因与机制，是以整体观念为指导思想，探讨致病因素的性质与致病特点，阐明疾病发生、发展和变化的机理，为临床辨证论治提供理论依据。

第一节 | 病 因

病因又称作"致病因素""病邪"，是导致人体发生疾病的原因，也是破坏人体相对平衡状态、引起疾病发生的原因。病因多种多样，根据疾病的发病途径及形成过程，可将病因分为外感致病因素（六气异常、疠气传染）、内伤致病因素（七情太过或不及、饮食失宜、劳逸失度）、继发致病因素（痰饮、瘀血、结石）以及其他致病因素（外伤、虫兽所伤等）四类。中医是以病证的临床表现为依据，通过综合分析疾病的症状、体征来推求病因，这种方法称之为"辨证求因"，又称"审症求因"。如周身游走性疼痛或瘙痒，符合风性善行、风胜则动的特性，故确认其病因为"风"邪，治疗时只要用相应的祛风药物即可。

一、外感致病因素

外感致病因素是指来源于自然界，经由皮毛或经由口鼻侵入机体，由浅入深，引起外感疾病的致病因素。外感致病因素包括六淫和疠气两类。

（一）六淫

六气是指风、寒、暑、湿、燥、火，是六种正常的自然界气候。六淫是指风、寒、暑、湿、燥、火六种外感致病因素，又称"六邪"。如果气候变化异常，超过了一定限度，六气发生太过或不及，或非其时而有其气（如春天当温而反寒，冬季当凉而反热），以及气候变化过于急骤（如暴寒暴暖），机体不能适应就会导致疾病的发生。或当人体的正气不足，抵抗力下降不能适应基本正常的气候变化时，亦会导致疾病的发生。以上情况，六气由对人体无害而转化为对人体有害,对于患病机体来说,六气便称为"六淫"。

六淫致病一般具有以下共同特点:

1.季节性

六淫本为四时主气的太过或不及,故致病常有明显的季节性。如春季多风病、夏季多暑病、长夏初秋多湿病、深秋多燥病、冬季多寒病等。

2.地域性

六淫致病常与工作或居处环境密切相关。如东南沿海地区多湿病、温病;西北高原地区多寒病、燥病,久处潮湿环境多湿邪为病,高温环境作业多易患火热燥病等。

3.外感性

六淫之邪多从肌肤或口鼻侵犯人体而发病,故称六淫为"外感病因"。如风寒湿邪易犯肌表,温热燥邪易自口鼻而入。

4.相兼性

六淫邪气既可单独伤人致病,又可两种以上邪气同时侵犯人体联合为害。如风寒感冒、暑湿泄泻、风寒湿痹等。

5.转化性

六淫致病以后,在一定条件下,其病理性质可发生转化。如寒邪入里可郁而化热、暑湿日久又可以化燥伤阴、六淫皆可化火等。

知识链接

内生五邪

内生五邪,是指在疾病的发展过程中,由于脏腑经络及精气血津液的功能失常而产生的化风、化寒、化湿、化燥、化火等病理变化。因病起于内,又与风、寒、湿、燥、火外邪所致病症的临床征象类似,故分别称为"内风""内寒""内湿""内燥"和"内火",统称为内生五邪。内生五邪与外感六淫有一定区别:内生五邪由脏腑及精气血津液功能失常而产生,属内伤病的病因;外感六淫由自然界的气候变化失常而产生,属于外感病的病因。内生五邪所反映的病证,多为里证、虚证或虚实夹杂证;外感六淫邪气所致的病证,多为表证、实证。

六淫各自的性质及其致病特征分述如下:

1.风

风为春季的主气,四时皆有。四季均可见风邪致病,但以春季为多,是外感病最常见的致病因素。风邪的性质和致病特征如下:

(1)风为阳邪,其性开泄,易犯阳位:风邪属阳,具有轻扬、升发、向上、向外的特性,致病易犯头面、肌表、肩背等阳位。风性开泄,侵袭肌表易使肌腠疏松、汗孔开张而汗出。故风邪致病常出现发热、恶风、头痛、汗出、脉浮等症状,如常见的"伤风"。

(2)风性善行数变:"善行"是指风邪致病有病位游移、行无定处的特性。如"风痹"或"行痹",表现为游走性的关节疼痛,痛无定处;风疹表现为发无定处,此起彼伏。"数变"是指风邪致病具有发病急、传变快、变化多的特性,如风疹、荨麻疹时隐时现,惊风、抽搐突然发作,癫痫、中风猝然昏倒、不省人事等。

(3)风性主动:指风邪致病具有动摇不定的特征,如眩晕、震颤、四肢抽搐、角弓反张等症状,故称"风胜则动"。

(4)风为百病之长:风邪四时皆有,致病机会多;同时寒、湿、热等邪,往往都依附于风而侵袭人体,如风寒、风热、风湿、风寒湿等,风邪是外感病因的先导,故称"风为百病之长,六淫之首"。

【附】内风

内风多由肝的功能失调、因阳盛或阴虚不能制阳、阳无升制、亢逆变动导致"肝风内动"。致病以动摇、眩晕、抽搐等为临床特点,形成原因主要有肝阳化风、热极生风、阴虚生风、血虚生风四个方面。

2. 寒

寒是冬季的主气,故冬季多寒病,但其他季节因气温骤降、涉水淋雨、汗出当风、贪凉饮冷等,人体防寒保温不够亦可感寒邪为病。寒邪的性质和致病特征如下:

(1)寒为阴邪,易伤阳气:寒邪属阴,最易损伤人体阳气,阳气受损,失于温煦,全身或局部可出现功能减退的寒象。如寒邪束表,卫阳郁遏,则见恶寒、肌肤不温、无汗等,称为"伤寒"。若寒邪直中于里,伤及脏腑阳气,则为"中寒"。如伤及脾胃,可致吐泻清稀物,脘腹冷痛;若寒伤脾肾,则表现为畏寒肢冷、腰脊冷痛、尿清便溏等。

(2)寒性凝滞,主痛:凝滞是指凝结阻滞。寒邪侵入人体,经脉气血失于阳气温煦,易使气血凝结阻滞,运行不通,不通则痛,出现各种疼痛症状,其痛得温则减,逢寒增剧。若寒客肌表,凝滞经脉,则周身疼痛,痹证中若以关节冷痛为主者,称为"寒痹"或"痛痹";若寒邪直中肠胃,则脘腹冷痛。

(3)寒性收引:收引,即收缩、牵引之意。寒邪侵袭人体,使气机收敛,腠理闭塞,经络筋脉收缩而挛急。若寒邪侵袭肌表,则毛孔收缩,卫阳闭郁,故发热恶寒而无汗;寒客经络关节,则筋脉收缩拘急,可见肢体痉挛作痛、屈伸不利等症。

(4)寒性清澈:寒邪不伤阴液,故分泌物或排泄物多现清稀。如风寒感冒初起,鼻流清涕;寒邪束肺,咳痰清稀等。

【附】内寒

内寒是指机体阳气虚衰虚寒内生,温煦气化功能减退而成,其形成主要与脾肾阳虚有关。临床出现畏寒肢冷,腹冷痛,喜温喜按;或筋脉拘挛、肢节疼痛;或尿频清长、涕唾痰涎稀薄清冷;或大便泄泻、水肿、脉沉迟无力等虚寒症候。

3. 暑

夏至到立秋,暑气当令,暑有明显的季节性。暑邪独见于夏令,故有"暑属外邪,并无内暑"之说。暑邪的性质和致病特征如下:

(1)暑为阳邪,其性炎热:暑邪属阳,为夏月火热之气所化,具有酷热之性。暑邪伤人多表现出一派典型的阳热症状,如高热、烦渴、面赤、脉象洪大等,称为伤暑(或暑热)。

(2)暑性升散,易耗气伤津:升,指暑邪易于上犯头目,内扰心神,出现心胸烦闷不宁,头昏、目眩等;散,指暑邪为害,可致腠理开泄而多汗,汗出过多,不仅伤津,而且耗气,故临床除见口渴喜饮、尿赤短少等津伤之症外,往往可见气短乏力,甚则气随津脱,出现突然昏倒、不省人事(中暑)、手足厥冷等重症、危症。

（3）暑多挟湿：暑季不仅炎热，且多雨潮湿，热蒸湿动，水气弥漫，故暑邪为病常挟湿邪。其临床表现除发热、烦渴等暑热症状外，常兼见身热不扬、四肢困倦、食欲不振、胸闷呕恶、大便溏泄不爽等湿阻症状。

4. 湿

湿为长夏主气。长夏即夏至至处暑5个节气，正当夏秋之交，是一年中湿气最盛的季节，故多湿病。湿邪为病，除与气候有关外，还与生活、工作环境有关，如涉水淋雨、居处潮湿、矿井或水上作业等环境中均可感受湿邪致病。所以四季均有湿病的发生，且其伤人缓慢难察。湿邪的性质和致病特征如下：

（1）湿为阴邪，易伤阳气，易阻气机：湿邪类水，故湿为阴邪。湿邪致病易损伤人体阳气，五脏之中脾主运化水湿，喜燥而恶湿，故外感湿邪，常易困脾，使脾阳不振，运化无权，水湿停聚，出现泄泻、水肿、尿少等症。湿邪侵及人体，留滞于脏腑经络，最易阻滞气机，使脏腑气机升降失常，经络阻滞不畅。若湿阻胸膈，气机不畅则胸闷；湿困脾胃，则升降失常，故现脘痞腹胀、便溏不爽、小便短涩之候。

（2）湿性重浊：重，即沉重、重着之意。湿邪致病临床症状具有沉重感的特点。如湿邪侵袭肌表，则周身困重，四肢倦怠；困遏于头则清阳不升，常见头痛且重，状如裹束；湿滞经络关节，阳气布达受阻，则见肌肤不仁、麻木、关节疼痛、重着等，称之为"湿痹"或"着痹"。浊，即秽浊垢腻之意。湿邪致病排泄物和分泌物有秽浊不清的现象。如湿浊上犯则面垢、眵多；湿滞大肠，则大便溏泻、下痢脓血黏液；湿浊下注，则小便浑浊，妇女黄、白带下过多；湿邪浸淫肌肤，导致疮疡湿疹，多见脓水秽浊。

（3）湿性黏滞：黏，即黏腻；滞，即停滞。湿性黏滞是指湿邪致病具有黏腻停滞的特点，常表现在两个方面：一是症状的黏滞性，如大便黏腻不爽、小便涩滞不畅以及分泌物黏浊和舌苔黏腻等；二是病程较长，缠绵难愈，反复发作，如湿温、湿疹、湿痹等。

（4）湿性趋下，易袭阴位：湿邪类水，致病有下趋之势，易伤及人体下部，如水肿多以下肢较为明显，湿疹多发下肢和阴部，还有带下、小便浑浊、泄泻、下痢等。但湿邪浸淫，上下内外，无处不到，非独侵袭人体下部，所谓"伤于湿者，下先受之"。

临床案例 蒋某，男，40岁，2016年7月22日初诊，症见：发热，微恶风，汗少，周身疼痛，头重如裹，鼻塞流浊涕，咳嗽痰黏，心烦，口渴不多饮，胸闷，小便短赤，舌苔薄黄而腻，脉濡数。请分析病因。

【附】内湿

内湿，是脾的运化失职，化生和输布津液的功能障碍，导致水湿内停。内湿亦具有重浊、黏滞、易阻碍气机的致病特点，如内湿留滞，头部则重痛如裹，肢体重着或屈伸不利；水湿泛滥肌肤，则发为水肿；湿阻上焦，则胸闷咳痰；湿阻中焦，则脘腹胀满、食欲不振、口腻或甜，舌苔厚腻；湿注下焦，则腹胀便溏，或为泄泻、小便不利。

5. 燥

燥为秋季主气。燥邪有温燥、凉燥之分。初秋有夏热之余气，燥与热合病多温燥。深秋有近冬之寒凉，燥与寒合病多凉燥。燥邪的性质和致病特征如下：

（1）燥性干涩，易伤津液：燥性干涩枯涸，故曰"燥胜则干"。燥邪侵犯人体，最易耗伤津液，形成阴津亏损的病变，表现出各种干燥、涩滞不利的症状，如鼻干咽燥、口唇燥裂、皮肤干涩皲裂或脱屑、毛发干枯不荣、小便短少、大便干结等。

（2）燥易伤肺：肺为娇脏，性喜润而恶燥。外合皮毛，开窍于鼻，直接与自然界大气相通，燥邪多从口鼻皮毛而入，最易伤肺，使肺津受伤，宣降失常，从而出现干咳少痰，或痰黏难咳，或痰中带血，或咽干疼痛、咳喘胸痛等症状。

临床案例 李某，女，33岁，演员，国庆节后从农村巡回演出归来，咳嗽频作，痰少而黏，伴有胸痛，以致影响演出。近三天来，干咳更剧，昨日曾咳出血丝少许，咽喉干燥作痒，声音嘶哑，口渴饮水不太多，皮肤干燥，小便尚调，大便燥结，舌质偏红，舌苔薄而少津，脉细数。西医检查，已排除肺结核。请分析病因。

【附】内燥

内燥，是指体内津液或精血亏损，人体各组织器官和孔窍失其濡润而出现的干燥枯涩症状。多因久病伤阴，耗津损液或大汗、大吐、大泻、大失血所致，临床上以各脏腑组织干燥失润为特征，尤以肺、胃及大肠为多见而出现干咳、便结等表现。

6. 火

火具有炎热特性，旺于夏季，火与心气相应。但是火并不像暑那样具有明显的季节性，也不受季节气候的限制。其他五邪在一定的条件下皆可化火，情志过激亦可化火。

┃ 知识链接 ┃

温火热之异同

温、火、热三者均为阳盛所致，但在程度上有差别：温为热之微，热为温之甚；热为火之渐，火为热之极。三者致病也基本相同，温邪一般只在温病学范畴中应用，是温热病的致病因素。火邪与热邪主要区别是：热邪致病，临床多表现为全身性弥漫性发热征象；火邪致病，临床多表现为某些局部症状，如肌肤局部红、肿、热、痛或口舌生疮或目赤肿痛等。

火邪的性质和致病特征如下：

（1）火为阳邪，其性炎上：火热之邪具有燔灼、升腾、上炎的特性。"阳胜则热"，故火邪致病临床上表现出高热、烦渴、大汗、脉洪数等热盛之症。因其炎上特性，其病多表现于上部。如心火上炎，则见舌尖红赤疼痛、口舌糜烂、生疮；肝火上炎，则见头痛如裂、目赤肿痛；胃火炽盛，可见齿龈肿痛、齿衄等。

（2）火易伤津耗气：火热之邪最易迫津外泄，致气随津泄而致津亏气耗；火邪又直接消灼津液，使人体阴津耗伤，即"热盛伤阴"。故火邪致病，除见有明显的热象外，常伴有口渴喜饮、咽干口燥、小便短赤、大便秘结等津伤液耗之症，也易常见体倦乏力、少气懒言等气虚之症。

（3）火易生风动血：火邪燔灼肝经，劫耗津血，使筋脉失于濡养，可致肝风内动，即

"热极生风"，表现为高热、神昏谵语、四肢抽搐、颈项强直、角弓反张、双目上视等症。火邪灼伤脉络，迫血妄行，易于引起各种出血，如吐血、衄血、便血、尿血、皮肤发斑、妇女月经过多、崩漏等症。

（4）火易致肿疡："火毒""热毒"是引起疮疡的比较常见的原因，其临床表现以疮疡局部红肿热痛为特征，是因火热之邪入于血分，聚于局部，热胜则肉腐，肉腐则成脓，腐肉败血，则发为痈肿、疮疡、脓毒。

（5）火易扰心神：心主神志，属火，火与心气相应，火邪伤于人体，最易扰乱神明，轻者心神不宁而心烦失眠，重者可导致狂躁妄动，甚至神昏谵语等症。

【附】内火

内火亦称内热，有虚实之分，是由阳盛化火、邪郁化火或五志化火而形成的，属于实热、实火，临床上均可见面红目赤、烦热渴饮、尿黄便干、舌红脉数等火热实象。因阴虚生热所致的属于虚热、虚火，临床常见五心烦热、潮热盗汗、身体消瘦、尿少便干、舌红苔少、脉细数无力等症。

（二）疠气

疠气是一类具有强烈致病性和传染性的外感致病因素，又有戾气、疫疠之气、毒气、异气、杂气、乖戾之气等不同的名称。疠气与六淫邪气不同的是具有强烈传染性。由疠气而致的具有剧烈流行性、传染性的一类疾病，称之为疫、疫疠、瘟疫（或温疫）等，如大头瘟、白喉、天花、霍乱、鼠疫等，实际包括了现代许多传染病和烈性传染病。

1. 疠气的性质及其致病特征

（1）传染性强，易于流行：疫疠可通过空气、食物、接触等途径在人群中传播。《温疫论》曰："此气之来，无论老少强弱，触之者即病。"

（2）发病急骤，病情危笃：疠气致病具有发病急骤、来势凶猛、病情险恶、变化多端、传变快的特点。《温疫论》提及某些疾病，"缓者朝发夕死，重者顷刻而亡"。

（3）一气一病，症状相似：疠气种类繁多，致病有一定的选择性和特异性，每一种疠气所致之疫病，均有各自的临床特征和传变规律，所谓"一气致一病"。当某一种疠气流行时，其临床症状一致，病情相同，所以"众人之病相同"。如霍乱流行，无论男女老少，都出现肠胃病变。

2. 疠气形成和疫病流行的因素

（1）气候因素：自然气候反常，如久旱酷热、水涝、湿雾瘴气等均可滋生疠气导致疫病发生。

（2）环境和饮食因素：环境卫生不好，如水源、空气污染也会滋生疠气；同样，食物污染、饮食不当也可引起疫病发生。

（3）预防因素：疠气具有强烈传染性，易于造成疫病流行。故没有及时做好预防隔离工作，往往会使疫病发生大范围流行。

（4）社会因素：社会因素对疠气的发生与疫病的流行也有一定影响。若战乱不停，社会动荡不安，老百姓所处环境恶劣，生活极度贫困，疫病会不断发生和流行。而国家安定，卫生防疫工作得力，采取一系列积极的防疫和治疗措施，疫病就能得到有效的控制。

二、内伤致病因素

内伤致病因素,泛指因人的情志或生活起居有违常度,超过人体自身调节范围,直接伤及脏腑而发病的致病因素,内伤病因是与外感病因相对而言的,如七情太过或不及、饮食失宜、劳逸失当等。

(一)七情

七情是指人的喜、怒、忧、思、悲、恐、惊七种情志变化,是人体对客观外界事物和现象做出的不同的情感反应,是精神活动的表现。七情一般不会使人致病,只有突然、强烈或长期持久的情志刺激,超过人体本身的正常调节范围,使脏腑气机紊乱,阴阳气血失调,才会导致疾病的发生,此时称之为"七情内伤"。

1. 七情与脏腑气血的关系

情志活动必须以五脏精气作为物质基础。《素问》曰:"人有五脏化五气,以生喜怒悲忧恐。"因此,情志活动与五脏有相对应的规律,即心在志为喜,肝在志为怒,脾在志为思,肺在志为忧,肾在志为恐。气血是人体精神情志活动的物质基础,情志活动与气血有密切关系。脏腑气血的变化,也会影响情志的变化。故曰"肝气虚则恐,实则怒""心气虚则悲,实则笑不休""气有余则怒,不足则恐"。

2. 七情的致病特点

(1)直接伤及脏腑:七情太过直接损伤相应的脏腑,《素问·阴阳应象大论》曰"怒伤肝""喜伤心""思伤脾""悲伤肺""恐伤肾"。临床上不同的情志刺激,可对各脏有不同的影响。但并非绝对如此,因为人体是一个有机的整体,心主血而藏神;肝藏血而主疏泄;脾主运化而居中焦,为气机升降的枢纽、气血生化之源,故情志所伤以心、肝、脾三脏气血紊乱、功能失调为多见。如过喜、惊吓、思虑劳神均可伤心,而致心神不宁,出现心悸失眠、健忘,甚则精神失常等症;思虑劳神过度,常损伤心脾,导致心脾气血两虚,出现神志异常和脾失健运之证;郁怒伤肝,怒则气上,血随气逆,可出现肝经气郁的两胁胀痛、善太息等症;或气滞血瘀,出现胁痛及妇女痛经、闭经、癥瘕等证。此外,情志内伤还可化火,即"五志化火",或导致湿、食、痰诸郁为病。

(2)影响脏腑气机:七情致病,往往影响脏腑气机,使气血运行紊乱,气机升降出入失常。《素问·举痛论》说:"怒则气上,喜则气缓,悲则气消,恐则气下……惊则气乱……思则气结。"

怒则气上:过度愤怒,使肝失疏泄,导致肝气上逆,血随气逆,并走于上。常见头胀头痛、面红目赤、呕血,甚则昏厥、猝倒等症。

喜则气缓:在正常情况下,喜能缓和精神紧张,使气血通利,心情舒畅。但暴喜过度可使心气涣散,神不守舍,出现精神不能集中,甚则失神狂乱等症。

悲则气消:过度悲忧会损伤肺气,从而出现气短、精神萎靡不振、懒言乏力、意志消沉等症。

恐则气下:恐惧过度,可使肾气不固,气泄于下。如突然受到恐吓常见二便失禁,甚则昏厥、遗精等症。

惊则气乱:突然受惊,损伤心气,导致心气紊乱,心无所倚,神无所归,六神无主,虑无所定,出现惊慌失措、心悸不宁、惊恐不安等症。

思则气结：思虑过度，会致脾气郁结，从而出现纳呆、脘腹胀满、便溏等脾失健运、水湿内滞的症状。此外，思虑过度，尚能暗耗心血，使心神失养出现心悸、失眠、健忘、多梦等症。

（3）关联病情变化：七情变化对病情具有两方面的影响：一是情绪积极乐观，七情反应适当，有利于病情的好转乃至痊愈。二是情绪消沉，悲观失望或异常情志波动，可使病情加重或迅速恶化，如眩晕患者，因阴虚阳亢，若遇恼怒，可使肝阳暴涨，气血并走于上，出现眩晕欲仆，甚则突然昏仆不语、半身不遂、口眼㖞斜，发为中风。

▎思政小课堂▎
情志养生与情志相胜法

情志养生是指通过舒畅情志，调养心神等方法，保持人体的心理平衡，从而达到身体健康，延年益寿的目的，调摄情志首先要提高自身品德修养，提高自我控制能力，其次要及时疏泄或转移郁滞在心中的不良情绪，还可以根据五行相克原理采用情志相胜法。《素问》指出："怒伤肝，悲胜怒"；"喜伤心，恐胜喜"；"思伤脾，怒胜思"；"忧伤肺，喜胜忧"；"恐伤肾，思胜恐"。这种根据阴阳五行生克原理，用互相制约、互相克制的情志，来转移和干扰原来对机体有害的情志，借以达到协调情志的方法，称为情志相胜法，又称为五志相胜法、以情胜情法等。如《儒林外史》记载的范进中举就是以恐胜喜疗法的实践应用，据五志相胜关系形成情志相胜法的基本规律是悲胜怒、恐胜喜、怒胜思、喜胜忧、思胜恐。

（二）饮食

饮食是人体维持生命活动的基本条件。但饮食失宜常会导致许多疾病：首先可以损伤脾胃，导致脾胃的腐熟、运化功能失常，引起消化机能障碍；其次，还能生热、生痰、生湿，产生种种病变，成为疾病发生的一个重要原因。饮食失宜包括饮食不节、饮食不洁和饮食偏嗜三个方面。

1. 饮食不节

饮食贵在有节。进食定量、定时谓之饮食有节。

（1）饥饱失常：暴饮暴食，超过脾胃的受纳运化能力，可导致饮食阻滞，出现脘腹胀满、嗳腐泛酸、厌食、吐泻等食伤脾胃之病。故有"饮食自倍，肠胃乃伤"之说。过饥，则摄食不足，化源缺乏，终致气血衰少，临床可见面色不华、头晕目眩、心悸气短、神疲乏力等症。亦可因正气虚弱，抵抗力降低易于继发其他病证。

小儿因其脾胃较成人为弱，食滞日久还可以出现手足心热、心烦易哭、脘腹胀满、面黄肌瘦等症，称之为"疳积"。另在热性病等疾病过程中，疾病初愈，脾胃尚虚，如饮食过量或吃不易消化的食物，常可引起疾病复发，称为"食复"。

（2）饮食无时：食无定时，可因时饥时饱导致以上病证；更主要的是影响脾胃气机升降以及六腑传化虚实更替的正常秩序，可致气机郁滞，甚则进一步发展为气滞血瘀、津停生湿酿痰的病变。

2. 饮食不洁

进食不洁，病从口入会引起多种胃肠道疾病，或出现腹痛、吐泻、痢疾等；或引起蛔虫、蛲虫等寄生虫病,临床表现为腹痛时作、嗜食异物、面黄肌瘦等症。若进食腐败变质、有毒食物,则可致食物中毒,常出现腹痛、吐泻,重者可出现昏迷或死亡。

3.饮食偏嗜

(1)种类偏嗜:饮食种类宜合理搭配,膳食结构才能合理。若结构不适,调配不宜,有所偏嗜,则味有所偏,脏有偏胜,从而导致脏腑功能紊乱。如过嗜酵酿之晶,则导致水饮积聚,发为鼓胀之疾;过嗜瓜果乳酥,则水湿内生,发为肿满泻利。亦可因营养失衡致脚气病、夜盲症、瘿瘤等病。

(2)寒热偏嗜:饮食宜寒温适中,若多食生冷寒凉,可损伤脾胃阳气,寒湿内生,发生腹痛泄泻等症。偏食辛温燥热,可使胃肠积热,出现口渴、腹满胀痛、便秘,或酿成痔疮。

(3)五味偏嗜:五味与五脏有对应关系,如酸入肝,苦入心,甘入脾,辛入肺,咸入肾。如果长期嗜好某种食物,就会使该脏腑机能偏盛偏衰,久之可损伤他脏而发生疾病。

(三)劳逸

正常的劳动和体育锻炼,有助于气血流通,增强体质。必要的休息,可以消除疲劳,恢复体力和脑力。只有较长时间的过度劳累或过度安逸,才能成为致病因素而使人发病。

1.过劳

过劳是指过度劳累,包括劳力过度、劳神过度和房劳过度三个方面。

(1)劳力过度:劳力过度既可以内损内脏功能,致使脏气虚少,又可外伤筋骨,使筋骨劳损,可出现少气无力、四肢困倦、懒于语言、精神疲惫、形体消瘦等症,即所谓"劳则气耗"。

(2)劳神过度:劳神过度可耗伤心血,损伤脾气,出现心悸、健忘、失眠、多梦及纳呆、腹胀、便溏等症,甚则耗气伤血,使脏腑功能减退,正气不足,气血亏虚,乃至积劳成疾。

(3)房劳过度:房劳过度是指性生活不节,房事过度。房劳过度会耗伤肾精,可致腰膝酸软、眩晕耳鸣、精神萎靡,或男子遗精滑泄、性功能减退,甚或阳痿。

2.过逸

过逸是指过度安逸。若长期不劳动,又不运动,则使人体气血运行不畅,筋骨柔脆,脾胃呆滞,体弱神倦,或发胖臃肿,动则心悸、气喘、汗出等,或继发他病。

三、继发致病因素

痰饮、瘀血、结石都是在疾病过程中所形成的病理产物。它们滞留体内而不去,又可成为新的致病因素,直接或间接作用于人体而引发他病,因其常继发于其他病理过程而产生,故又称"继发致病因素"。

(一)痰饮

痰饮是机体水液代谢障碍所形成的病理产物。从形质上来说,稠浊的为痰,清稀的为饮,两者同出一源,故并称痰饮。痰饮有有形和无形之分。有形的痰饮是指视之可见、触之可及、闻之有声的实质性的痰浊和水饮,如咳咯而出的痰液、呕泄而出之水饮痰浊等。无形的痰饮是指由痰饮引起的特殊症状和体征,只见其证,不见其形,看不到实质性的痰饮,因无形可证,故称无形之痰饮。其作用于人体,可表现出头晕目眩、心悸气短、恶心呕吐、神昏谵狂等症,多以苔腻、脉滑为重要临床特征。

知识链接

痰、饮、水、湿的异同

痰、饮、水、湿同源而异流,都是由于人体津液的运行、输布失调而形成的一种病理产物。四者皆为阴邪,具有阴邪的一般性质。湿聚为水,积水成饮,饮凝成痰,就形质而言,稠浊者为痰,清稀者为饮,更清者为水,而湿则为水液弥散浸渍于人体组织中的状态,形质不如痰饮和水明显。由于水湿痰饮均为津液在体内停滞而成,而很多情况下就不能将水、湿、痰、饮截然分开,故常常统称"水湿""水饮""痰湿""痰饮"等。

1. 痰饮的形成

痰饮多由六淫、七情或饮食所伤等,使肺、脾、肾及三焦等脏腑气化功能失常,水液代谢障碍,以致水津停滞而成。因肺主宣降,输布津液,通调水道;脾主运化水湿;肾主水;三焦为水液运行之道路,故肺、脾、肾及三焦功能失常,均可聚湿而生痰饮。

2. 痰饮的致病特征

(1)部位不同,症状各异:痰饮形成后,饮多留积于肠胃、胸胁及肌肤;痰则随气升降流行,内而脏腑,外而筋骨皮肉,泛滥横溢,无处不到,形成各种复杂的病理变化。

痰病特点:痰浊上扰,蒙蔽清阳,则会出现头目昏眩、精神不振等症。痰停于肺,则肺失宣肃,可出现胸闷、咳嗽、喘促等症。痰停于胃,使胃失和降,则出现恶心、呕吐等症。痰迷心窍,或痰火扰心、心神被蒙,则可导致胸闷心悸、神昏谵妄,或引起癫、狂、痫等疾病。痰气凝结咽喉,则可出现咽中如有异物梗阻,吞之不下、吐之不出的"梅核气"。痰浊流注经络,易使经络阻滞,气血运行不畅,可出现肢体麻木、屈伸不利,甚至半身不遂等症。若结聚于局部,则形成瘰疬、痰核,或形成阴疽、流注等。

饮证特点:饮在肠间,则肠鸣沥沥有声;饮在胸胁,则胸胁胀满,咳唾引痛;饮在胸膈,则胸闷、咳喘,不能平卧,面部浮肿;饮溢肌肤,则见肌肤水肿,无汗,身体痛重。

(2)症状复杂,变幻多端:从发病部位而言,饮多见于胸腹四肢,与脾胃关系较为密切。痰之为病,则全身各处均可出现,无处不到,形成多种病证,故有"百病多由痰作祟""怪病多痰"之说。

(3)重浊黏滞缠绵:痰饮由水湿停滞积聚而成,致病亦类湿邪,多具有沉重、秽浊或黏滞不爽的特点,如舌苔一般多见厚腻苔或厚滑苔。由痰饮所致的咳喘、眩晕、胸痹、癫痫、中风、瘰疬、痰核等病势黏滞缠绵,病程较长,不易治愈,且易复发,故痰饮又常称之为"顽痰"。

(二)瘀血

瘀血是指体内有血液停滞,包括离经之后积存体内,没有及时排出体外;或血液运行不畅,阻滞于血脉、经络及脏腑内的血液。瘀血作为病理产物,是一种继发性的致病因素。

1. 瘀血的形成

(1)气虚:气虚运血无力,血行迟滞致瘀,或气虚不能统摄血液,血溢脉外而为瘀。

(2)气滞:气行则血行,气滞则血瘀。

(3)血寒:血得温则行,得寒则凝。感受外寒,或阴寒内盛,使血液凝涩,运行不畅,则成瘀血。

(4)血热:热入营血,血热互结,或使血液黏稠而运行不畅,或热灼脉络,血溢于脏腑组织之间,亦可导致瘀血。

(5)外伤:各种外伤,使血离经脉,停留体内,不能及时消散或排出体外,可形成瘀血。

(6)出血:出血后,离经之血未能排出体外而为瘀;或因出血之后,专事止涩,过用寒凉,使离经之血凝滞,或未离经之血郁滞不畅而形成瘀血。

2. 瘀血的致病特征

(1)病位不一,病证各异:瘀血致病临床因瘀阻的部位不同而有不同的病证表现。瘀阻于肺,可见胸痛、咳唾血块;瘀阻于心,可见心悸、胸闷而心刺痛、口唇指甲青紫;瘀阻于胃肠,可见呕吐血块,大便色黑如漆;瘀阻于肝,可见胁痛痞块,夜间为甚;瘀阻胞宫,可见少腹疼痛、月经不调、痛经、闭经、经色紫暗成块,或见崩漏;瘀阻肢末,可成脱骨疽;瘀阻肢体肌肤局部,可见局部肿痛、青紫、瘀斑。

(2)瘀血致病共同病症特征:①疼痛:多为刺痛,痛处固定不移,拒按,夜间痛势尤甚。②肿块:瘀血积于皮下或体内则可见肿块,肿块部位固定不移。若在体表则可见局部青紫、肿胀隆起,即血肿;若在体腔内则扪之质硬,坚固难移,即癥积。③出血:通常出血量少而不畅,血色紫暗,或夹有瘀血块。④色青紫或暗晦:面色紫暗,口唇发绀,爪甲青紫,舌质紫暗,或舌有瘀点、瘀斑等。⑤脉象表现为涩脉或结代脉等。此外,面色黧黑、肌肤甲错、皮肤紫癜、精神神经症状(善忘、狂躁、昏迷)等也较为多见。

瘀血的致病特征

▌思政小课堂▌

王清任与《医林改错》

清代王清任医术精深,在中国医学史上是一位具有实践和创新精神的医学家。他在行医过程中深感"业医诊病,当先明脏腑",先在滦州稻地镇一义冢,连续10天观察了30余具小儿尸体,后又亲临刑场,察看刑余尸体,以及向人请教所知,绘成"亲见改正脏腑图",撰《医林改错》一书。该书上卷论述脏腑解剖,提出了王氏所绘的解剖图谱和一些生理学方面的新观点,如提出人的"灵机记性不在心在脑"的主张,认为耳、目、鼻、舌等的功能都与脑相关。并介绍了活血化瘀方剂在临床运用上的经验;下卷主要论述了半身不遂、月经及胎产病、痹证等病症的瘀血病机及辨证治疗。活血化瘀是王清任学术思想的精髓,王氏对于活血通瘀治法,颇有心得,书中介绍的通窍活血汤、血府逐瘀汤、膈下逐瘀汤、少腹逐瘀汤和身痛逐瘀汤,现仍常应用于临床。

(三)结石

凡体内水湿热浊之邪蕴结不散,或久经煎熬,形成沙石样的病理产物,称为结石。

结石是在疾病过程中形成的病理产物,但又可成为某些疾病的致病因素。

1.结石的形成

(1)饮食不当:偏嗜肥甘厚味,影响脾胃运化,蕴生湿热,湿热熏蒸,内结于胆,久则可形成胆结石;湿热下注,蕴结于下焦,日久沉积可形成肾结石或膀胱结石。若空腹多吃柿子,影响胃的受纳通降,又可形成胃结石。此外,某些地域的水质也能成为体内形成结石的原因,如饮用硬水可导致肾结石病证的发生。

(2)情志内伤:情志不遂,肝气郁结,疏泄失职,胆气不达,胆汁郁结,排泄受阻,日久沉积或煎熬而成结石。

(3)服药不当:长期过量服用某些药物,致使脏腑功能失调,影响水湿代谢、排泄,沉积成沙石;或药物沉积于体内某些部位而形成结石。若长期服用某些磺胺类药物,能影响肾、膀胱的气化,水道不利,常形成肾结石。

2.结石的致病特征

(1)多发于空腔性脏器:胃、胆、膀胱等均为空腔性器官,结石易于停留,故结石为病,多为肝、胆结石,肾、膀胱结石和胃结石。

(2)病程较长,症状不定:大多数结石的形成过程缓慢而漫长。其临床表现各异。一般来说,结石小,病情较轻,有的甚至无任何症状;结石过大,则病情较重,症状明显,发作频繁。

(3)阻滞气机,损伤脉络,易致疼痛和出血:结石引起的疼痛,以阵发性为多,亦呈持续性,或为隐痛、胀痛,甚或绞痛。疼痛部位常固定不移,亦可随结石的移动而有所变化,甚则结石损伤脉络而出血。

四、其他致病因素

在中医病因学中,还有冻伤、烧烫伤、虫兽伤、外伤和寄生虫等致病因素。因其不属外感内伤和病理因素,故统称为其他致病因素。

冻伤,是指人体遭受低温侵袭所引起的全身性或局部性损伤。全身性冻伤,常有寒战,体温逐渐下降,面色苍白,唇绀,指趾青紫,感觉麻木,神疲乏力,或昏睡,呼吸减弱,脉迟细。如不及时救治,易致死亡。局部冻伤,多发生在手、足、耳郭、鼻尖和面额等暴露部位。常见局部皮肤苍白,冷麻,继则肿胀青紫,痒痛灼热,或出现大小不等的水疱等,溃破后常易感染。

烧烫伤,多由高温物品、沸水或热油烧烫等引起。轻者损伤肌肤的浅表部位,在受伤部位出现红、肿、热、痛、皮肤干燥,或起水疱、剧痛;重度烧烫伤则可损伤肌肉、筋骨深层使痛觉消失,创面如皮革样,或蜡白、焦黄或炭化;严重烧烫伤者甚至可致死亡。

虫兽伤,包括毒蛇、猛兽、疯狗咬伤,或蝎、蜂蜇伤等。轻则局部损伤,出现肿痛、出血等;重则损伤内脏,或出血过多而死亡。

外伤包括枪弹、金刃、跌打损伤、持重努挣等损伤。轻则可引起皮肤、肌肉瘀血肿痛、岔气、出血,或筋伤、骨折、脱臼。重则损伤内脏或出血过多,可导致昏迷、抽搐、亡阳虚脱等严重病变。

中医学早已认识到寄生虫能导致疾病的发生,诸如蛔虫、钩虫、蛲虫、绦虫(又称寸白虫)、血吸虫等。患病之人,或因进食被寄生虫虫卵污染的食物,或接触疫水、疫土而发病。由于感染的途径和寄生虫寄生的部位不同,临床表现也不一样。如蛔虫病,常可见脘腹疼痛,甚则四肢厥冷等,称之为"蛔厥";蛲虫病可有肛门瘙痒之苦;血吸虫病,因血液运行不畅,久则水液停聚于腹,形成"蛊胀"。上述蛔虫、钩虫、绦虫等肠道寄生虫,其病多有面黄肌瘦、嗜食异物、腹痛等临床特征。另有皮肤上的疥虫、螨虫会致皮肤瘙痒难忍、溃烂、化脓。

第二节 病 机

病机是指疾病发生、发展与变化的机理。病机是疾病的临床表现、发展转归和诊断治疗的内在依据。尽管临床疾病多种多样,病变机理各异,但不同的病证,都有某些共同的病理发展过程,离不开正邪相争、阴阳失调、气血津液失常等基本规律。

一、正邪相争

在疾病的发生、发展过程中,始终贯穿着正邪相争。正气,是指人体的机能活动及其产生的抗病、康复能力,简称为"正"。邪气,则泛指各种致病因素,简称为"邪"。正邪相争不仅关系发病与否、是否传变、病证的虚实,而且直接影响着病势的发展与转归。从一定意义上说,各种疾病的发展过程,就是正邪相争及其盛衰变化的过程。

(一)正邪相争与发病

1. 正气不足是发病的内在因素

正气的强弱对于疾病的发生、发展及其转归起着主导作用。"正气存内、邪不可干",正气旺盛,气血充盈,卫外功能固密,则病邪难入,病无以发生。"邪之所凑,其气必虚",人体正气相对虚弱,卫外不固,抗邪无力,邪气乘虚而入,导致疾病的发生。

2. 邪气是发病的重要条件

邪气的侵袭往往是导致疾病发生的直接因素,邪气可以影响发病的性质、类型、特点及其病情和病位,而且在一定条件下,甚至可能起主导作用,如烧伤、冻伤、疫疠、毒蛇咬伤、食物中毒等,此类邪气毒烈、致病作用强,即使正气强盛,也能导致疾病发生。

3. 正邪相争的胜负决定发病与否

正邪相争的胜负,决定发病与不发病。正能胜邪则不发病,即便邪气已侵入,正气亦能驱邪外出或扑灭于内,不会产生病理改变,疾病无从发生;邪气胜,正气不足则发病,卫外不固、抗邪无力则邪气乘虚侵入而发病。

(二)正邪盛衰与虚实变化

正邪盛衰,是指在疾病发展过程中,机体正气与致病邪气之间相互斗争所发生的盛衰变化。体内邪正的消长盛衰变化,形成了疾病的虚实病机变化。

1. 虚实病机

《素问·通评虚实论》说:"邪气盛则实,精气夺则虚。"实证主要指邪气过盛,而机体正气并不虚弱,正邪斗争剧烈,反应明显,临床上出现一系列亢盛、有余的症候,常见于外感六淫致病的初、中期,或因痰、食、水、血等滞留体内引起的病证。实证较多见于体质比较壮实的患者。虚证是指正气不足,即机体的抗病能力低下,与邪气斗争不剧烈,临床上出现一系列虚弱、衰退和不足的症候,常见于外感六淫病和内伤杂病的后期,亦可见体质素虚或多种慢性病者。

2.虚实变化

邪正的消长盛衰,不仅可产生单纯的虚或实的临床证候,且在某些长期、复杂的病变中,还会引起虚实病机间的多种变化,主要有虚实错杂、虚实转化及虚实真假。

(1)虚实错杂:是指在疾病发展过程中,邪盛与正衰同时并存的病理状态,如脾虚湿滞证既有脾气虚弱的神疲肢倦、不思饮食、食后腹胀、大便不实等症状,又兼见属湿滞病变的口黏、脘痞、苔厚腻的邪实之象。

(2)虚实转化:是指在疾病发展过程中,由于实邪久留而损伤正气,或正气不足而致实邪积聚所导致的虚实病理转化过程,如初见面白神疲、少气乏力、舌淡、脉虚无力的气虚患者,日久失治或误治,气虚推动无力以致瘀血蓄积,逐步演变为面色黧黑、肌肤甲错、脘腹有痞块、舌质紫暗、脉细涩的血瘀证,即为虚证转化为实证;又如肝胆湿热证初见黄疸、胁痛、脘闷等,之后影响脾胃运化,逐步演变为面色苍白、神疲乏力、纳减腹胀的脾气虚证,体现了由实证转化为虚证。

(3)虚实真假:是指在疾病发展过程中,某些特别情况下,疾病的现象与疾病本质不符的假象。临床上有"至虚有盛候"的真虚假实证、"大实有羸状"的真实假虚证以及真寒假热证、真热假寒证等。

(三)正邪盛衰与疾病转归

在疾病发展过程中,正邪相争,双方力量对比不断发生消长盛衰的变化,对疾病发展的趋势与转归起着决定性作用。

(1)正盛邪退,是疾病向好转和痊愈方面转归的一种结局。

(2)邪盛正衰,则是疾病向恶化甚至死亡方面转归的一种趋势。

(3)若邪正双方力量对比势均力敌,则出现邪正相持或正虚邪恋、邪去而正未复等情况,这时,疾病往往由急性转慢性,或留下后遗症,或成为慢性病缠绵不愈(图4-1)。

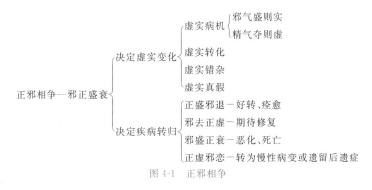

图 4-1 正邪相争

二、阴阳失调

《内经》说:"阴平阳秘,精神乃治。"若阴阳之间失去平衡协调就称为阴阳失调。各种致病因素作用于人体,主要引起机体内部的阴阳失调才发生疾病,故阴阳失调是疾病发生、发展与变化的内在根据。

（一）阴阳失调与发病

生理情况下,人体内阴阳保持相对的动态平衡和协调。当机体在某些致病因素作用下,脏腑经络、气血津液等功能发生异常改变,导致整体或局部的阴阳失调,都会发生疾病,并出现相应临床症状。

（二）阴阳盛衰与寒热变化

阴阳盛衰也可导致虚实证候的产生,阴或阳的偏盛,可致"邪气盛则实"的实证,如阳盛则热（导致实热证）,阴盛则寒（导致实寒证）;阴或阳的偏衰,可致"精气夺则虚"的虚证,如阴虚则热（导致虚热证）,阳虚则寒（导致虚寒证）。

寒热是辨别疾病性质的标志之一,是阴阳偏盛偏衰的具体表现。在疾病发展过程中,其寒热属性不是一成不变的,常随机体阴阳两方消长盛衰的变化而变化,主要有寒热错杂、寒热转化、寒热真假等几种情况。

1. 寒热错杂

寒热错杂是指在疾病发展过程中,寒象与热象共存于同一患者的病理状态。形成寒热错杂的原因主要有两个方面:一是上下或表里病位上阴阳盛衰出现不一致;二是由于阴阳互损,导致阴阳两虚,虚寒与虚热并存。如上寒下热之患者,既病膀胱湿热,见小便短赤、尿频、尿急、尿痛等下焦湿热的症状;又病脾胃虚寒,见胃脘疼痛、喜温喜按、呕吐清涎等中焦虚冷的症状。

2. 寒热转化

寒热转化是指在疾病发展过程中,疾病寒热性质向相反方向转化的过程,寒热转化要在一定的条件下发生,包括由阳转阴和由阴转阳两个方面。如某些温热病,在急重阶段,由于热毒极重,大量耗伤机体元阳,阳气骤虚,可由原来的壮热、面赤,突然出现面色苍白、四肢厥冷等一派阳气暴脱所致的阴寒危象（由阳转阴）。

3. 寒热真假

寒热真假是指在疾病的病情危重阶段,由于阴阳格拒而出现寒热假象的病理现象。寒热真假包括阳盛格阴的真热假寒和阴盛格阳的真寒假热。阴阳格拒的形成,主要是由于某些原因使阴阳中的一方偏盛至极,而另一方极端虚弱,盛衰悬殊,偏盛的一方将偏衰的一方格拒排斥于外,迫使阴阳之间不相维系。

（三）阴阳盛衰与疾病转归

阴阳消长盛衰变化,既是疾病发生、发展与变化的内在依据,也是疾病好转或恶化、痊愈或死亡的根本机制。

一般情况下,阴阳相对的失衡经调整得以重新恢复,疾病则好转和痊愈。

当机体的阴液或阳气突然大量脱失或消耗、丢失,导致阴或阳的功能严重衰竭,出现生命垂危的病理状态,这是导致疾病恶化甚至向死亡方面转化的根本原因。阴阳的亡失包括亡阴和亡阳,亡阴和亡阳在病机和临床征象等方面虽有不同,但因阴阳互根,故阴亡则阳无所依附而散越,阳亡则阴无所化生而耗竭。所以,亡阴可迅速导致亡阳;

亡阳也可继之出现亡阴,最终导致"阴阳离决,精气乃绝"的病理状态(图4-2)。

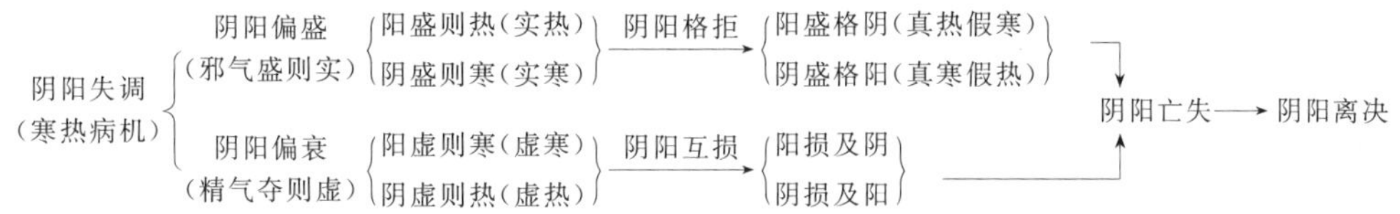

图 4-2 阴阳失调

三、气血津液失常

气血津液失常,是指气血津液在疾病过程中发生盈亏、运行障碍和功能紊乱等病理变化的总称。《素问·调经论》说:"血气不和,百病乃变化而生。"气血津液是人体的基本物质,人体的生理、病理都与气血津液有着十分密切的关系。因此,凡感受外邪、内伤情志,或饮食劳倦等各种病因,均能引起气血津液发生失常,或质量变异(如生成不足、疾病消耗、性质改变、功能减退等),或运行障碍(如循行阻碍、气化逆乱、升降失度、血液妄行等),或相互关系失调(如气与血、津液与气血失调等)。

(一)气血津液亏损不足

1. 气虚

气虚,包括元气、宗气、卫气等虚损,以及气的推动、温煦、防御、固摄等功能的减退,从而导致机体的某些功能活动低下或衰退,抗病能力下降等衰弱的现象。

气的亏虚可以出现一系列脏腑、形体组织的病变,其临床表现以少气懒言、神疲乏力、脉细软无力等症为重要特点。各脏腑气虚的特点,多与其生理功能有关,如心气虚的特点是"主血脉"和"藏神"的功能衰退,表现为心悸、失眠;肺气虚的特点是"主气"的功能衰退,表现为呼吸微弱、语音低微;脾胃气虚的特点是"腐熟水谷"和"运化精微"的功能衰退以及中气下陷等,表现为食欲不振、内脏下垂;肾气虚的特点是"藏精""生髓""气化""封藏"以及"纳气"等功能的衰退,表现为四季畏寒、咳喘、腰膝酸软。因肺主一身之气,脾为后天之本、气血生化之源,脾肺气虚直接影响元气的生成,故临床常见的脏腑气虚证,多是指脾气虚和肺气虚以及脾肺气虚,进而形成肾气虚。

2. 血虚

血虚,主要指血液不足或血的濡养功能减退,以致机体各脏腑经脉组织失养的病理状态。

血液亏虚,一般有全身和局部病变的区别:全身性血虚者,常以面色苍白或萎黄、爪甲、唇色淡白无华、肌肉萎缩、形体消瘦等为特征;局部性血虚者,可见于脏腑、形体组织,如心血不足、血不养心,则心悸、怔忡;血不养神,则失眠、多梦等;血不养肝,则视力减退;血不养筋,则肢节屈伸不利;血不荣络,则肢体肌肤麻木;妇人则冲任空虚而经少、经闭等。由于心主血,肝藏血,脾为气血生化之源,肾精能化血,所以血虚多与心、肝、脾、肾等脏器功能失调关系密切。

3. 津亏

津亏,又称津液亏损不足,指机体津液数量的亏少,以致脏腑、形体、官窍失于濡润、滋养所产生的一系列干燥枯涩的病理状态。

临床表现:高热汗出伤津,则见口干欲饮,大便干燥秘结,小便短少;血中津亏,皮肤失于濡养,则可见皮肤干痒、搔之落屑等(血燥生风);吐泻伤津失水,可见目眶凹陷,小便减少、口干舌燥、皮肤失去弹性;热病后期伤津脱液,则可见形瘦骨立、大肉尽脱、皮肤干燥、毛发枯槁、舌红少苔或无苔,甚则可见手足蠕动、筋挛肉瞤等。

临床常将津液亏损不足的情况分为伤津和脱液:如炎夏多汗,高热时的口渴引饮,气候干燥季节中常见的口、鼻、皮肤干燥等,均属于伤津的表现;如热病后期或久病精血不足等,可见舌质光红无苔、形体瘦削等,均属于液枯的临床表现,也就是脱液的表现。

(二)气血津液运行失常

气血津液运行失常出现的病理变化,主要有气机失调、血的运行失常和津液代谢失常。

1. 气机失调

气机失调又称气机失常,即气的升降出入运动失常,导致体内出现气滞、气逆、气陷、气闭、气脱的病理状态。

(1)气滞:是指气机郁滞,气的运行不畅所致的病理状态。机体某一局部出现气滞,其共同的特点为闷、胀、疼痛。"气行则血行,气滞则血瘀",气滞可使血行滞涩,而形成瘀血。若气滞影响津液的输布,可形成水湿痰饮等病理产物。气滞还可以使某些脏腑功能失调而形成脏腑气滞,常见肺气壅滞、肝气郁结和脾胃气滞等。肺气壅滞,常见咳喘、胸膺胀满疼痛等症;肝气郁结常见胁肋或少腹胀痛、善太息;脾胃气滞,常见脘腹胀痛、时作时止、得矢气、嗳气则舒、完谷不化等症。

(2)气逆:气的上升过度,下降不及,而致脏腑之气上逆的病理状态。气逆最常见于肺、胃、肝等脏腑。肺气上逆,则见咳嗽、气喘、痰鸣诸症。胃气上逆,则见呕吐、嗳气、泛酸、腹胀等症状。肝气上逆,可见头痛而胀、呃逆、呕吐、烦躁易怒等症,甚则导致血随气逆,出现咯血、吐血、中风、昏厥等症。

(3)气陷:是指在气虚病变基础上发生的以气的上升不及和升举无力为主要特征的病理状态。气陷多因脾气虚进一步发展而来,常称"中气下陷"。既可导致清气不能上养头目清窍,而见头晕、眼花、耳鸣等症;又可出现脏腑器官的维系乏力而引起某些内脏的下垂,如胃下垂、子宫下垂、脱肛等;还可兼见脘腹或腰腹胀满重坠、便意频频等症;同时伴见神疲乏力、气短声低、少气懒言、食欲不振、面色不华、脉弱无力等气虚症状。

(4)气闭:是指气之出入障碍,气不能外达,闭郁结聚于内而出现的脏腑经络之气机闭塞不通的一种病理状态。临床上,可因气机闭郁,壅于心胸,闭塞清窍,见突然昏倒、不省人事;阳气内郁,不能外达,则见四肢逆冷、拘挛、两掌握固、牙关紧闭;肺气闭郁,气道阻滞,则见呼吸困难、气急鼻煽、面青唇紫;气闭于内,腑气不通,则见二便不通。

(5)气脱:是指气不内守,大量向外逸泄,导致全身性严重气虚不足,从而出现功能突然衰竭的病理状态。临床上,因气大量外散脱失,脏腑功能突然衰竭,常出现面色苍白、汗出不止、目闭口开、手撒肢冷、二便失禁、脉微欲绝等危象。气脱多发生于疾病发展的危重阶段,若抢救不及时,气脱不复,则导致阴阳离决而死亡。

2. 血的运行失常

血的运行失常,多表现为血行迟缓、血行加速或血行逆乱,形成血瘀、血热、出血等病理变化。分述如下：

（1）血瘀：是指血液循行迟缓，或郁滞流行不畅，甚则血液瘀结停滞成积的病理状态。局部的血瘀，可以发生于脏腑、经络、形体、官窍等任何部位。血瘀阻滞，阻碍气的运行，可形成气滞，气滞血瘀，形成恶性循环，则可使脉络气血不通，不通则痛，发为刺痛，且痛有定处，得寒温而不减。局部血液瘀积，气血不行，日积月累，甚则发展成为肿块，同时也可并见面目黧黑、肌肤甲错、唇舌紫暗，或见舌质瘀点、瘀斑、皮肤赤丝红缕等症。

（2）血热：指血分有热，从而使血液运行加速，或使血液妄行的病理状态。其临床表现以既有热象，又有耗血伤阴及动血出血等为其特征。可见身热以夜间为甚，口干不欲饮、心烦或躁扰发狂、谵语，甚则昏迷，或衄血、吐血、尿血、月经提前、量多、舌质红绛、脉细数等症。

（3）出血：血液妄行，是指由于外伤或血热等导致脉络损伤，血液妄行于脉外，或气虚血失统摄，而致血液不循常道，溢出于脉外的病理状态。血液妄行之病变可在各个部位出现，如肺络受损之咯血；胃络受损之呕血、便血；肠络受损之便血；膀胱或尿道络伤之尿血；冲任脉络受损之月经提前、量多；鼻络受损之衄血等。若久病脾气虚损，或劳倦伤脾，中气不足，统摄无权，则可致血不循经，渗溢于脉外而出血，可见皮下出血或紫斑、便血、尿血、月经过多或崩漏不止等症。出血过多，则能致血虚气弱，可发展成为气血双亏，从而使机体脏腑、组织、器官功能衰退。若出现突然性大出血，则亦可致气随血脱，甚则发生"气血双亡"而死亡。

📖 知识链接

气血关系失调

气血关系失调，主要有气血两虚、气虚血瘀、气滞血瘀、气不摄血、气随血脱等方面。气血两虚指气虚而机能减退、血虚而机体失养两者同时存在的病理状态；气虚血瘀指气虚运血无力，导致血行瘀滞，气虚与血瘀并存的病理变化；气滞血瘀指因气机郁滞，导致血液运行障碍，表现为气滞与血瘀并存的病理状态；气不摄血指气虚不能统血，血不循经，逸出于脉外，从而导致各种失血的病理状态；气随血脱指气可随血液的大量流失而脱散，从而形成气血两虚或气血并脱的病理状态。

3.津液代谢失常

津液的正常输布，有赖于肺、脾、肝、肾、三焦等脏腑的正常生理功能，一旦脏腑的功能失调，则津液不能外输于皮毛和下输于膀胱，而致痰壅于肺，甚则发为水肿；脾的运化功能减退，则可使津液在体内环流减弱，而痰湿内生；肝失疏泄，则气机不畅、气滞则津停；肾失蒸腾气化，则气不化津而致津液停滞；三焦的水道不利，影响了津液在体内的环流和气化功能。

临床表现：一是湿浊困阻，可见胸闷呕恶、脘腹痞满、头身困重、口腻不渴、腹泻便溏、面黄肤肿等症。二是痰饮凝聚，如痰阻于肺，可见咳喘咳痰；痰迷心窍，可见胸闷心悸、神昏癫狂；痰停于胃，则恶心呕吐；痰留经络筋骨，则可致瘰疬痰核、肢体麻木，或半身不遂,或阴疽流注;痰浊上犯,清窍不利,则眩晕昏冒;痰气凝结咽喉,则咽中梗阻,称为"梅核气"。饮邪为病,若饮停胸胁则可发为"悬饮";若饮停胸膈则为"支饮"等。三是水液潴留,则发为水肿或腹水。

知识链接

津液与气、血关系的异常

常见的有气随液脱、津枯血燥、津亏血瘀等几种情况。气随液脱指由于津液大量丢失,气失依附而随津液外泄,从而导致阳气暴脱的危候,多由高热、大汗,或严重吐泻所致。津枯血燥指津液亏乏枯竭,导致血燥内热或血燥生风的病理状态,多因大热伤津,或烧伤灼液,或阴虚劳热等所致。津亏血瘀是指津液亏损,血液循行郁滞不畅的病理状态。

临床案例 韩某,女,38岁。闭经半年,胸胁胀闷,走窜疼痛,性情急躁,胁下痞块,刺痛拒按,舌紫暗,脉涩。请分析该病的病机。

测一测

思考题

1. 六淫致病共同的特点是什么?
2. 湿邪的性质和致病特点如何?
3. 瘀血的致病特点是什么?
4. 何谓正邪盛衰?正邪盛衰与疾病转归的关系如何?
5. 何谓气机失调?主要包括哪几种病机变化?

第五章 诊 法

思维导图

[学习目标]

1. 掌握望、闻、问、切的内容和临床意义。

2. 熟悉望、闻、问、切的诊察方法。

3. 了解望、闻、问、切在护理诊断中的应用和注意事项。

4. 具备良好的医德医风和人文关怀精神,培养医患沟通技巧和团队协作能力。

思政小课堂

四诊合参

四诊合参,即四诊并用或四诊并重,望、闻、问、切四诊,是调查了解疾病不同的四种诊断方法,各有其独特的作用,不应该相互取代,只能互相结合,取长补短。四诊之间是相互联系、不可分割的,因此在临床运用时,必须将它们有机地结合起来,也就是要"四诊合参"。只有这样才能全面而系统地了解病情,做出正确的判断。《难经》曰:望而知之谓之神,闻而知之谓之圣,问而知之谓之工,切脉而知之谓之巧。临床四诊的应用最重要的是细心,要有工匠精神,不厌其烦的全面了解患者病情,才能站在更高的高度去分析病情,只有心中常记四诊合参的人才能成为一位合格的中医。

第一节 望 诊

一、基本内容

医者运用视觉,对人体全身和局部的一切征象以及排出物等进行有目的地观察,以了解健康或疾病的状态,称为望诊。

（一）望神

神有广义和狭义之分:广义的神,是指整个人体生命活动的外在表现,可以说神就是生命,又称为神气;狭义的神,是指人的精神意识思维活动,可以说神就是精神,又称为神志。

望神就是观察人体生命活动的外在表现,即观察人的精神状态和机能状态。望神可以了解五脏精气的盛衰和病情轻重与预后。望神应重点观察病人的两目、表情、形体、动态。望神的内容包括得神、少神、失神、假神、神乱。

1.得神

得神又称有神,是精充、气足、神旺的表现;在病中,则虽病而正气未伤,是病轻的表现,预后良好。

得神的表现:神志清楚,语言清晰,面色荣润含蓄,表情丰富自然;目光明亮,精气内含;反应灵敏,动作灵活,体态自如;呼吸平稳,肌肉不削。

2.少神

少神又称神气不足,介于有神和无神之间,常见于虚证患者。

神气不足的临床表现是:精神不振,健忘困倦,声低懒言,倦怠乏力,动作迟缓等。多属心脾两亏或肾阳不足。

3.失神

失神又称无神,是精损、气亏、神衰的表现。病至此,已属重笃,预后不良。

失神的表现是:精神萎靡,言语不清,神昏谵语,循衣摸床,撮空理线,猝倒而目闭口开;面色晦暗,表情淡漠或呆板;目暗睛迷,瞳神呆滞;反应迟钝,动作失灵,强迫体位;呼吸气微或喘;周身大肉已脱。

4.假神

假神是垂危患者出现的精神暂时好转的假象,是临终的预兆,并非佳兆。

假神的表现是:久病重病之人,本已失神,但突然精神转佳,目光转亮,言语不休,想见亲人;或病至语声低微断续,忽而响亮起来;或原来面色晦暗,突然颧红如妆;或本来毫无食欲,忽然食欲增强。

假神是由于精气衰竭已极,阴不敛阳,阳虚无所依附而外越,以致暴露出一时"好转"的假象,属于阴阳即将离绝的危候,古人比作"残灯复明""回光返照"。假神与病情好转的区别在于:假神的出现比较突然,其"好转"与整个病情不相符,只是局部的和暂时的。由无神转为有神,是整个病情的好转,有一个逐渐变化的过程。

5.神乱

神乱又称神志异常,也是失神的一种表现,但与精气衰竭的失神有本质上的不同,一般包括烦躁不安以及癫、狂、痫等。

(二)望色

望色就是医者观察患者面部颜色与光泽的一种望诊方法。面色可分为常色和病色两类。常色即健康人面部皮肤的色泽。我国健康人面色为红黄隐隐,明润含蓄。常色又有主色与客色之分,主色指由禀赋所致且终生不变的色泽;客色指受季节、生活和工作环境、情绪及运动等不同因素影响所导致的气色的短暂性改变,不属病色。病色是指人在疾病过程中出现的异常色泽。根据病人面部五色变化进行诊察疾病的方法,称为"五色诊"或"五色主病"。

1.青色,主寒证、痛证、瘀血、惊风、气滞

青色为经脉阻滞、气血不通之象。寒主收引、主凝滞,寒盛而留于血脉,则气滞血瘀,故面色发青。经脉气血不通,不通则痛,故痛也可见青色。肝病气机失于疏泄,气滞血瘀,也常见青色。惊风时,经脉挛急,气血不通,其色亦青。

如面色青黑或苍白淡青,多属阴寒内盛;面色青灰,口唇青紫,多属心血瘀阻,血行不畅;小儿高热,面色青紫,以鼻柱、两眉间及口唇四周明显,是惊风先兆。

2.黄色,主脾虚、湿证

黄色是脾虚湿蕴的表现。因脾主运化,若脾失健运,水湿不化;或脾虚失运,水谷精微不得化生气血,致使肌肤失于充养,则见黄色。

如面色淡黄憔悴称为萎黄,多属脾胃气虚,营血不能上荣于面部所致;面色发黄而且虚浮,称为黄胖,多属脾虚失运,湿邪内停所致;患者巩膜、全身皮肤黏膜发黄,为黄疸。鲜明如橘皮色者,属阳黄,为湿热熏蒸所致;晦暗如烟熏者,属阴黄,为寒湿郁阻所致。

3.赤色,主热证

气血得热则行,热盛而血脉充盈,血色上荣,故面色赤红。

热证有虚实之别。实热证,满面通红;虚热证,仅两颧嫩红。此外,若在病情危重之时,面红如妆者,多为戴阳证,由精气衰竭、阴不敛阳、虚阳上越所致。

4.白色,主虚寒证,血虚证

白色为气血虚弱不能荣养机体的表现。阳气不足,气血运行无力,或耗气失血,致使气血不充,血脉空虚,均可呈现白色。

如面色㿠白而虚浮,多为阳气不足;面色淡白而消瘦,多属营血亏损;面色苍白,多属阳气虚脱或失血过多。

5.黑色,主肾虚、水饮、寒证、痛证及瘀血证

黑为阴寒水盛之色。由于肾阳虚衰,水饮不化,气化不行,阴寒内盛,血失温养,经脉拘急,气血不畅,故面色黧黑。

面黑而焦干,多为肾精久耗,虚火灼阴;目眶周围色黑,多见于肾虚水泛的水饮证;面色青黑,且剧痛者,多为寒凝瘀阻。

望色

(三)望形体

望形体指观察病人形体的强弱、胖瘦等情况。凡形体强壮者,其脏腑精气充实,虽有病,但正气尚充,预后多佳;凡形体衰弱者,其脏腑精气不足,体弱易病,若病则预后较差。肥而食少为形盛气虚,常因阳虚水湿不化而聚湿生痰,故有"肥人多湿"之说;瘦而食少为脾胃虚弱伴有两颧发红、潮热盗汗、五心烦热等症者,多属阴血不足,内有虚火之证,故又有"瘦人多火"之说。

(四)望姿态

望姿态,主要是观察病人的动静姿态、异常动作及与疾病有关的体位变化。

从卧式来看,卧时常向外,身轻能自转侧,为阳证、热证、实证;反之,卧时喜向里,身重不能转侧,多为阴证、寒证、虚证;若病重至不能自己翻身转侧时,多是气血衰败已极,预后不良。蜷卧成团者,多为阳虚畏寒,或有剧痛;反之,仰面伸足而卧,则为阳证热盛而恶热。

从坐形来看,坐而喜伏,多为肺虚少气;坐而喜仰,多属肺实气逆;坐不得卧,卧则气逆,多为咳喘肺胀,或为水饮停于胸腹;但卧不得坐,坐则神疲或昏眩,多为气血双亏或脱血夺气。坐而不欲起者,多为阳气虚。坐卧不安是烦躁之症,或腹满胀痛之故。

四肢抽搐或拘挛、项背强直、角弓反张,属于痉病,常见于肝风内动之热极生风、温病热入营血,也常见于气血不足、筋脉失养。此外,痫证、破伤风、狂犬病等,亦致动风发痉。手足软弱无力,行动不灵而无痛,是为痿证。关节肿大或痛,以致肢体行动困难,是为痹证。若猝然昏倒,而呼吸自续,多为厥证。突然昏倒,不省人事,口眼歪斜,半身不遂,为中风之风入脏腑;若神志清楚,仅半身不遂,口眼歪斜,为中风之风中经络。

（五）望排出物

望排出物是观察患者的分泌物和排泄物色、质、形、量等变化,以了解有关脏腑的病变及邪气性质。一般排出物色泽清白,质地稀,多为寒证、虚证;色泽黄赤,质地黏稠,形态秽浊不洁,多属热证、实证;如色泽发黑,挟有块物者,多为瘀证。

1. 望痰涎

痰黄黏稠,坚而成块者,属热痰。因热邪煎熬津液所致。痰白而清稀,或有灰黑点者,属寒痰。因寒伤阳气,气不化津,湿聚而为痰。痰白滑而量多,易咳出者,属湿痰。因脾虚不运,水湿不化,聚而成痰,而滑利易出。痰少而黏,难于咳出者,属燥痰。因燥邪伤肺。痰中带血,或咳吐鲜血者,为热伤肺络。口常流稀涎者,多为脾胃阳虚证。口常流黏涎者,多属脾蕴湿热。

2. 望呕吐物

呕吐物清稀无臭,多是寒证。呕吐物酸臭秽浊,多为热证。呕吐痰涎清水,量多,多是痰饮内阻于胃。呕吐未消化的食物,腐酸味臭,多属食积。若呕吐频发频止,呕吐不化食物而少有酸腐,为肝气犯胃所致。若呕吐黄绿苦水,因肝胆郁热或肝胆湿热所致。呕吐鲜血或紫暗有块,夹杂食物残渣,多因胃有积热或肝火犯胃,或素有瘀血所致。若患者朝食暮吐、暮食朝吐为反胃,多与肝之疏泄不利与脾之运化功能失常有关。

3. 望大便

望大便,主要是观察大便的颜色及便质、便量。

大便清稀,完谷不化,或如鸭溏者,多属寒泻。大便色黄稀清如糜,有恶臭者,属热泻。大便色白,多属脾虚或黄疸。

大便燥结者,多属实热证。大便干结如羊屎,排出困难,或多日不便而不甚痛苦者为阴血亏虚。大便如黏冻而夹有脓血且兼腹痛,里急后重者,是痢疾。便黑如柏油,是胃络出血。小儿便绿,多为消化不良的征象。大便下血,有两种情况,如先血后便,血色鲜红的,是近血,多见于痔疮出血;若先便后血,血色褐暗的,是远血,多见于胃肠病。

4. 望小便

观察小便要注意颜色、尿质和尿量的变化。

小便清长量多,伴有形寒肢冷,多属寒证。小便短赤量少,尿时灼热疼痛,多属热证。尿浑浊如膏脂或有滑腻之物,多是膏淋;尿有砂石,小便困难而痛,为石淋。尿中带血,为尿血,多属下焦热盛,热伤血络;尿血,伴有排尿困难而灼热刺痛者,是血淋。尿浑浊如米泔水,形体日瘦多为脾肾虚损。

知识链接

望小儿指纹

指纹,是浮露于小儿两手食指桡侧缘的脉络。观察小儿指纹形色变化来诊察疾病的方法,称为"指纹诊法",仅适用于三岁以下的幼儿。食指近掌部的第一节为"风关",第二节为"气关",第三节为"命关"。正常指纹,络脉色泽浅红兼紫,隐现风关之内,多为斜形、单支、粗细适中。指纹显于风关,表示邪浅病轻;指纹过气关者,为邪深,病情较重;指纹达命关者,是邪陷病深之兆;若指纹延伸到指甲端者,揭示病情危重。纹色鲜红多属外感风寒;纹色紫红,多主热证。如指纹浮而明显的,主病在表;沉隐不显的,主病在里。纹细而色浅淡的,多属虚证;纹粗而色浓滞的,多属实证。

二、望舌

望舌是通过观察舌象进行诊断的望诊方法之一。舌象是由舌质和舌苔两部分的色泽形态所构成的形象。

(一)舌诊原理

舌与内脏的联系,主要是通过经脉的循行来实现的。据《内经》记载,心、肝、脾、肾等脏及膀胱、三焦、胃等腑均通过经脉、经别或经筋与舌直接联系。在生理上,脏腑的精气可通过经脉联系上达于舌,发挥其营养舌体作用并维持舌的正常功能活动。在病理上,脏腑的病变,也必须影响精气的变化而反映于舌。从舌面的脏腑分布来讲,舌尖主心肺;舌中主脾胃;舌根主肾;舌边主肝胆。

(二)望舌方法与注意事项

1. 伸舌姿势

望舌时要求患者把舌伸出口外,充分暴露舌体。口要尽量张开,伸舌要自然放松,舌面应平展舒张,舌尖自然下垂。

2. 顺序

望舌应循一定顺序进行,一般先看舌苔,后看舌质,按舌尖、舌边、舌中、舌根的顺序进行。

3. 光线

望舌应以充足柔和的自然光线为好,面向光亮处,使光线直射口内,要避开有色门窗和周围反光较强的有色物体,以免舌苔颜色产生假象。

4. 饮食

饮食对舌象影响很大,常使舌苔形、色发生变化。由于咀嚼食物反复摩擦,可使厚苔转薄;刚刚饮水,则使舌面湿润;过冷、过热的饮食以及辛辣等刺激性食物,常使舌色改变。此外,某些食物或药物会使舌苔染色,出现假象,称为"染苔"。这些都是因外界干扰导致的一时性虚假舌质或舌苔,与患者就诊时的病变并无直接联系,不能反映病变的本质。因此,临床遇到舌的苔质与病情不符,或舌苔突然发生变化时,应注意询问患者近期尤其是就诊前一段时间内的饮食、服药等情况。

(三)望舌的内容

望舌内容可分为望舌质和舌苔两部分。舌质又称舌体,是舌的肌肉和脉络等组织。望舌质又分为望神、色、形、态四方面。舌苔是舌体上附着的一层苔状物,望舌苔可分望苔质、苔色两方面。

正常舌象,简称"淡红舌、薄白苔"。具体说,其舌体柔软,运动灵活自如,颜色淡红而红活鲜明;其胖瘦、老嫩、大小适中,无异常形态;舌苔薄白润泽,颗粒均匀,薄薄地铺于舌面,揩之不去,其下有根,与舌质如同一体,干湿适中,不黏不腻等。

1.望舌质

(1)舌神:舌神主要表现在舌质的荣润和运动方面。察舌神之法,关键在于辨荣枯。荣者,荣润而有光彩,表现为舌的运动灵活、舌色红润、鲜明光泽、富有生气,是谓有神,意味着疾病较轻。枯者,干枯而无光彩,表现为舌的运动不灵,舌质干枯,晦暗无光,是谓无神,意味着疾病较重。

(2)舌色:即舌质的颜色。一般可分为淡红、淡白、红、绛、紫几种。除淡红色为正常舌色外,其余都是主病之色。

①淡红舌:舌色白里透红,不深不浅,淡红适中,此乃气血上荣之表现,说明心气充足,阳气布化,故为正常舌色。

②淡白舌:舌色较淡红舌浅淡,甚至全无血色,称为淡白舌。由于阳虚生化阴血的功能减退,推动血液运行之力亦减弱,以致血液不能营运于舌中,故舌色浅淡而白。所以此舌主虚寒或气血双亏。

③红舌:舌色鲜红,较淡红舌为深,称为红舌。因热盛致气血沸涌、舌体脉络充盈,则舌色鲜红,故主热证。如舌红苔黄,多为实热证;如舌红苔少,多为虚热证。

④绛舌:绛为深红色,较红舌颜色更深浓之舌,称为绛舌。主病有外感与内伤之分,在外感病为热入营血,在内伤杂病为阴虚火旺。

⑤紫舌:紫舌是由血液运行不畅,血瘀所致。故紫舌主病,有寒热之分。热盛伤津、气血壅滞,多表现为绛紫而干枯少津,寒凝血瘀或阳虚生寒,舌淡紫或青紫湿润。

(3)舌形:是指舌体的形状,包括老嫩、胖瘦、芒刺、裂纹、齿痕等异常变化。

①老嫩舌:舌质纹理粗糙,形色坚敛,谓苍老舌。不论舌色、苔色如何,舌质苍老者都属实证。舌质纹理细腻,其色娇嫩,其形多浮胖,称为娇嫩舌,多主虚证。因此,有"老嫩辨虚实"之说。

②胖瘦舌:舌体较正常舌大,甚至伸舌满口,或有齿痕,称胖大舌。舌体肿大,胀塞满口,不能缩回闭口,称肿胀舌。胖大舌,多因水饮痰湿阻滞所致。肿胀舌,多因热毒、酒毒所致气血上壅,致舌体肿胀,多主热证或中毒病证。舌体瘦小枯薄者,称为瘦薄舌,由气血阴液不足,不能充盈舌体所致,主气血两虚或阴虚火旺。

③芒刺舌:舌面上有软刺(即舌乳头),是正常状态,若舌面软刺增大,高起如刺,摸之刺手,称为芒刺舌,多因邪热亢盛所致。芒刺越多,邪热愈甚。根据芒刺出现的部位,可分辨热在何脏,如舌尖有芒刺,多为心火亢盛;舌边有芒刺,多属肝胆火盛;舌中有芒刺,主胃肠热盛。

④裂纹舌:舌面上有大小不等、纵横不一的裂沟,称裂纹舌。可分为先天性裂纹舌和病理性裂纹舌两种,先天性裂纹舌裂沟中多有舌苔覆盖,病理性裂纹舌裂沟中无舌苔覆盖,以此进行区别。病理性裂纹舌多因精血亏损、津液耗伤、舌体失养所致,故多主精血亏损。

⑤齿痕舌:舌体边缘有牙齿压印的痕迹,故称齿痕舌。其成因多由脾虚不能运化水湿,以致湿阻于舌而舌体胖大,受牙齿挤压而形成齿痕。所以,齿痕舌常与胖大舌同见,主脾虚或湿盛。

(4)舌态:指舌体运动时的状态。正常舌态是舌体活动灵敏,伸缩自如,病理舌态有强硬、痿软、短缩、颤动、歪斜、吐弄等。

①强硬:舌体板硬强直,运动不灵,以致语言謇涩不清,称为强硬舌。多因热扰心神、舌无所主、高热伤阴、筋脉失养、痰阻舌络所致。多见于热入心包、高热伤津、痰浊内

阻、中风或中风先兆等证。

②痿软：舌体软弱、无力屈伸、痿废不用，称为痿软舌。多因气血虚极，阴液失养筋脉所致。可见于气血俱虚、热灼津伤、阴亏已极等证。

③短缩：舌体紧缩而不能伸长，称为短缩舌。可因以下原因所致：寒凝筋脉，舌收引挛缩；内阻痰湿，引动肝风，风邪挟痰，梗阻舌根；热盛伤津，筋脉拘挛；气血俱虚，舌体失于濡养温煦。无论因虚因实，皆属危重症候。

④颤动：舌体震颤抖动，不能自主，称为颤动舌。多因气血两虚、筋脉失养或热极伤津而生风所致。可见于血虚生风及热极生风等证。

⑤歪斜：伸舌偏斜一侧，舌体不正，称为歪斜舌。多因风邪中络，或风痰阻络所致，也有风中脏腑者，但总因一侧经络、经筋受阻，病侧舌肌弛缓，故向健侧偏斜。多见于中风证或中风先兆。

⑥吐弄：舌常伸出口外者为"吐舌"；舌不停舔上下左右口唇，或舌微出口外，立即收回，皆称为"弄舌"。二者合称为吐弄舌，皆因心、脾二经有热，灼伤津液，以致筋脉紧缩频频动摇。弄舌常见于小儿智能发育不全。

2. 望舌苔

正常的舌苔是由胃气上蒸所生，故胃气的盛衰，可从舌苔的变化上反映出来。病理舌苔的形成，一是胃气夹饮食积滞之浊气上升而生；一是邪气上升而形成。望舌苔，应注意苔质和苔色两方面的变化。

（1）苔质：即舌苔的形质，包括舌苔的厚薄、润燥、腐腻、剥落等变化。

①厚薄：厚薄以"见底"和"不见底"为标准。凡透过舌苔隐约可见舌质的为见底，即为薄苔。由胃气所生，属正常舌苔，有病见之，多为疾病初起或病邪在表，病情较轻。不能透过舌苔见到舌质的为不见底，即为厚苔。多为病邪入里，或胃肠积滞，病情较重。

②润燥：舌面润泽，干湿适中，是润苔，表示津液未伤。若水液过多，扪之湿而滑利，甚至伸舌欲滴，为滑苔，是有湿有寒的反映，多见于阳虚而痰饮、水湿内停之证。若望之干枯，扪之无津，为燥苔，由津液不能上承所致，多见于热盛伤津、阴液不足、阳虚水不化津、燥气伤肺等证。舌苔由润变燥，多为燥邪伤津，或热甚耗津，表示病情加重；舌苔由燥变润，多为燥热渐退，津液渐复，说明病情好转。

③腐腻：苔质颗粒细腻细小致密，中间厚边缘薄，揩之不去，刮之不脱，或上面罩一层腻状黏液，称为"腻苔"。多因脾失健运，湿浊内盛，阳气被阴邪所抑制而造成，多见于痰饮、湿浊内停等证。苔厚而颗粒粗大疏松，形如豆腐渣堆积舌面，中边皆厚，揩之易去，称为"腐苔"。因体内阳热有余，蒸腾胃中腐浊之气上泛而成，常见于痰浊、食积，且有胃肠郁热之证。

④剥落：患者舌本有苔，忽然全部或部分剥脱，剥处见底，称剥落苔。若全部剥脱，不生新苔，光洁如镜，称镜面舌、光剥舌。由胃阴枯竭、胃气大伤所致，属胃气将绝之危候。若舌苔剥脱不全，剥处光滑，其余斑驳地残存舌苔，称花剥苔，是胃之气阴两伤所致。舌苔从有到无，是胃的气阴不足，正气渐衰的表现；但舌苔剥落之后，复生薄白之苔，乃邪去正胜，胃气渐复之佳兆。无论舌苔的增长或消退，都以逐渐转变为佳，倘使舌苔骤长骤退，多为病情暴变征象。

总之，观察舌苔的厚薄可知病的深浅；舌苔的润燥，可知津液的盈亏；舌苔的腐腻，可知湿浊等情况；舌苔的剥落，可知气阴的盛衰及病情的发展趋势等。

（2）苔色：即舌苔之颜色，一般分为白苔、黄苔和黑苔三类。由于苔色与病邪性质有关，所以观察苔色可以了解疾病的性质。

①白苔：常见于表证、寒证。由于外感邪气尚未传里，舌苔往往无明显变化，仍为正常之薄白苔。若舌淡苔白而湿润，常是里寒证或寒湿证。如舌上满布白苔，如白粉堆积，扪之不燥，为"积粉苔"，是由外感秽浊不正之气、毒热内盛所致，见于瘟疫或内痈。

②黄苔：主里证、热证。由于热邪熏灼，所以苔现黄色。淡黄热轻，深黄热重，焦黄热极。外感病，苔由白转黄，为表邪入里化热的征象。若苔薄淡黄，为外感风热表证或风寒化热。

望舌苔

③黑苔：所主病证无论寒热，多属病重。苔色越黑，病情越重。如舌质发红，舌苔黑而燥裂，甚则生芒刺，为热极津枯；苔黑而燥，见于舌中者，是燥屎内结，或胃将败坏之兆；苔黑而燥，见于舌根部，是下焦热甚；苔黑而滑润，舌质淡白，为阴寒内盛，水湿不化；苔黑而黏腻，为痰湿内阻。因此，舌质的颜色和舌苔的润燥是反映黑苔属寒属热的关键因素。

▌ 知识链接 ▐

舌质与舌苔的综合诊察

在一般情况下，舌质与舌苔变化是一致的，其主病往往是各自主病的综合。如里实热证，多见舌红苔黄而干；里虚寒证多见舌淡苔白而润。这是学习舌诊的执简驭繁的要领，但是也有二者变化不一致的时候，故更需四诊合参，综合评判。如苔白虽主寒主湿，但若红绛舌兼白干苔，则属燥热伤津，由于燥气化火迅速，苔色尚未转黄，便已入营；再如白厚积粉苔，亦主邪热炽盛，并不主寒；灰黑苔可属热证，亦可属寒证，须结合舌质润燥来辨。

第二节 ▏ 闻　诊

闻诊包括听声音和嗅气味两个方面的内容，是医者通过听觉和嗅觉了解由病体发出的各种异常声音和气味，以诊察病情。

一、听声音

听声音，主要是听患者言语气息的高低、强弱、清浊、缓急等变化，以及咳嗽、呕吐、呃逆、嗳气等声响的异常，以分辨病情的寒热虚实。

1. 发声异常

患病时，若语声高亢洪亮，多言而躁动，多属实证、热证。若感受风、寒、湿诸邪，声音常兼重浊。若语声低微无力，少言而沉静，多属虚证、寒证或邪去正伤之证。语声低而沙哑称音哑，发不出音称失音，新病多属实证，因外感风寒或风热袭肺，或因痰浊壅肺，肺失清肃所致，久病多属虚证，因精气内伤、肺肾阴虚、虚火灼金所致。

2. 语言异常

沉默寡言者多属虚证、寒证；烦躁多言者，多属实证、热证。语声低微，时断时续者，多属虚证；语声高亢有力者多属实证。谵语表现为神志不清，语声高亢有力，往往伴有身热烦躁等,多属实证、热证,多因邪气太盛,扰动心神所致。郑声表现为神志昏沉,语言重复,低微无力,时断时续,多因心气大伤、神无所依而致,属虚证。独语表现为独自说话,喃喃不休,首尾不续,见人便止,多因心之气血不足,心神失养,或因痰浊内盛、上蒙心窍、神明被扰所致。

3. 呼吸异常

呼吸异常主要表现为喘、哮、短气、少气等现象。喘,又称"气喘",是指呼吸急促困难,甚至张口抬肩,鼻翼翕动,端坐呼吸,不能平卧的现象;哮是以呼吸急促、喉中痰鸣如哨为特征;短气是以呼吸短促、不相接续为特点,其症似虚喘而不抬肩,似呻吟而不无痛楚;少气是以呼吸微弱、语声低微无力为特点。

4. 咳嗽

咳嗽是肺失肃降,肺气上逆的表现。咳声重浊有力为实证;咳声低微无力为虚证。咳声重浊紧闷,多属寒痰阻肺;咳而无力,咳声低微,多属肺气虚;咳声不扬,痰稠色黄,不易咳出,多为热邪犯肺;痰稠色黄,量多易咳,为痰热壅肺;痰多易咳,质稀色白,为痰湿阻肺;痰黏难咳,胸痛,或夹有血丝,为燥邪犯肺或肺阴虚;咳声短促,呈阵发性、痉挛性、连续反复发作,咳后有鸡鸣样回声,为百日咳,又称顿咳,见于小儿,多因风邪与伏痰搏结、郁而化热、阻遏气道所致;咳声如犬吠,声音嘶哑,呼吸困难,为肺肾阴亏、疫毒攻喉所致,多见于白喉。

5. 呕吐、嗳气与呃逆

呕吐、嗳气与呃逆均属胃气上逆所致。

(1)呕吐:吐势徐缓,声音微弱,呕吐物清稀,多属虚寒呕吐;而吐势较急,声音响亮,呕吐物黏稠酸苦,多为实热呕吐。呕吐呈喷射状,多为热扰神明,或颅脑外伤所致;呕吐酸腐食糜,多为积食所致。朝食暮吐,暮食朝吐,为反胃,多与肝之疏泄不利和脾之运化失常有关。

(2)嗳气:俗称"打饱嗝"。饱食之后,偶有嗳气不属病态。嗳气亦当分虚实。虚证嗳气,其声多低弱无力,多因脾胃虚弱所致。实证嗳气,其声多高亢有力,嗳后腹满得减,多为食滞胃脘、肝气犯胃、寒邪客胃而致。

(3)呃逆:是胃气上逆,从咽部冲出,发出一种不由自主的冲击声。呃声高亢,音响有力的多属实、属热;呃声低沉,气弱无力的多属虚、属寒。实证往往发病较急,多因寒邪直中脾胃或肝火犯胃所致。虚证多因脾肾阳衰或胃阴不足所致。正常人在刚进食后,或遇风寒,或进食过快均可见呃逆,往往是暂时的,大多能自愈。

6. 叹息

叹息又称"太息",是指病人自觉胸中憋闷而长嘘气,嘘后胸中略舒的一种表现,是因气机不畅所致,以肝郁和气虚多见。

二、嗅气味

嗅气味,主要是嗅患者病体、病室等的异常气味,以了解病情,判断疾病的寒热虚实。

(一)病体气味

1. 口臭

多见于口腔本身的病变或胃肠有热之人。

2.汗气

汗出腥膻,风湿热蕴结皮肤,津液蒸发变化所致,见于风温、湿温、热病。腋下随汗出散发腥臭气味者,为湿热内蕴所致,也可因狐臭所致。

3.分泌物与排泄物

鼻涕、痰液、二便、脓液、经带等,气味恶臭者,属实属热;气味腥臭者,属虚属寒。鼻涕清稀无味者,为风寒外感;鼻涕黄稠黏浊,为风热外感;鼻涕腥臭黏浊状若鱼脑,为鼻渊。咳痰清稀无异味,属寒证;咳痰黏稠味腥者,为肺热壅盛;咳痰臭秽、状若米粥,为肺痈。大便臭秽,为热结肠道;便下酸臭,为内有积食。尿臊黄少,为下焦湿热。妇女带下臭秽多为湿热下注;带下气味腥臭量多,多为寒湿。

(二)病室气味

病室的气味由病体本身及其排出物等发出。室内有血腥味,多是失血证。室内有腐臭气味,多有溃腐疮疡。室内有尸臭气味,是脏腑败坏。室内有尿臊气,多见于水肿病晚期。室内有烂苹果气味,多见于消渴病。病室有酸臭味者,多为有机磷中毒。

思政小课堂
问诊的注意事项及提问的技巧

问诊时要注意:环境要安静适宜,一般应直接询问患者本人,若意识不清者或小儿可询问陪诊者;态度要严肃和蔼,可适当提示,但不能暗示患者;不用医学术语询问,以使患者能听懂,准确回答问题。常用的提问方式有:①一般性提问(或称开放式提问),常用于问诊开始,可获得某一方面的大量资料,应该在现病史、过去史、个人史等每一部分开始时使用。如:"你今天来,有哪里不舒服?"待获得一些信息后,再着重追问一些重点问题。②直接提问,用于收集一些特定的有关细节,获得的信息更有针对性。如"上次发病时你多少岁?""您何时开始腹痛的呢?"③直接选择提问,要求病人回答"是"或"不是",或者对提供的选择做出回答,如"你有过头痛吗?""你的疼痛是锐痛还是钝痛?"为了系统有效地获得准确的资料,问诊者应遵循从一般提问到直接提问的原则。

第三节 问 诊

问诊,是医者通过询问患者或陪诊者,了解疾病的发生、发展、治疗经过、现在症状和其他与疾病有关的情况,以诊察疾病的方法。中医重点通过对现在症状的询问来了解病人目前的状况。

知识链接
十问歌

对于问现在症的内容,明代医家张景岳总结为十问歌,临床参考价值较大。《十问歌》即:"一问寒热二问汗,三问头身四问便,五问饮食六问胸,七聋八渴俱当辨,九问旧病十问因,再兼服药参机变;妇女尤必问经期,迟速闭崩皆可见;再添片语告儿科,天花麻疹全占验。"

一、问寒热

寒,即怕冷的感觉,临床有恶寒、恶风和畏寒之分。恶寒是患者自觉寒冷,虽添衣加被、近火取暖仍不能缓解。恶风是患者遇风则冷,避之可缓。畏寒是患者自觉怕冷,但添衣加被、近火取暖可以缓解。热,是指患者体温高于正常,或者体温正常但全身或局部自觉有热的感觉,都称为发热。

问寒热时应注意询问患者有无寒与热的感觉,二者是单独存在还是同时并见,还要注意询问寒热症状的轻重程度、出现的时间、持续时间的长短、临床表现特点及其兼症等。

1.恶寒发热

恶寒与发热感觉并存称恶寒发热。它是外感表证的主要症状之一。如恶寒重发热轻,多属外感风寒的表寒证;发热重恶寒轻,多属外感风热的表热证。

2.但热不寒

患者自觉发热而无怕冷的感觉者,称为但热不寒,可见于里热证。临床上有壮热、潮热、微热之分。

(1)壮热:患者高热(体温超过 39 ℃),持续不退,属里实热证。

(2)潮热:患者定时发热或定时热甚,有一定规律,如潮汐之涨落。临床上又有以下三种情况:

①阳明潮热:热势较高,热退不净,多在日晡(申时,即下午 3 点～5 点)热势加剧,因此又称日晡潮热,是由邪热蕴结胃肠、燥屎内结而致,病在阳明,即胃与大肠。

②湿温潮热:患者午后热甚,身热不扬(初按肌肤多不甚热,扪之稍久才觉灼手),见于湿温病。

③阴虚潮热:午后或夜间发热加重,热势较低,五心烦热,是由各种原因致阴液亏少,虚阳偏亢而生内热。

(3)微热:患者发热时间较长,热势较轻微,体温一般不超过 38℃,又称长期低热。可见于温病后期、内伤气虚、阴虚、小儿夏季热等病证。温病后期,余邪未清,余热留恋,患者亦可出现微热持续不退。

3.但寒不热

患者只有怕冷的感觉而无发热者,即为但寒不热。新病恶寒,见于风寒外感,卫气郁闭;久病畏寒,见于阳虚。

4.寒热往来

患者恶寒与发热交替发作,寒时自觉寒而不发热,发热时自觉热而不寒。界线分明,一日一发或数日一发,可见于少阳病、温病及疟疾。

二、问汗

体内津液经阳气蒸发从腠理外泄于肌表则为汗液。故《素问·阴阳别论》说:"阳加于阴谓之汗。"问汗时要询问病人有无出汗、出汗的时间、部位、汗量有多少、出汗的特点、主要兼症以及出汗后症状的变化。

1.有汗无汗

表证出汗见于外感风邪,或风热表证。里证出汗既有实证,也有虚证。实证见于邪热亢盛,虚证见于气虚、阴虚、阳虚。表证无汗见于风寒外感。里证无汗见于津液不足或阳气虚弱,阳虚则无法蒸化阴津为汗。

2. 特殊出汗

（1）自汗:指醒时汗出,动则加重的症状。见于气虚或阳虚证。

（2）盗汗:指眠则汗出,醒则汗止的症状,常见于阴虚证。多伴有潮热、颧红、五心烦热、舌红脉细数等症状。

（3）绝汗:病情危重时,冷汗淋漓,或汗出如油,伴有呼吸喘促、面色苍白、四肢厥冷、脉微欲绝,常称为"脱汗"或"绝汗",因久病重病正气大伤、阳气外脱、津液大泄所致,为正气已衰、阳亡阴竭的危候,预后不良。

（4）战汗:先恶寒战栗而后汗出者,称为战汗,为正邪相争,病变发展的转折点。若汗出热退,脉静身凉,烦渴顿除,此为正气胜于邪气,病渐转愈,属佳象;若战汗之后热势不退,症见烦躁,脉来急疾,意味着正气不足,病情危重。

3. 局部出汗

头汗指患者仅头部或头颈部出汗较多,亦叫"但头汗出",多因上焦邪热或中焦湿热上蒸,逼津外泄;或病危虚阳浮越于上所致。半身汗出指半侧身体有汗,或半侧身体经常无汗,或上或下,或左或右,可见于中风先兆、中风证、痿证、截瘫等病。一般健侧汗出,患侧无汗,多因患侧经络闭阻,气血运行不调所致。手足心汗出指手心、足心出汗较多,多因热邪郁于内或阴虚阳亢,逼津外出而达于四肢所致。

三、问疼痛

疼痛是临床常见的一种自觉症状。问诊时,应问清疼痛产生的原因、性质、部位、时间、喜恶等。引起疼痛的原因很多,有外感有内伤,其病机有虚有实。其中因不通则痛者属实证,不荣则痛者属虚证。

1. 疼痛部位

（1）头痛:头痛可以是全头痛或局部头痛。如头痛隐隐,过劳则甚,属气虚头痛。如头痛隐隐,眩晕面白,属血虚头痛。如头脑空痛,腰膝酸软,属肾虚头痛。如头痛晕沉,自汗便溏,属脾虚头痛。凡头痛如刺,痛有定处,属血瘀头痛。凡头痛如裹,泛呕眩晕,属痰浊头痛。凡头胀痛,口苦咽干,属肝火上炎头痛。

根据经络的分布,头项痛属太阳经病,前额痛属阳明经病,头侧部痛属少阳经病,头顶痛属厥阴经病,头痛连齿属少阴经病。

（2）胸痛:以心肺病变居多。胸痛憋闷,痛引肩臂者,为胸痹,多因心脉气血运行不畅所致。胸痛彻背、疼痛剧烈、面色青灰、手足青至节者,为真心痛,是因心脉闭阻不通所致。胸痛、壮热面赤、喘促鼻煽者,为热邪壅肺,肺失宣降所致。胸痛、潮热盗汗、咳痰带血者,属肺阴虚证,因虚火灼伤肺络所致。胸闷咳喘,痰白量多者,属痰湿犯肺,因脾虚聚湿生痰、痰浊上犯所致。胸胀痛、走窜、太息易怒者,属肝气郁滞,因情志郁结不舒、胸中气机不利所致。

（3）胁痛:是指胁一侧或两侧疼痛,多属肝胆及其经脉的病变。

胁胀痛、太息易怒者,多为肝气郁结所致。胁肋灼痛,多为肝火郁滞。胁肋胀痛,身目发黄,多为肝胆湿热蕴结,可见于黄疸病。胁部刺痛,固定不移,为瘀血阻滞,经络不畅所致。胁痛,患侧肋间饱满,咳唾引痛,是饮邪停留于胸胁所致,可见于悬饮病。

（4）胃脘痛：胃脘痛即指胃痛。胃脘冷痛，疼势较剧，得热痛减，属寒邪犯胃；胃脘灼痛，多食善饥，口臭便秘者，属胃火炽盛；胃脘胀痛，嗳气不舒，属胃腑气滞，多是肝气犯胃所致；胃脘刺痛，固定不移，属瘀血胃痛；胃脘胀痛，嗳腐吞酸，厌食，为食滞胃脘；胃脘隐痛，呕吐清水，属胃阳虚；胃脘灼痛嘈杂，饥不欲食，属胃阴虚。

（5）腹痛：腹部指剑突以下、耻骨毛际以上部分，可分为大腹、小腹、少腹三部分。脐周围称为脐腹，属脾与小肠。脐以上统称大腹，包括胃脘部、左上腹、右上腹，属脾胃及肝胆。脐以下为小腹，属膀胱、胞宫、大小肠。小腹两侧为少腹，是肝经经脉所过之处。凡腹痛暴急剧烈、胀痛、拒按、得食痛甚者，多属实证。凡腹痛徐缓、隐痛、喜按、得食痛减者，多属虚证。凡腹痛得热痛减者，多属寒证。凡腹痛而喜冷者，多属热证。

根据疼痛的不同部位，可以测知疾病所在脏腑。如大腹隐痛、便溏、喜温喜按，属脾胃虚寒。小腹胀痛，小便不利，多为癃闭，病在膀胱。小腹刺痛，小便不利，为膀胱蓄血。少腹冷痛，牵引阴部，为寒凝肝脉。绕脐痛，起包块，按之可移者，为虫积腹痛。

（6）腰痛："腰为肾之府"，腰痛多见于肾的病变。腰痛绵绵，酸痛无力，为肾虚；腰部冷痛，遇寒加重，或阴雨天加重，为寒湿腰痛；腰痛如针刺，不得转侧，或有外伤，为血瘀；腰部突然剧痛，伴有尿血，发射至会阴或大腿，为结石。

（7）四肢痛：多为痹证。四肢关节痛、窜痛，多为风痹；四肢关节痛，周身困重，多为湿痹；四肢关节疼痛剧烈，得热痛减为寒痹；四肢关节灼痛，喜冷，或有红肿，多为热痹；如足跟或胫膝隐隐而痛，多为肾气不足。

（8）周身痛：周身痛是指四肢、腰背等处皆有疼痛感觉。如新病周身酸重疼痛，多伴有外感表证，属外邪束表；若久病卧床周身疼痛，属气血亏虚，经脉不畅。

2.疼痛性质

（1）胀痛：痛且有胀感者。胸胁、胃脘、腹部较为多见。多因气机郁滞所致。头胀痛，多为肝阳上亢。

（2）刺痛：疼痛如针刺者。多因瘀血所致。全身各处均可出现刺痛症状，但以胸胁、胃脘、小腹、少腹部最为多见。

（3）绞痛：痛势剧烈如绞割者。多为有形实邪突然阻塞经络，闭阻气机，或寒邪凝滞。

（4）窜痛：疼痛部位游走不定或走窜攻痛者。可见于风湿痹证或气滞证。

（5）灼痛：痛处有烧灼感者。见于肝火上炎之胁痛，胃阴不足之胃痛。

（6）冷痛：痛处有冷感者。多因寒凝筋脉或阳气不足而致。

（7）重痛：疼痛伴有沉重感，称重痛。多见于头部、四肢及腰部。多因湿邪困阻气机而致，多见于湿证。

（8）酸痛：疼痛伴有酸楚者。多见于湿邪阻于肌肉关节。

（9）空痛：痛而有空虚之感者。见于阳虚、阴虚、血虚或阴阳两虚等证。

（10）隐痛：痛势和缓，绵绵不休者。多因气血不足，或阳气虚弱，导致经脉气血运行滞涩所致。

（11）掣痛：痛处有抽掣感或同时牵引他处者。由筋脉失养或经脉阻滞不通所致。可见于胸痹、肝阴虚、肝经实热等证。

四、问饮食与口味

问饮食与口味包括询问口渴与饮水、食欲与食量、口味三个方面。应注意有无口渴、饮水多少、喜冷喜热、食欲情况、食量多少、口中有无异常的味觉和气味等情况。

1. 口渴与饮水

（1）口不渴饮：为津液未伤，见于感受寒、湿之证，或虽为温燥之邪，尚未伤阴。

（2）口渴欲饮：

①口渴多饮：是津液大伤的表现。渴喜冷饮，为热邪伤津；渴喜热饮，为寒湿内停，津液不布；口渴多饮、多尿，形体消瘦，见于消渴。

②渴不多饮：病人虽有口干或口渴感觉，但又不想喝水或饮水不多。渴不多饮或水入即吐，见于痰湿内停，或湿热中阻；口干但欲漱水不欲咽，兼面色黧黑或肌肤甲错者，见于瘀血内阻。

2. 食欲与食量

（1）食欲下降：

①食欲减退，又称"纳呆""纳少"，患者不欲食，食量减少，多见于脾胃气虚、湿邪困脾等证。

②厌食，多因伤食而致。如果厌油腻，胁胀呕恶，见于肝胆湿热。若妇女妊娠初期，厌食呕吐剧烈者，为妊娠恶阻。

③饥不欲食，感觉饥饿而又不想进食或进食很少，见于胃阴不足。

（2）食欲亢进，即多食易饥，又称为"消谷善饥"，可见于胃火亢盛。如食欲亢进，伴多饮多尿，为消渴；若病重不能食，突然暴食，食量较多，是脾胃之气将绝的危象，称"除中"，属"回光返照"的一种表现。

（3）偏嗜，是指嗜食某种食物或某种异物。其中偏嗜异物者，又称异嗜，若小儿异嗜，喜吃泥土、生米等异物，多属虫积。若妇女已婚停经而嗜食酸味，多为妊娠。

3. 口味

口味，是指病人口中的异常味觉。口淡乏味，多因脾胃气虚而致。口甜，多见于脾胃湿热证。口黏腻，多属湿困脾胃。口中泛酸，可见于肝胆蕴热证。口中酸腐，多见于伤食证。口苦，属热证的表现，可见于火邪为病和肝胆郁热之证。口咸，多属肾病。

五、问睡眠

问睡眠是指了解病人有无失眠或嗜睡、睡眠时间的长短、入睡难易、有梦无梦等。临床常见的睡眠失常有失眠、嗜睡。

1. 失眠

失眠又称"不寐""不得眠"，是指经常不易入睡，或睡而易醒，不易再睡，或睡而不酣，易于惊醒，甚至彻夜不眠的表现。失眠有虚实两种：营血亏虚，或阴虚火旺，心神失养，或心胆气虚，心神不安所致者，其证属虚；火邪、痰热内扰心神，心神不安，或食积胃脘所致者，其证属实。

2. 嗜睡

嗜睡称多眠，是指神疲困倦，睡意很浓，经常不自主地入睡。多由于阴盛阳虚或痰湿内盛所致。可见于湿邪困脾、脾气虚弱、心肾阳衰；也可见于温热病，热入营血，邪陷心包。

六、问二便

问二便，是询问患者大小便的有关情况，如大小便的性状、颜色、气味、便量多少、排便的时间、两次排便的间隔时间、排便时的感觉及排便时伴随的症状等。

1. 问大便

（1）便次异常

①便秘：指大便燥结，排便时间延长，便次减少，或时间虽不延长但排便困难的症状。通常在三日以上排便一次，称为便秘。新病便秘，腹胀烦闷，多热证或食积；久病便秘，腹无不适，多气虚阴虚。

②溏泻：又称泄泻，即大便稀软不成形，甚则呈水样，便次增多，每日三四次或以上。如泻下臭秽，腹痛肠鸣，肛门灼热，为湿热；如泻下稀水，气味腥臭，为寒湿；便下酸臭，泻后痛减，为积食；长期黎明前腹痛腹泻，为五更泻，见于脾肾阳虚。

（2）排便感觉异常

①肛门灼热：是指排便时肛门有烧灼感。其病机由大肠湿热蕴结而致。可见于湿热泄泻、暑湿泄泻等证。

②排便不爽：是指腹痛且排便不通畅，有滞涩难尽之感。多由肠道气机不畅所致。可见于肝郁犯脾、伤食泄泻、湿热蕴结等证。

③里急后重：是指腹痛窘迫，时时欲泻，肛门重坠，便出不爽，是痢疾病证中的一个主症。多因湿热之邪内阻、肠道气滞所致。

④滑泻失禁：是指久泻不愈，大便不能控制，呈滑出之状，又称"滑泻"。多因久病体虚、脾肾阳虚、肛门失约而致。可见于脾阳虚衰、肾阳虚衰，或脾肾阳衰等证。

⑤肛门气坠：是指肛门有重坠向下之感，甚则肠欲脱出。多因脾气虚衰、中气下陷而致。多见于中气下陷证。

（3）便质异常

①完谷不化：病久体弱者见之，多属脾虚、肾虚；新起者多为食滞胃肠。

②溏结不调：多因肝郁脾虚、肝脾不调所致。若大便先干后稀，多属脾虚。

③脓血便：见于痢疾和肠癌，因湿热疫毒等邪，积滞交阻肠道，肠络受损所致。

2. 问小便

（1）尿量异常

①尿量增多：小便清长量多者，属虚寒证，因阳虚不能蒸化水液，水津直趋膀胱所致。多尿、多饮而形体消瘦者，多为消渴。

②尿量减少：可因机体津液亏乏、尿液化源不足、尿道阻滞、阳气虚衰、气化无权、水湿不能下入膀胱而泛溢于肌肤所致。可见于实热证、汗吐下证、水肿病及癃闭、淋证等病证之中。

（2）排尿次数异常

①排尿次数增多：又叫小便频数。新病小便频数，尿急、尿痛、小便短赤者，多因湿热蕴结膀胱，热迫气滞所致，常见于淋证类疾病；久病小便频数，色清量多，夜间明显者，多因肾阳虚或肾气不固，膀胱失约所致，常见于老人、久病肾虚等患者。

②排尿次数减少：可见于癃闭。小便不畅，点滴而出为癃；小便不通，点滴不出为闭，一般多统称为癃闭。病机有虚有实：实者多为湿热蕴结、肝气郁结或瘀血、结石阻塞尿道而致；虚者多为年老气虚、肾阳虚衰、膀胱气化不利而致。

（3）排尿感异常

①小便涩痛：是指排尿不畅，且伴有急迫灼热疼痛感，多为湿热流入膀胱，灼伤经

脉,气机不畅而致。可见于淋证。

②余沥不尽:是指小便后点滴不尽。多为肾气不固所致。

③小便失禁:是指小便不能随意识控制而自行遗出。多为肾气不足,下元不固,下焦虚寒,膀胱失煦,不能制约水液而致。

④遗尿:是指睡眠中小便自行排出,俗称尿床,多见于儿童。其基本病机为膀胱失于约束,可见于肾阴、肾阳不足、脾虚气陷等证。

七、问经带

1. 问月经

应注意询问月经的周期,行经的天数,月经的量、色、质,有无闭经或行经腹痛等表现。

(1)经期:月经的周期,是指每次月经相隔的时间,正常为 28～32 天。经期异常主要表现为月经先期、月经后期和月经先后不定期。

月经周期提前 7 日以上,称为月经先期。多因血热妄行,或气虚不摄而致。月经周期错后 7 日以上,称月经后期。多因血寒、血虚、血瘀而致。月经超前与错后不定,相差时间多在八九天以上者,称为月经先后不定期,又称月经紊乱。多因情志不舒、肝气郁结、失于条达、气机逆乱,或者脾肾虚衰、气血不足、冲任失调,或瘀血内阻、气血不畅,经期错乱,故月经先后不定期。

(2)经量:月经的出血量,称为经量,正常平均为 50 毫升左右,可略有差异。经量的异常主要表现为月经过多和月经过少。每次月经量超过 100 毫升,称为月经过多,多因血热妄行、瘀血内阻、气虚不摄而致。每次月经量少于 30 毫升,称为月经过少,多因寒凝,经血不至,或血虚,经血化源不足,或血瘀,经行不畅而致。

(3)崩漏:指妇女不规则的阴道出血。临床以血热、气虚最为多见。血得热则妄行,损伤冲任,经血不止,其势多急骤。脾虚,中气下陷,或气虚冲任不固,血失摄纳,经血不止,其势多缓和。此外,瘀血也可致崩漏。

(4)闭经:成熟女性,月经未潮,或来而中止,停经三月以上,又未妊娠者,称闭经或经闭。闭经是由多种原因造成的,其病机为经络不畅、经血闭塞,或血虚血枯,经血失其源泉,闭而不行。可见于肝气郁结、瘀血、湿盛痰阻、阴虚、脾虚等证。

经闭应注意与妊娠期、哺乳期、绝经期等生理性经闭,或者青春期、更年期,因情绪、环境改变而致一时性经闭相区别。

(5)行经腹痛:是在月经期或行经前后,出现小腹部疼痛的症状,亦称痛经。多因胞脉不利,气血运行不畅,或胞脉失养所致。可见于寒凝、气滞血瘀、气血亏虚等证。若行经腹痛,痛在经前者属实,痛在经后者属虚。按之痛甚为实,按之痛减为虚。得热痛减为寒,得热痛不减或益甚为热。绞痛为寒,刺痛、钝痛、闷痛为血瘀。隐隐作痛为血虚。时痛时止为气滞,胀痛为气滞血瘀。气滞为主则胀甚于痛,瘀血为主则痛甚于胀。

2. 问带下

应注意量的多少,色、质和气味等。凡带下色白而清稀、无臭,多属虚证、寒证。带下色黄或赤,稠粘臭秽,多属实证、热证。若带下色白量多,淋漓不绝,清稀如涕,多属寒湿下注。带下色黄,黏稠臭秽,多属湿热下注。若白带中混有血液,为赤白带,多属肝经郁热。

八、问小儿

小儿科古称"哑科",不仅问诊困难,而且不一定准确。问诊时,若小儿不能述说,可以询问其亲属。问小儿,除了一般的问诊内容外,还要注意询问出生前后情况、喂养情况、生长发育情况及预防接种情况、传染病史及传染病接触史。

第四节 | 切 诊

切诊包括脉诊和按诊两部分内容,脉诊是按脉搏,按诊是在患者身体上一定的部位进行触、摸、按压,以了解疾病的内在变化或体表反应,从而获得辨证资料的一种诊断方法。

一、脉诊

脉诊,是医者以指腹按一定部位的脉搏诊察脉象。通过诊脉,体察患者不同的脉象,以了解病情,诊断疾病。它是中医学一种独特的诊断疾病的方法。

(一)诊脉的部位

寸口又称脉口、气口,其位置在腕后桡动脉搏动处,诊脉独取寸口的理论依据是:寸口为手太阴肺经之动脉,为气血会聚之处,而五脏六腑十二经脉气血的运行皆起于肺,故脏腑气血之病变可反映于寸口。另外,手太阴肺经起于中焦,与脾经同属太阴,与脾胃之气相通,而脾胃为后天之本,气血生化之源,故脏腑气血之盛衰都可反映于寸口,所以独取寸口可以诊察全身的病变。

寸口分寸、关、尺三部,以掌后高骨(桡骨茎突)为标志,其稍内方的部位为关,关前(腕端)为寸,关后(肘端)为尺。两手各分寸、关、尺三部,共六部脉。寸、关、尺三部可分浮、中、沉三候,是寸口诊法的三部九候。

寸口分候脏腑,历代医家说法不一,目前多以表5-1为准。

表 5-1　　　　　　寸口分候脏腑

	寸部	关部	尺部
左手	心	肝	肾
右手	肺	脾	肾

(二)诊脉的方法和注意事项

1. 时间

最好是清晨,诊脉时要求有一个安静的内外环境。诊脉之前,先让患者休息片刻,使气血平静,医生也要平心静气,然后开始诊脉。诊室也要保持安静。在特殊的情况下应随时随地诊察患者。

2. 体位

患者取坐位或正卧位,手臂平放和心脏近于同一水平,仰掌伸腕,并在腕关节背垫上布枕,这样可使气血运行无阻,以反映机体的真正脉象。

3.指法

医者和患者侧向坐,用左手按诊患者的右手,用右手按诊患者的左手。诊脉下指时,首先用中指确定桡骨茎突,滑向内侧,确定关脉位置,接着用食指按在关前的寸脉位置,无名指按在关后尺脉位置。放准之后,三指应呈弓形,指头平齐,以指腹接触脉体。布指的疏密要和患者的身长相适应,身高臂长者,布指宜疏,身矮臂短者,布指宜密,总以适度为宜。三指平布同时用力按脉,称为总按;为了重点地体会某一部脉象,也可用一指单按其中一部脉象,称为单诊。

4.举、按、寻

用轻指力按在皮肤上叫举,又叫浮取或轻取;用重指力按在筋骨间,叫按,又称沉取或重取;指力不轻不重,按在肌肉上,寻找指感最明显的部位,称为寻。因此,诊脉必须注意举、按、寻之间的脉象变化。

脉诊的部位及方法

5.平息

一呼一吸称一息,诊脉时,医者的呼吸要自然均匀,用一呼一吸的时间去计算患者脉搏的至数。

6.五十动

每次诊脉,必满五十动,即每次按脉时间,每侧脉搏跳动不应少于五十次。其意义有二:一为了解五十动中无促、结、代脉,防止漏诊;二为说明诊脉不能草率从事,必须以辨清脉象为目的。每次诊脉时间,以 2～3 分钟为宜。

(三)正常脉象及其影响因素

正常脉象古称平脉,是健康无病之人的脉象。正常脉象的形态是三部有脉,一息四到五至(60～80 次/分),不浮不沉,不大不小,从容和缓,柔和有力,节律一致,尺脉沉取有一定力量,并随生理活动和气候环境的不同而有相应的正常变化。正常脉象随人体内外因素的影响而有相应的生理性变化。外部因素包括:四时气候、地理环境。内部因素包括:性别、年龄、体格、情志、劳逸、饮食等。此外,也有解剖变异,脉不见于寸口,而从尺部斜向手背,称斜飞脉;若脉出现于寸口的背侧,则称反关脉,还有出现于腕部其他位置者,都是生理特异脉位,是桡动脉解剖位置的变异,不属病脉。

▎知识链接▏

脉象八要素

对于构成脉象的因素,古代文献多从位、次、形、势四个方面加以分析归纳。从物理学角度分析,与以下八个要素有关:脉位,指脉搏显现的部位和层次,病理脉象有浮、沉之分;脉率,指每分钟脉搏跳动的次数,病理脉象有迟、数之分;脉长,指脉搏沿路膊轴向范围的长度,病理脉象有长、短之分;脉宽,指脉搏沿路膊径向范围的宽度,病理脉象有洪、细之分;脉力,指脉搏跳动的力量强弱,病理脉象有虚、实之分;流利度,指脉搏跳动的流利程度,病理脉象有滑、涩之分;紧张度,指脉管的张力大小,病理脉象有弦、紧之分;均匀度,指两次脉搏跳动间隔时间相等,中间无停顿,无力量强弱、脉率快慢的波动。

（四）病理性脉象

1. 浮脉

【脉象特征】轻取即得，重按稍减而不空，举之泛泛而有余，如水上漂木。

【临床意义】见于表证。

【机理分析】浮脉主表，反映病邪在经络肌表部位，邪袭肌腠，卫阳奋起抵抗，脉气鼓动于外，脉应指而浮，故浮而有力。外感风寒，脉多浮紧；外感风热，脉多浮数。

2. 沉脉

【脉象特征】轻取不应，重按乃得，如石沉水底。

【临床意义】里证。

【机理分析】病邪在里，正气相搏于内，气血内困，故脉沉而有力，为里实证；若脏腑虚弱，阳气衰微，气血不足，无力统运营气于表，则脉沉而无力，为里虚证。

3. 迟脉

【脉象特征】脉来迟慢，一息不足四至（相当于每分钟脉搏 60 次以下）。

【临床意义】寒证。迟而有力为寒痛冷积，迟而无力为虚寒。

【机理分析】迟脉主寒证，由于阳气不足，鼓动血行无力，故脉来一息不足四至。若阴寒冷积阻滞，阳失健运，血行不畅，脉迟而有力。因阳虚而寒者，脉多迟而无力。

4. 数脉

【脉象特征】一息脉来五至以上，不满七至。脉搏每分钟 90～130 次。

【临床意义】热证。有力为实热，无力为虚热。

【机理分析】邪热内盛，气血运行加速，故见数脉。因邪热盛，正气不虚，正邪交争剧烈，故脉数而有力，主实热证。若久病耗伤阴液，阴虚内热，则脉虽数而无力。若脉显浮数，重按无根，是虚阳外越之危候。

5. 实脉

【脉象特征】三部脉举按均充实有力。

【临床意义】实证。

【机理分析】邪气亢盛而正气不虚，邪正相搏，气血壅盛，脉道紧满，故脉来应指坚实有力。正常人也可见实脉，这是正气充足、脏腑功能良好的表现。平人实脉应是静而和缓，与主病之实脉躁而坚硬不同。

6. 虚脉

【脉象特征】三部脉举之无力，按之空虚。

【临床意义】虚证。

【机理分析】气虚不足以运其血，故脉来无力，血虚不足充盈脉道，故按之空虚。由于气虚不敛而外张，血虚气无所附而外浮，脉道松弛，故脉形大而势软。

7. 洪脉

【脉象特征】脉体宽大，充实有力，状若波涛汹涌，来盛去衰。

【临床意义】里热证。

【机理分析】洪脉的形成，由阳气有余、气壅火亢、内热充斥，致使脉道扩张、气盛血涌,故脉见洪象。

8. 细脉

【脉象特征】脉道狭小,脉细如线,但应指明显。

【临床意义】气血两虚,诸虚劳损,湿证。

【机理分析】细为气血两虚所致,营血亏虚不能充盈脉道,气不足则无力鼓动血液运行,故脉体细小而无力。湿邪阻压脉道,伤人阳气也见细脉。

9. 滑脉

【脉象特征】往来流利,如珠走盘,应指圆滑。

【临床意义】痰饮,食积,实热。亦是青壮年的常脉,妇女的孕脉。

【机理分析】邪气壅盛于内,正气不衰,气实血涌,故脉往来甚为流利,应指圆滑。若滑脉见于平人,必滑而和缓,总由气血充盛,气充则脉流畅,血盛则脉道充盈,故脉来滑而和缓。妇女妊娠见滑脉,是气血充盛而调和的表现。

10. 涩脉

【脉象特征】迟细而短,往来艰涩不畅,极不流利,如轻刀刮竹。

【临床意义】精血亏少,气滞血瘀,挟痰,挟食。

【机理分析】精伤血少津亏,不能濡养经脉,血行不畅,脉气往来艰涩,故脉涩而无力;气滞血瘀,痰食胶固,气机不畅,血行受阻,则脉涩而有力。

11. 弦脉

【脉象特征】端直以长,如按琴弦,直起直落,脉势较强,脉道较硬。

【临床意义】肝胆病,痰饮,痛证。亦见于老年健康者。

【机理分析】弦是脉气紧张的表现。肝主疏泄,调畅气机,以柔和为贵,若邪气滞肝,疏泄失常,气郁不利则见弦脉。诸痛,痰饮,气机阻滞,阴阳不和,脉气因而紧张,故脉弦。老年人脉多弦硬,为精血衰减,脉道失其濡养而弹性降低的征象。

12. 紧脉

【脉象特征】脉来绷急,状若牵绳转索。

【临床意义】寒证,痛证。

【机理分析】寒邪侵袭人体,与正气相搏,以致脉道紧张而拘急,故见紧脉。诸痛而见紧脉,也是寒邪积滞与正气激搏之缘故。

13. 濡脉

【脉象特征】浮而细软,如帛在水中。

【临床意义】虚证,湿证。

【机理分析】濡脉主诸虚,若为精血两伤,阴虚不能维阳,故脉浮软,精血不充,则脉细;若为气虚阳衰,虚阳不敛,脉也浮软,浮而细软,则为濡脉。若湿邪阻压脉道,亦见濡脉。

14. 结脉

【脉象特征】脉来缓慢,时而一止,止无定数。

【临床意义】阴盛气结,寒痰血瘀,癥瘕积聚。

【机理分析】阴盛气机郁结,阳气受阻,血行瘀滞,故脉来缓慢,脉气不相顺接,时一止,止后复来,止无定数,常见于寒痰血瘀所致的心脉瘀阻证。结脉见于虚证,多为久病虚劳,气血衰,脉气不续,故断而时一止,气血续则脉复来,止无定数。

15. 代脉

【脉象特征】脉来时见一止,止有定数,良久方来。

【临床意义】脏气衰微,风证,痛证。

【机理分析】脏气衰微,气血亏损,以致脉气不能衔接而歇止,不能自还,良久复动。风证、痛证见代脉,因邪气所犯,阻于经脉,致脉气阻滞,不相衔接,为实证。

16. 促脉

【脉象特征】脉来急数,时而一止,止无定数。

【临床意义】阳热亢盛,气血痰食郁滞。

【机理分析】阳热盛极,或气血痰饮、宿食郁滞化热,正邪相搏,血行急速,故脉来急数。邪气阻滞,阴不和阳,脉气不续,故时一止,止后复来,指下有力,止无定数。

（五）相兼脉

凡由两种或两种以上的单因素脉同时出现,复合构成的脉象即称为"相兼脉"或"复合脉"。在复杂病变中,常见相兼脉。只要性质不完全相反,一般均可相兼出现,这些相兼脉的主病,往往就是各种脉象主病的综合。

（六）脉诊的临床意义

1. 判断疾病的病位、性质和邪正盛衰

脉象的浮沉,足以反映病位的浅深。脉浮,病位多在表;脉沉,病位多在里。脉象的迟数,可反映疾病的性质,如迟脉多主寒证,数脉多主热证。邪正斗争的消长,产生虚实的病理变化,而脉象的有力无力,能反映疾病的虚实证候,脉虚弱无力,是正气不足的虚证;脉实有力,是邪气亢盛的实证。

2. 推断疾病的进退预后

久病脉见缓和,是胃气渐复,病退向愈之兆;久病气虚、虚劳、失血、久泄久痢而见洪脉,则多属邪盛正衰危候。外感热病,热势渐退,脉象出现缓和,是将愈之候;若脉急疾,为病进危候。

二、按诊

按诊,就是医者用手直接触摸、按压患者体表某些部位,以了解局部的异常变化,从而推断疾病的部位、性质和病情的轻重等情况的一种诊病方法。

1. 按肌肤

按肌肤是为了探明全身肌表的寒热、润燥以及肿胀等情况。

凡阳气盛者身多热,阳气衰者身多寒。肌肤濡软而喜按者,为虚证;患处硬痛拒按者,为实证。皮肤干燥者,尚未出汗或津液不足;干瘪者,津液不足;湿润者,身已汗出或津液未伤。

按压肿胀,可以辨别水肿和气肿。按之凹陷,放手即留手印,不能即起的,为水肿;

按之凹陷,举手即起的,为气肿。

触按疮疡局部肿而硬木不热者,属寒证;肿处烙手、压痛者,为热证。根盘平塌漫肿的属虚;根盘收束而高起的属实。患处坚硬,多属无脓;边硬顶软,内必成脓。

2. 按手足

诊手足寒热,可以辨别外感病或内伤病。手足的背部较热的,为外感发热;手足心较热的,为内伤发热。

3. 按胸腹

(1)按虚里:虚里位于左乳下心尖搏动处,为诸脉所宗。虚里按之应手,动而不紧,缓而不急,为健康之征。若按之动微弱无力,为不及,是宗气内虚。若动而应衣,为太过,是宗气外泄之象。若按之弹手,洪大而搏,属于危重的症候。

(2)按胸胁:前胸高起,按之气喘者,为肺胀。胸胁按之胀痛者,可能是痰热气结或水饮内停。若扪及肿大之肝脏,或软或硬,多属气滞血瘀,若表面凹凸不平,则要警惕肝癌。右肋胀痛,摸之热感,手不可按者,为肝痈。疟疾日久,胁下出现肿块,称为疟母。

(3)按腹部:主要检查有无压痛及包块。疼痛喜按,局部柔软者为虚证;疼痛拒按,局部坚硬者为实证。腹中肿块,坚实有形,推移难动者,称为"癥",多属血瘀;腹中肿块,时聚时散,按之无定形,窜痛不定,称为"瘕",多属气滞;腹中包块,形如筋结,聚散游移,指下蠕动,为虫积;左少腹累累硬块,时而作痛,为肠中宿便;右少腹作痛,按之痛剧,有包块应指,多为肠痈。

4. 按腧穴

按腧穴,是按压身体上某些特定穴位,通过这些穴位的变化与反应,来推断内脏的某些疾病。

腧穴的变化主要是出现结节或条索状物,或者出现压痛及敏感反应。据临床报道,肺病患者,有些可在肺俞穴摸到结节,有些在中府穴出现压痛。肝病患者可出现肝俞或期门穴压痛。胃病在胃俞和足三里有压痛。肠痈阑尾穴有压痛。

📖 思 考 题

测一测

1. 望神的内容包括哪些? 各有何临床意义?
2. 病色中青、赤、黄、白、黑五色各主何病证?
3. 淡红、淡白、红色、绛色、青紫色的舌质各主何病证?
4. 恶寒、恶风和畏寒有何区别?
5. 试述浮脉、沉脉、数脉、迟脉、实脉、虚脉的脉象特点和临床意义。

第六章
辨　证

思维导图

[学习目标]

1.掌握八纲辨证、脏腑辨证、卫气营血辨证等常见证型的临床表现和护理措施要点。

2.熟悉八纲辨证、脏腑辨证、卫气营血辨证的概念。

3.初步学会在中医基本理论指导下对临床典型病例进行辨证施护。

4.培养中医临床辨证思维,具有严肃认真的职业态度,有关心同情病人、乐于奉献、吃苦耐劳的职业道德,救死扶伤的人道主义精神。

辨证施护是中医认识、治疗和护理疾病的基本原则,是中医护理的基本特点之一。辨证,是对四诊所收集的症状和体征进行分析、综合,从而对疾病当前的病位、病因、邪正斗争的强弱、阴阳的盛衰等病理状态做出本质判断。施护,是根据辨证的结果,确定相应的护理原则和措施。辨证是施护的前提和依据,施护是辨证的目的和检验辨证正确与否的客观标准,两者相互联系,不可分割。

通过长期临床实践,中医形成了多种辨证方法,如病因辨证、经络辨证、八纲辨证、脏腑辨证和卫气营血辨证。其中,八纲辨证是各种辨证的总纲;脏腑辨证是在八纲辨证的基础上进一步确定病变所在脏腑的辨证方法,是其他各种辨证的基础;而卫气营血辨证则是用于外感温病的辨证方法。

思政小课堂

抗击疫情,中医药在行动

新型冠状病毒肺炎是近百年来人类遭遇的影响范围最广的全球性大流行病。中医药在我国疫情防控中发挥了全链条、全周期、全过程的积极作用:一是积极开展新冠肺炎的早期预防,向一线人员累计发放预防类药物43万份;二是开展轻症患者的早期干预,所有方舱医院都配备中医医生,显著改善了轻症患者症状,减少了轻症转重症的概率;三是中西医结合会诊巡诊,治疗重症患者;四是加强出院患者的调养,帮助其恢复。国务院应对新冠肺炎联防联控机制科研攻关组筛选出了"三方三药","三方三药"针对不同类型新冠肺炎的患者临床疗效确切,有效降低了发病率、转重率、病亡率,促进了核酸转阴,提高了治愈率,加快了恢复期康复。中医药防治新型冠状病毒肺炎所发挥的重要作用让我们应更加重视传统中医药的发展,增强文化自信,推动中医药走向世界,让其在促进人类健康上发挥更大价值。

第一节 | 八纲辨证

八纲,即阴、阳、表、里、寒、热、虚、实八个辨证纲领。

八纲辨证用朴素的两点论来分析千变万化的疾病,从而抓住其病位的深浅在表还是在里,阴阳的偏颇为寒还是为热,邪正的盛衰属虚还是属实,疾病总的类别属阴还是属阳。表证与里证、寒证与热证、虚证与实证、阴证与阳证是四对既对立又联系的证候,但同时要注意到八纲并不是完整的证,只是对病情的大体分类而已。

一、表里辨证

表里辨证是用以辨别病变部位深浅、病情轻重和病势趋向的两个纲领。表与里是相对的概念,从病位与病情轻重看,表证多轻浅,里证多深重;从病势看,病邪由表入里为病渐加重,病邪由里出表为病渐减轻。表里证候的辨别主要以临床表现为依据,不能机械地理解为固定的解剖部位。

(一)表证

表证是指六淫、疫疠等邪气从皮毛、口鼻侵入机体,病位浅在肌表的证候。表证常见于外感病初期,如上呼吸道感染、急性传染病及其他感染性疾病的初起阶段,具有病位浅、起病急、病势轻和病程短的特点。

【临床表现】

以恶寒(或恶风)、发热(或自觉无发热)、舌苔薄白、脉浮为主症,常兼见咳嗽、头身疼痛、喷嚏、鼻塞、流清涕、咽喉痛痒等症状。

【护理措施】

辛散解表

1.密切观察患者寒热、汗出、呼吸、舌苔和脉象的变化,防止表证入里。

2.表证以汗法为主,汗法多选用辛散轻扬的解表药,不宜过煮久煎,以免药性挥发。

3.表证服药宜温服取汗,服药后酌情或增加衣被,或饮热稀粥,以助药力,促使发汗;但以遍身微汗为佳,忌汗出太过,伤阴耗气。

4.发汗之后,患者腠理疏松,宜避风寒,忌汗出当风,复感外邪。

5.根据季节气候及病因的不同,采用不同的护理方式。夏季热证应注意通风避暑;冬季寒证应保持室内温度。

6.饮食宜清淡、细软、易于消化,多饮开水,忌肥甘油腻生冷。

7.加强锻炼,增强正气,提高防病、抗病能力。

(二)里证

里证是与表证相对而言,泛指病位深于内,由脏腑、气血、骨髓等受病所引起的证候。里证多见于外感病的中、后期阶段或内伤疾病。里证的成因,大致有三种情况:一是表证不解,病邪传里;二是外邪直接入里,侵犯脏腑等部位,"直中"为病;三是七情所伤、劳逸过度、饮食失宜等因素,直接损伤脏腑,或脏腑气机失调,气血津精等受病而致。

【临床表现】

里证的范围非常广泛,临床表现极其复杂,凡非表证的一切证候皆属里证,可所谓"非表即里"。不同的里证,可表现为不同的证候,但其基本特点是无新起恶寒发热并见,以脏腑症状为主,其起病可急可缓,一般病情较重,病程较长。如患者可见微热、潮热或壮热、恶热、神昏烦躁、口渴引饮,或畏寒肢冷、倦卧神疲、口淡多涎、大便秘结、小便短赤或大便溏泄、小便清长、呕恶腹痛,苔厚脉沉。

【护理措施】

由于里证的病因复杂,病位广泛,病情较重,故治法较多,一般不如表证较为简单而易于取效。外感病中的里证还需结合病因辨证、卫气营血辨证,而内伤杂病中,则以脏腑辨证为主。

1.里证可由表证传变而来,应密切观察表证患者的病情变化,及时对表证进行治疗和调护,防止传变。一旦发生异常应及时报告医生,以免贻误病情。

2.对病程长、病情较重的患者,护理中要注意情志调护,减轻患者的烦躁情绪,使病人安心休息,静心养病。

3.里热证宜用清热之剂;注意通风降温,可使用物理降温法;可多饮清凉饮料。

4.里寒证宜用温热之剂;注意防寒保暖;进温补类膳食,忌食生冷寒凉之品。

▌ 知识链接 ▐

表证与里证的鉴别

表 6-1 　　　　　　　　　　　表证与里证的鉴别

证候	病程	寒热	舌脉	症状
表证	短,新病	发热恶寒	舌苔薄白,脉浮	以咳嗽、头痛及全身肌肉酸痛、鼻塞、流清涕、咽喉痛痒为主,内脏证候不明显
里证	长,久病	发热不恶寒或但寒不热	舌苔厚或无苔,脉沉	以内脏证候为主症,烦躁神昏,胸闷胸痛,腹痛呕吐,便秘腹泻,尿短赤或清长

（三）表证与里证的关系

1.表里同病

表里同病是指表证和里证在同一个时期出现,又称表里夹杂。如病人既有发热、恶寒、头痛等表证,又有腹胀、腹痛、便秘、小便黄等里证。多见于表证未解,邪已入里;或病邪同时侵犯表里;或旧病未愈,复感外邪等。

2.表里转化

正邪相争的变化,使得表证和里证在一定条件下可以相互转化,即所谓的"由表入里"和"由里出表"。若风热犯表的患者病情转变出现咳嗽痰多、胸闷气粗、烦躁不安、发热口渴、舌红苔黄腻、脉滑数等痰热壅肺之证,这是"由表入里",表示病情加重。如患儿麻疹外透,是"由里出表",表示病势减轻。

二、寒热辨证

寒热是辨别疾病性质的一对纲领。"阳盛则热,阴盛则寒""阳虚则外寒,阴虚则内热",由此可见寒证和热证是阴阳偏盛偏衰的具体表现,所以辨寒热就是辨阴阳的盛衰。阳盛或阴虚是热证,阴盛或阳虚是寒证。

（一）寒证

寒证是指感受寒邪,或阴寒内盛,或阳气虚损所表现出来的机能活动衰退的一类证候。多见于外感阴寒邪气;或久病内伤,阳气耗损;或过服生冷寒凉,阴寒内盛。

【临床表现】

恶寒、畏寒喜暖,口淡不渴,面色苍白,肢冷蜷卧,冷痛,痰、涎、涕清稀,溲清便溏,舌淡苔白而滑润,脉迟或紧。

【护理措施】

温经散寒

1.注意防寒保暖,如根据具体病情适当加盖衣被,饮温热之品。病人居处宜向阳,室温应适度偏高。

2.寒证多用辛温燥热药,应中病即止,以免辛热之品过用伤阴;药物宜温服,若遇寒极拒药时,可加反佐之品引药下行。

3.可配合热敷、推拿、针灸等方法以助驱除寒邪,如风寒痹证患者,除应注意局部保暖外,还可用针灸、拔火罐等方法解除关节疼痛。

4.寒证患者宜温热性饮食,忌生冷;表寒证或里寒证,可趁热服用姜糖水,或在食用的菜蔬中多加些葱白、姜、胡椒粉等辛散之品,以助驱邪外出;虚寒证,可用温补类药膳,以助阳散寒。

（二）热证

热证是指感受热邪,或阳热亢盛,或阴虚阳亢所表现出来的机能活动亢进的一类证候。多因外感火热之邪,或因寒湿郁而化热,或因七情过激、郁而化热,或因饮食不节,积蓄为热,或因房室劳伤、劫夺阴精、阴虚阳亢所致。

【临床表现】

面红目赤,发热或潮热,烦躁不宁,汗出或盗汗,口渴喜冷饮,痰、涕黄稠,吐血衄血,小便短赤,大便干结,舌红苔黄而干,脉数或细数。

【护理措施】

清热、滋阴

1.因患者汗出、喜凉,所以应保持病室凉爽通风,患者衣被应勤更换。但同时要防止汗出太过,寒凉外邪乘虚而入。

2.清热解毒之剂宜凉服或微温服;清热药寒凉,易伤人体阳气,应中病即止,不可久服。

3.热证病人情绪易于激动,应注意安定其情绪,以利康复。

4.密切观察患者的体温、汗出及神志等状况,及时处理突发情况。对感受时邪疫疠的病人,要采取隔离措施。里证热重者,可予冷敷。高热神志不清者,要注意预防褥疮及意外事故的发生。

5.饮食宜新鲜清凉,忌食辛辣、油腻之品。烦热口渴者,可多用清凉之品,以凉性水果、蔬菜为宜。应鼓励病人多饮水以防虚脱。

知识链接
寒证与热证的鉴别

表 6-2　　　　　　　　　　　　　　　　寒证与热证的鉴别

证候	寒热	面色	四肢	口渴	分泌物	大便	小便	舌象	脉象
寒证	喜温恶寒	苍白	发冷	不渴或热饮不多	清稀	稀溏	清长	舌淡,苔白润	迟或紧
热证	喜凉恶热	红赤	温热	口渴,喜冷饮	稠浊	干结	短赤	舌红,苔黄燥	数

(三)寒证与热证关系

1.寒热错杂

寒证与热证同时存在。如患者既见胸中烦热、频频呕吐的上热证,同时又见腹冷痛、大便稀溏的下寒证。

2.寒热转化

寒证、热证相互转化。

(1)寒证转化为热证:先出现寒证,后出现热证,热证出现后,寒证逐渐消失。如风寒犯肺的患者,恶寒重,发热轻,无汗,舌淡苔薄白,脉浮紧;因治疗失当,郁而化热,炼液成痰转化为痰热壅肺证,见发热口渴、咳嗽气喘,胸闷胸痛,或咳吐脓血腥臭痰,舌红苔黄腻,脉滑数。

(2)热证转化为寒证:先有热证,后见寒证,寒证出现后,热证逐渐消失。如高热病人,由于大汗不止,或吐泻过度,随即出现四肢厥冷,面色苍白,脉微弱。

3.寒热真假

(1)真热假寒:又称阳盛格阴证,由于内热过盛,深伏于里,阳气被郁而不能外达四肢,就会出现格阴于外的一些假寒的现象。如患者见四肢厥冷、脉沉等,似属寒证,但其身寒却不喜加衣被,脉沉而有力,并且又可见咽干口臭、渴喜冷饮、谵语、小便短赤、大便燥结等热象。此为内热炽盛是真,外呈寒象是假。

(2)真寒假热:又称阴盛格阳证,由于阴寒内盛,阳气虚弱已极,阳不制阴,虚阳浮越于外而致。临床上患者身热、面红、口渴、脉大等,似属热证,但其身热而欲加衣被,面红而四肢寒冷,口渴而却喜热饮,饮而不多,脉大但无力,并且又见大便稀溏、小便清长、舌淡苔白等寒象。此为阴寒内盛是真,外呈热象是假。

三、虚实辨证

虚实是辨别邪正盛衰的纲领。《景岳全书·传忠录》中认为"虚实者,有余不足也"。《素问·通评虚实论》中亦有"邪气盛则实,精气夺则虚"。由此可见,在疾病过程中的正邪斗争,若邪气亢盛为主是实证,若正气不足为主是虚证。

(一)虚证

虚证是对人体正气不足,脏腑功能衰退为主所产生的各种虚弱证候的概括。虚证反映人体正气虚弱而邪气并不明显,多见于素体虚弱,后天失养,或久病、重病的患者。人体正气包括阳气、阴液、精、血、津液等,故阳虚、阴虚、气虚、血虚、津液亏虚、精髓亏虚等,都属于虚证的范畴。本章主要介绍血虚证、气虚证、阴虚证、阳虚证。

【临床表现】

血虚证:血液不足,不能濡养脏腑、经络等而出现的证候。临床常见头目晕眩,面色苍白或萎黄,口唇、爪甲淡白无华,手足麻木,女性月经量少,后期或经闭,舌淡苔白,脉无力等。

气虚证:全身或某一脏腑功能减退而产生的证候。临床可见神疲乏力,少气懒言,语声低微,自汗畏风,动则诸症加重,舌淡,脉细弱等。

阴虚证:体内阴液亏损所表现的证候。临床可见形体消瘦,午后潮热,五心烦热,盗汗,颧红,咽干,小便短黄,大便干结,舌红少苔少津,脉细数。

阳虚证:体内阳气不足所表现的证候,多由气虚发展而来。临床可见形寒畏冷,四肢不温,口淡不渴,或渴喜热饮,大便溏薄,小便清长,面色淡白,舌淡胖,苔白滑,脉沉迟无力,并可兼有神疲、乏力、气短、自汗等气虚的证候。

【护理措施】

虚则补之

1.虚证患者居处宜安静,空气新鲜,光照充足。平时应注意气候变化,防止感冒。要适应四时变化,注意"春夏养阳""秋冬养阴"。病重者应静卧休养,避免过度疲劳。指导患者结合自身情况,选择锻炼方式,以增强体质。

2.应根据气、血、阴、阳亏损的不同,分别给予相应的饮食调护,以加强营养。血虚者选猪肝、赤小豆等。气虚宜服用人参、黄芪、大枣等益气。阴虚的病人,宜用清补之类的饮食,如莲子、百合、银耳等,忌辛辣、油炸等温燥动火伤阴之品。阳虚宜食温补之类的膳食,如狗肉、桂圆、蛋类等,忌寒性食物及瓜果生冷。

气虚、血虚、阴虚、阳虚四大虚证

3.虚证患者体弱,病程长,护理人员应鼓励他们乐观、开朗,保持心情舒畅,避免恼怒、抑郁、思虑等精神刺激。

4.虚证患者,服药时间长,有厌药心理,故中药当浓煎,可少量多次服。服药应在餐前或餐后1~2小时温服,以免影响食纳。

(二)实证

实证是指邪气亢盛,正气未衰,正邪相争处于激烈阶段,脏腑功能亢进所表现的证候。实证是非常笼统的概念,范围极为广泛,其病因病机主要可概括为两个方面:一为六淫等邪气侵犯人体,正气奋起抗邪;二为脏腑功能失调,导致气机阻滞,以及形成痰饮、瘀血、宿食等病理产物壅积于体内。

【临床表现】

由于致病邪气的性质及所在部位的不同,实证的表现亦极不一致,但病势一般较为亢奋、急迫。临床常见的主要有:高热,面红,精神烦躁甚至神昏谵语,胸闷,呼吸气粗,痰涎壅盛,胸胁脘腹胀满,或有瘀血肿块、疼痛拒按,小便不利或淋沥涩痛,大便秘结或热痢下重,舌质苍老、舌苔厚腻,脉实有力。

【护理措施】

实则泻之

1.实证病情进展多迅速,要做好监护工作,注意观察患者神色、寒热、疼痛的性质,二便、汗出、脉象等情况,防止恶化。注意辨别虚实的真假,谨防出现危证。

2.实证多采用泻实祛邪之法,注意用药时间及用量,防止用药太过伤及正气,应邪去药止。

3.实证患者一般起病急,大多数思想顾虑较多。故护理人员应对患者及其家属耐心细致地进行解释,解除思想顾虑,使其情绪安定,以配合治疗,促进康复。

4.饮食宜清淡,易消化,忌辛辣刺激肥腻之品。腹痛患者,饮食宜有节制。

▌ 知 识 链 接 ▐
虚证与实证的鉴别

表6-3   虚证与实证的鉴别

证候	病程	体质	形 态	疼痛	二便	舌象	脉象
虚证	久病	虚弱	精神萎靡、身倦乏力、气弱懒言	隐痛喜按	大便稀溏、小便清长	舌淡嫩、少苔	细弱
实证	新病	壮实	精神兴奋、声高气粗	剧痛拒按	小便短赤、大便秘结	苔厚腻	实而有力

（三）虚证与实证的关系

疾病的变化是极其复杂的过程,常常由于体质、治疗、护理等多种因素的影响,使得虚证和实证之间发生虚实夹杂、虚实转化和虚实真假等变化。

1.虚实夹杂

即虚证和实证相兼出现,或以实证为主,或以虚证为主,或虚实并重。如鼓胀病人,由于病久正气已虚,可见消瘦、体倦乏力、少气懒言、脉沉细等虚象,但又有腹部膨隆、青筋暴露等腹水实证。

2.虚实转化

虚证和实证在一定条件下可以相互转化。如患者原为高热、口渴饮冷、大汗、脉洪大之实热证,因失治或误治,日久不愈,津气耗伤,以致高热退却而见不欲饮食、肌肉消瘦、虚羸气少、舌苔光剥、脉细无力等虚象,此属实证转为虚证。虚证转化为实证临床上少见,多见的是先为虚证,后转化为虚实夹杂证。如脾虚食滞证见食少、纳呆、乏力等脾虚症状,由于脾失健运,继而出现脘腹痞满、嗳腐吞酸、大便臭秽、舌苔厚腻等虚实夹杂证。

3.虚实真假

《内经知要》中有"大实有羸状""至虚有盛候",就是指证候的虚实真假。真实假虚指疾病本质属实证,但出现一些假虚的现象。真虚假实指疾病本质属虚证,但出现一些假实的现象。虚实真假的鉴别,可以从脉象的有力无力(沉取为主)、舌质的胖嫩与苍老、言语发声的高亢与低怯、病人体质强弱、疾病的新久等几个方面进行临床辩证。

四、阴阳辨证

《景岳全书》说:"医道虽繁,而可以一言蔽之者,曰阴阳而已。"由此可见,阴阳作为八纲的总纲,是对各种病情从整体上做出的最基本的概括,是辨别病证类别的两个纲领。里证、寒证、虚证属阴证；表证、热证、实证属阳证。

（一）阴证

阴证是指体内阳气虚衰或阴寒内盛，机体失却温煦所表现出的证候，机体反应多呈衰退表现。临床上多见于年老体弱或久病的患者，多呈现虚寒的表现。

【临床表现】

畏寒喜暖，四肢欠温，面色苍白，精神萎靡，气短声低，口不渴，大便溏泄，小便清长，舌淡胖嫩，苔白，脉沉无力或迟等。

【护理措施】

以温补散寒为主，尤其注意防寒保暖。宜食羊肉、桂圆等温养之物，忌寒凉、生冷之品。

（二）阳证

阳证是指体内热邪壅盛，或阳气亢盛所表现出的证候，由脏腑器官机能亢进而形成。临床上多见于体壮者，新病、初病呈现一派实热者。

【临床表现】

壮热喜冷，精神烦躁或神昏谵语，面红目赤，气壮声高，口渴喜饮，呼吸气粗，大便秘结，小便短赤，舌红绛，舌苔黄黑起刺，脉滑数有力等。

【护理措施】

以清热泻火为主。多食新鲜蔬菜瓜果，可食用滋阴清热药膳，如银耳、冰糖、甲鱼适量清炖或配菜作为佐餐食用等。根据胃纳情况，可酌情食用枇杷、梅子等养阴生津的水果。盗汗者应避免室温过高，以免引起出汗。注意室温调节，须防汗后受凉感冒。

（三）亡阴证

亡阴证是指体内阴液大量耗损，而表现阴液衰竭的一种危重证候。

【临床表现】

汗出热而黏，面色红赤，身灼肢温，呼吸短促，虚烦躁扰，恶热，口渴欲饮，唇口干燥，舌红而干，脉细数疾而按之无力。

【护理措施】

应益气敛阴、救阴生津，常用生脉散鼻饲，或静脉输液，补充津液。

（四）亡阳证

亡阳证是指体内阳气严重耗损，而表现为阳气欲脱的一种危重证候。

【临床表现】

冷汗淋漓，畏寒倦卧，精神萎靡，神情淡漠，肌肤不温，手足厥冷，呼吸气微，面色苍白，舌淡而润，脉微欲绝。

【护理措施】

以回阳救逆为主，常用独参汤、参附汤等鼻饲。可重灸百会、膻中、神阙、气海、关元等穴。

由于阴阳互根互用，阴液耗竭则阳气无所依附而散越，阳气衰竭则阴液无以化生而枯竭，最终导致阴阳离绝而死亡，所以临床要高度重视亡阴证、亡阳证，一旦发现应积极抢救。

第二节 | 脏腑辨证

脏腑辨证是运用藏象学说的理论,在认识脏腑的生理功能、病理特点的基础上,对四诊所收集的症状、体征,进行分析归纳,借以寻求病因,确定病位,了解病性,推究病机以及正邪盛衰的一种辨证方法。脏腑辨证是中医辨证的核心。

人体的脏腑组织之间,生理上相互联系,病理上相互影响。因此,在进行脏腑辨证时,一定要从整体观念出发,分析各脏腑之间、各脏腑与各组织器官之间的相互关系,才能做出正确的诊断,从而制定相应的护理措施。

一、心与小肠病辨证

心的主要功能是主血脉、主神志,在体合脉,其华在面,开窍于舌,与小肠相表里,故心的病变多表现在心脏本身以及其主血脉功能失常和意识思维等神志活动异常方面。心的常见症状有心悸怔忡、心痛、心烦、失眠、健忘、多梦、神昏、意识错乱;此外,舌体的某些病变,如舌痛、舌疮等,亦常属于心。小肠主泌别清浊,其病变主要表现为二便异常,如尿赤、尿频、尿痛、腹泻等。

心的病证有虚有实,虚证多由久病伤正、禀赋不足、思虑劳神过度等因素,导致气血阴阳不足,血行无力和神失所养;实证多因痰阻、火扰、寒凝、瘀滞等因素阻碍气血运行,扰乱心神所致。

【护理措施】

心病患者在急性发作时,应加强监护,观察神志、睡眠、汗液、舌苔、脉象等体征变化,做好急救的准备措施。加强夜间巡视,观察有无失眠、胸痛、心阳暴脱等症。平时保持居住环境安静,避免突发噪音;避免七情过激和外界不良刺激,保持情绪稳定。饮食宜清淡,不可过食肥甘厚腻,忌食辛辣、浓茶、烟酒等;不可过饱过饥,夜餐尤应忌过饱。注意保持大便通畅,便秘者每日晨起、睡前顺时针按摩脐及下腹部。避免劳累,不宜用脑过度,从事适当活动。

【辨证施护】

(一)心气虚、心阳虚及心阳暴脱

心气虚证是指心气不足、鼓动无力所表现的证候,以心悸及气虚证为辨证要点。心阳虚证是指心阳虚衰,虚寒内生所表现的证候,以心悸怔忡、胸闷或痛及阳虚证为辨证要点。心阳暴脱证是指心阳衰极,阳气暴脱所表现的危重证候,以心阳虚证和亡阳证为辨证要点。此类证候多由素体久虚,或久病失养,或年高脏气衰弱导致心气、心阳俱损所致。

临床表现:心悸、气短、神疲、活动后加重、自汗、脉细弱或结代为共同症状。兼见面白无华、乏力、舌淡苔白为心气虚;兼见畏寒肢冷、怔忡、心胸憋闷或痛、舌淡胖嫩或紫暗为心阳虚;突见冷汗淋漓、神志模糊或昏迷、呼吸微弱、口唇青紫、四肢厥冷、脉微欲绝等为心阳暴脱。

护理要点:心气虚以补益心气为主,用养心汤之类;心阳虚以振奋心阳为主,用炙甘草汤加减;心阳暴脱则须回阳救逆,临床多用独参汤。宜多食温热助阳之物,如羊肉、狗肉等,忌食生冷瓜果及凉性食物。外出注意气候变化,慎防外邪侵袭,注意保暖。注意休息,避免劳累,活动适量勿过度。

（二）心血虚、心阴虚

心血虚证是心血亏虚、心失濡养所导致的证候,以心悸、失眠及血虚证为辨证要点。心阴虚证是心阴亏损、虚热内扰所导致的证候,以悸烦不眠、多梦及阴虚证为辨证要点。此类证候多由久病耗损阴血,或失血过多,或阴血内生不足,或情志不遂,耗伤心血或心阴所致。

临床表现:心悸失眠、健忘多梦为共同症状。兼见眩晕、面白无华、唇舌色淡、脉细为心血虚;兼见潮热、五心烦热、颧红、盗汗、咽干口燥、舌红少津、脉细数为心阴虚。

护理要点:心血虚以补心血为主,用归脾汤,多食红枣、赤小豆、动物内脏等;心阴虚以滋阴养心为主,方选天王补心丹,多食龟鳖、果汁、清炖食物以滋阴潜阳。

（三）心火亢盛

心火亢盛证是由心火炽盛导致的实热证候,以神志症状及舌、脉出现火热炽盛之象为辨证要点。多因情志不遂,气郁化火,或邪热内侵,或过食辛热、温补之品,久蕴化火,内炽于心所致。

临床表现:心胸烦热,失眠,面赤口渴,溲黄便秘,舌尖红赤,苔黄,脉数有力。或见口舌生疮,舌体糜烂疼痛,或见吐血、衄血,甚或狂躁谵语、神志不清等。

护理要点:以清心泻火为原则,用泻心汤加减。患者饮食以清淡食品为主,少食辛辣、煎炸、燥热之品。口疮较为严重者,可局部涂敷清热泻火之散剂。嘱患者保持心情舒畅,以免气郁化火。

（四）心脉痹阻

心脉痹阻证是指因寒邪、瘀血、痰浊、气滞等因素痹阻心脉,而出现以心悸怔忡、心胸憋闷作痛为主的一类证候。多继发于心气虚或心阳虚之后,多因正气不足,心阳不振,有形之邪阻滞心脉所致。常因为情绪激动、受寒凉、劳累,或过食肥甘、饮酒而诱发或加重。

临床表现:心悸怔忡,心胸憋闷或刺痛,痛引肩背内臂,时发时止。或遇寒痛剧,得温痛减,形寒肢冷,舌淡苔白,脉沉迟或紧;或见痛如针刺,舌质紫暗或见瘀点、瘀斑,脉细涩或结代;或为心胸闷痛,体胖痰多,身重困倦,舌苔白腻,脉沉滑;或疼痛而胀,胁胀,常善太息,舌淡红,脉弦。

护理要点:以通阳化瘀为主,用瓜蒌薤白白酒汤合血府逐瘀汤加减。患者饮食有节,切忌过饱、过饥、浓茶、烟酒,宜低脂、低盐饮食。嘱病人保持心情舒畅,当出现心前区疼痛症状时,立即服药,切勿麻痹大意,以免造成严重后果。

（五）痰迷心窍

痰迷心窍证是指痰浊蒙蔽心神所表现的证候,以神志异常和痰浊内盛见症为辨证要点。多因感受湿浊邪气,阻遏气机,或情志不遂,气机郁滞,气不行津,津聚为痰,或痰浊挟肝风内扰,痰浊蒙蔽心神所致。

临床表现:面色晦暗,脘闷作恶,意识模糊,甚则昏迷,或精神抑郁,喃喃自语,表情淡漠,举止失常,或突然昏倒,不省人事,两目上视,口吐痰涎,喉中痰鸣,手足抽搐,舌淡嫩,苔白腻,脉滑。

护理要点:以涤痰开窍为主,用导痰汤合苏合香丸。饮食宜少食肥甘、油腻、酒酪之品,以免生痰助湿。神志不清者应禁食。避免病人受到精神刺激,鼓励病人多参加户外活动,保持心情愉快。

(六)小肠实热

小肠实热证是指心火下移,小肠里热炽盛所表现的证候,以心火热炽及小便赤涩灼痛为辨证要点。

临床表现:心烦口渴,口舌生疮,小便赤涩,尿道灼痛,或尿血,舌尖红赤苔黄,脉数。

护理要点:以清泻小肠实热为主,用导赤散加减。患者饮食以清淡食品为主,少食辛辣、煎炸、燥热之品。调情志,慎起居。

二、肺与大肠病辨证

肺的主要功能是主气、司呼吸,主宣发肃降,通调水道,外合皮毛,开窍于鼻,与大肠相表里,故肺的病变主要表现在肺系呼吸功能减退,水液代谢输布失常,以及卫外机能失职。肺的常见症状以咳喘为主,还可见胸痛、咯吐痰血、咽痛声嘶、鼻塞流涕,或水肿。大肠主传导、排泄糟粕,其病变主要表现为大便异常,如腹泻、痢疾、便血、便秘等。

肺的病证分虚实两大类,虚证多见肺气虚和肺阴虚,实证多由风、寒、燥、热等外邪侵袭或痰浊阻肺所致。大肠病证常由湿热内侵或津液不足所致。

【护理措施】

肺主一身之表,性娇嫩而易受外邪侵袭,因此肺系病患者要重视气候变化,防寒保暖,避免受凉感冒。哮病患者应避免接触刺激性气体、粉尘;忌食海膻发物等,戒烟酒;防止过度疲劳和情志刺激。咳喘呼吸困难者取半卧位或端坐位,嘱绝对卧床休息。密切观察咯血患者病情,给予精神安慰,消除紧张情绪,对大量咯血者将患者头偏向一侧,以防窒息。缓解期应适当加强体育锻炼,以增强体质,提高肺卫的御邪抗病能力。大肠病患者尤其注意饮食卫生,少食辛辣、刺激、生冷之品,注意观察大便的性状和次数,必要时配合实验室检查以确诊。

【辨证施护】

(一)肺气虚

肺气虚证是指肺气不足,卫外功能失职所表现的证候,以咳喘无力、痰液清稀以及气虚证为辨证要点。本证多由久病咳喘,迁延不愈,耗伤肺气,或脾虚气血生化不足,肺失充养所致。

临床表现:咳喘无力,痰液清稀,面色㿠白无华,神疲乏力,声音低怯,动则气短,或自汗,畏风,易于感冒,舌质淡嫩,苔白,脉虚弱。

护理要点:以补益肺气为主,用玉屏风散。肺气虚者宜常食瘦肉、禽蛋、猪肺等补肺气,常食山药培土生金。慎起居,避风寒,加强体育锻炼。

（二）肺阴虚

肺阴虚是指肺阴不足，虚热内生所表现的证候，以干咳或痰少而黏和阴虚证为辨证要点。本证多因久咳久喘、发汗太过、热邪恋肺等伤及肺阴所致。

临床表现：干咳无痰，痰少黏稠，不易咯出，或咳痰带血，甚则咯血，咽干声嘶，形体消瘦，潮热，颧红，盗汗，舌红少苔少津，脉细数。

护理要点：以滋阴清肺为主，用百合固金汤加减。阴虚肺热者可食银耳、绿豆、百合等养阴清热食物，忌烟酒、辛辣，以防伤阴助火。

（三）风寒犯肺

风寒犯肺证是指风寒之邪侵袭肺卫，肺卫失宣所表现的证候，以咳嗽、痰液清稀和风寒表证并见为辨证要点。

临床表现：咳嗽，痰稀色白，或兼恶寒发热，无汗，头身疼痛，鼻塞，流清涕，舌苔薄白，脉浮紧。

护理要点：以辛温解表、宣肺散寒为主，可用止嗽散加减。汤药宜温热服用，多饮热水和热粥，稍加衣被，以助发汗。注意防寒保暖，防止复感。病室保持空气新鲜，定期消毒，感冒流行季节，防止交叉感染。咳剧时，可服枇杷汁、柑橘汁以化痰止咳。

（四）风热犯肺

风热犯肺证是指由风热之邪侵袭肺卫，肺卫失宣所表现的证候，以咳嗽和风热表证并见为辨证要点。

临床表现：咳嗽，咳痰黄稠，发热，微恶风寒，头痛，口微渴，或咽痛，舌尖红，苔薄黄，脉浮数。

护理要点：以辛凉解表、宣肺清热为主，可用桑菊饮加减。汤药宜轻煎，饮食宜清淡，多食用新鲜蔬菜、水果。观察患者寒热变化和汗出情况，高热病人应卧床休息，汗出后及时擦干，换去湿衣，以免加重病情。

（五）燥邪犯肺

燥邪犯肺证是指燥邪侵犯肺卫，肺津耗伤所表现的证候，以肺系症状以及干燥少津为辨证要点。

临床表现：干咳无痰或痰黏难咳，咳甚则胸痛，甚或咯血，微有恶寒发热，常兼喉痒，口、唇、鼻、咽、皮肤干燥，尿少便结，苔薄干燥少津，脉浮数或细数。

护理要点：以润肺止咳为主，用桑杏汤加减。汤药宜分多次频服，以滋润口咽部。多食藕、荸荠、西瓜、梨等清凉润肺食物。室内空气宜湿润，可常在地面洒水，空气流通，避免直接吹风，以免加重病情。

（六）痰热阻肺

痰热阻肺证是指痰热互结，壅阻于肺，肺失宣降所形成的肺经实热证候，临床以咳喘、痰多及里实热证并见为辨证要点。多因外邪犯肺，郁而化热，热伤肺津，炼液为痰，或素有宿痰，内蕴日久化热，痰与热结，壅阻于肺所致。

临床表现：咳嗽，咳痰黄稠而量多，或痰中带血，或咳吐脓血腥臭痰，壮热口渴，呼吸气促，甚则鼻翼翕动，胸痛，烦躁不安，大便秘结，小便短赤，舌红苔黄腻，脉滑数。

护理要点：以清泻肺热、止咳定喘为主，用清金化痰汤加减。饮食上可食用蜂蜜、白萝卜、甘蔗等清热化痰生津之品。病室通风，注意保持一定的湿度和温度。咳痰不爽者可用超声雾化吸入。

（七）痰湿阻肺

痰湿阻肺证是指由痰湿壅阻于肺，肺失宣降所形成的证候，临床以咳喘并见痰湿内盛的表现为辨证要点。

临床表现：咳嗽痰多，质黏或清稀，色白，量多易咳，胸闷，或见气喘，喉中痰鸣，舌淡，苔白腻或白滑，脉弦滑。

护理要点：以健脾燥湿、化痰止咳为主，用二陈汤合三子养亲汤加减。饮食上可食用枇杷、百合、柑橘、山药、薏苡仁等，忌生冷水果及饮料。痰多者，可给予吸痰。

（八）大肠湿热

大肠湿热证是指湿热蕴结肠道，大肠传导失职所表现的证候，以下痢或泄泻以及湿热征象为辨证要点。多因饮食不洁，或夏秋之季，感受暑湿热毒侵犯大肠而致。

临床表现：腹痛泄泻，下痢脓血，里急后重，或暴注下泻，色黄而臭秽，肛门灼热，小便短赤，发热口渴，舌红苔黄腻，脉滑数。

护理要点：以清利湿热为主，用葛根芩连汤。在夏秋流行季节，应采取积极有效的预防措施，保持环境清洁，保证饮食安全。饮食上可用大蒜、马齿苋、绿豆汤预防。鼓励病人多饮用淡盐水或糖盐水，以补充津液。病人暴泻不止、津脱严重时，除了及时补液之外还应注意观察有无亡阴亡阳之变，给予相应处理。

（九）大肠津亏

大肠津亏证是指由于阴液亏虚，不能濡养大肠，传导不利所产生的证候，以大便燥结，难以排出以及津亏失润见证为辨证要点。多因吐泻、久病、温热病后期等耗伤阴液，或素体阴亏，或年老阴血不足，或失血，阴血津液亏虚，大肠失于濡润所致。

临床表现：大便秘结，干燥难下，常数日一行，口干咽燥，或口臭，或伴有头晕，舌红少津，苔黄燥，脉细。

护理要点：以润肠通便为主，方用五仁丸、麻子仁丸。平日多食含有丰富纤维素的蔬菜、水果，如芹菜、韭菜、苹果等。症状轻者，可按顺时针方向摩腹，可点按天枢、大横、足三里、大肠俞等。对于习惯性便秘者，可适当增加体力活动。

三、脾与胃病辨证

脾主运化、升清、统血，主四肢肌肉，开窍于口，其华在唇，与胃相表里。脾的病变常表现为运化失司、清阳不升、统血失常等方面，因此纳差、腹胀、便溏、内脏下垂、浮肿、出血等为脾病的常见症状。胃的主要功能是主受纳、腐熟水谷，主通降、以降为和。胃的病变主要为受纳、消化功能异常和气机升降失调，因此胃脘疼痛、呕吐、嗳气、呃逆等为胃病的常见症状。

脾的病证有虚实之分，虚证多由饮食、劳倦、思虑过度或病后失调导致气虚、阳虚、脾失健运及中气下陷、脾不统血，实证多见寒湿困脾或湿热蕴脾。

【护理措施】
脾病患者饮食护理十分重要，应养成良好的饮食习惯，饮食宜清淡、细软、易消化，忌食馊腐不洁之物,少食多餐,定时定量,不暴饮暴食。便血、吐血量多者卧床休息、禁食,稳定病人情绪。注意观察呕吐物、排泄物的质、量、色、气味、次数和排出时间等。脾病所用汤药一般温服,呕吐、腹痛甚者少量频服,甚者暂停汤剂。胃病患者注意服药时间。指导患者适当锻炼身体,平时可辅以按摩或灸足三里穴。

【辨证施护】

(一)脾气虚

脾气虚证是指脾气不足,运化失职所表现的虚弱证候,以纳呆、腹胀、便溏以及气虚证为辨证要点。多因先天禀赋不足,或饮食不节,或劳倦过度,或思虑太过,或久病虚损,或受其他疾病的影响,损伤脾气所致。

临床表现:腹胀纳呆,食后胀满尤甚,大便溏薄,并见神疲乏力,少气懒言,四肢倦怠,面色萎黄,舌淡苔白,脉缓弱无力。

护理要点:以补气健脾为主,方如四君子汤。脾气虚弱者宜食益气健脾的食物,如红枣、山药、蛋类、瘦肉,忌食油腻、生冷、硬固、壅滞气机之品。服药时注意不要吃萝卜,以免降低疗效。

(二)脾阳虚

脾阳虚证是指脾阳虚衰,阴寒内生所表现的证候,临床以脾虚失运、消化机能减退与虚寒之象并见为辨证要点。本证多由脾气虚进一步发展而成,也可因饮食失调,过食生冷,过用寒凉药物,损伤脾阳;或肾阳不足,命门火衰,火不生土所致;或久病损伤脾气,导致脾阳不足。

临床表现:腹胀纳少,腹痛绵绵,喜温喜按,口淡不渴,四肢不温,大便稀溏,或肢体浮肿,小便短少,或见女性白带色白、量多、质稀,舌质淡胖或有齿痕,苔白滑,脉沉迟无力。

护理要点:以温中健脾为主,方用理中丸。忌过食寒凉、生冷之品,以免寒凉伤中,再伤脾阳。避风寒,调情志,慎起居。

(三)中气下陷

中气下陷证是指脾气亏虚,升清无力,反而下陷所表现的证候,以体虚气坠、内脏下垂等证为辨证要点。本证多由脾气虚进一步发展而成,或劳累过度,或久泻久痢,或妇女孕产过多,产后失养损伤脾气所致。

临床表现:脘腹坠胀,食后益甚,或肛门便意频频且坠重不适,甚则脱肛,或久泄久痢不止,或子宫等内脏下垂,或小便浑浊如米泔。伴有神疲气短,声低懒言,头晕目眩,肢体倦怠,食少便溏,舌淡苔白,脉虚弱。

护理要点:以补中健脾、益气举陷为主,方用补中益气汤。饮食以补中益气的食物为主,如黄芪粥、白术粥等。便溏泄泻者应保持肛门、会阴部清洁,脱肛者每次便后用软纸擦拭肛门,温水洗净托上。

(四)脾不统血

脾不统血证是指脾气虚弱,不能统摄血液,血液溢出脉外所表现的证候,以脾气虚弱和出血表现为辨证要点。本证多由劳倦过度,或久病气虚,损伤脾气,以致气虚统血失权。

临床表现:面色萎黄无华,食少便溏,神疲乏力,少气懒言,并见出血,或尿血、便血,或齿衄、鼻衄、肌衄,或妇女月经过多、崩漏等,舌淡,脉细弱。

护理要点:以健脾摄血为主,方用归脾汤。血虚者宜多食生血、养血之品,如动物肝脏、骨髓、鱼类、红枣、肉类等,忌烟酒辛辣、煎炸厚味,以免伤阴耗血。避免过劳,以免耗气。

(五)寒湿困脾

寒湿困脾证是指寒湿内盛,脾阳受困所产生的证候,以脾胃纳运功能障碍以及寒湿内盛的表现为辨证要点。多因饮食不节,过食生冷,以致寒湿停滞中焦;或冒雨涉水,久居潮湿之地,导致寒湿内侵伤中;或因嗜食肥甘厚腻,湿浊内生,困阻脾阳所致。

临床表现:脘腹痞闷或痛,不思饮食,泛恶欲吐,口淡不渴或口黏不爽,腹痛便溏,头重如裹,身重困倦,或见面色萎黄或肌肤面目发黄,而其色泽晦暗如烟熏,或肢体浮肿,小便不利,或妇女白带量多,舌淡胖,苔白腻,脉濡缓。

护理要点:以散寒除湿为原则,方用实脾饮。宜食健脾化湿之品如山药、扁豆,忌生冷瓜果及肥甘厚腻之品。生活环境不宜过于潮湿。

(六)脾胃湿热

脾胃湿热证是指湿热蕴结中焦,脾胃纳运功能失职所表现的证候,以脾胃运化功能障碍及湿热内蕴表现为辨证要点。多因感受湿热外邪,或过食肥甘酒酪,酿成湿热,内蕴脾胃所致。

临床表现:脘腹痞闷,纳呆呕恶,口黏而甜,厌食油腻,渴不多饮,身重困倦,或目、面、肌肤发黄,或有身热不扬,汗出不解,大便溏泄而不爽,小便短赤,舌红,苔黄腻,脉濡数。

护理要点:以清热利湿为主,方用甘露消毒丹。宜食清热化湿之品如黄豆芽、薏苡仁,忌烟酒辛辣、肥甘厚味之品,以免助湿生热。

(七)胃阴虚

胃阴虚证是指胃阴液亏虚,失去濡润、和降所表现的证候,以胃失和降与胃阴失润等证为辨证要点。多由热病后期阴液未复,或吐泻太过,耗伤阴液,或嗜食辛辣燥热,或肝火犯胃,导致胃阴耗伤所致。

临床表现:胃脘隐痛或嘈杂似饥,饥不欲食,或痞闷不舒,咽干口燥,口渴欲饮,大便秘结,小便短少,舌红少苔或无苔,脉细数。

护理要点:以滋阴益胃为主,方用益胃汤。可适当多食汁液丰富的蔬菜、水果,如梨、甘蔗,还可配合用麦冬煎汤代茶饮,忌香燥、煎炸耗津伤阴之品。

(八)胃火炽盛

胃火炽盛证是指胃中火热炽盛,以胃脘灼热疼痛和实火内炽见症为主的实热证候。多由过食辛辣,化热生火,或邪热犯胃,或情志不遂,气郁化火所致。

临床表现:胃脘灼痛,吞酸嘈杂,消谷善饥,口臭,口渴喜冷饮,或牙龈肿痛溃烂,齿衄,尿黄,便干,舌红,苔黄,脉滑数。

护理要点:以清胃泻火为主,方如清胃散。胃热炽盛者饮食温度应偏凉,宜食清热泻火的蔬菜、水果,如苦瓜、芹菜,忌食辛辣生火之品,禁食烟酒。可根据不同病证配合针灸、推拿等其他疗法。

(九)寒滞胃脘

寒滞胃脘证是因阴寒凝滞胃腑，以脘腹冷痛和实寒证为主要表现的证候。多因过食生冷，或脘腹受冷，寒凝胃肠所致。

临床表现：胃脘冷痛，轻则绵绵不已，重则拘急剧痛，遇寒加重，得温则减，呕吐清水，面色苍白，形寒肢冷，口淡不渴，舌淡，苔白滑腻，脉沉迟有力或沉紧。

护理要点：以温胃散寒为原则，方用良附丸。注意少食寒凉、生冷的食物，多食温胃、养胃之品，如红糖、大枣等，且饮食宜趁热温服。

(十)食滞胃脘

食滞胃脘证是指食物停滞胃脘，不能腐熟消化，以脘腹胀满疼痛、呕吐物酸馊腐臭为主要表现的证候。多因饮食不节，暴饮暴食，或因脾胃虚弱，引起宿食停滞于胃所致。

临床表现：脘腹胀满疼痛，拒按，嗳腐吞酸，或呕吐酸腐馊食，吐后胀痛得减，厌食，矢气酸臭，便溏，泄下物酸腐臭秽，舌苔厚腻，脉滑。

护理要点：以消食和胃为主，方如保和丸。患者既往有伤食史是本证的一个重要特点。此类患者平日应注意饮食有节，不要暴饮暴食，最好少食多餐，必要时禁食，可适当多服食山楂、萝卜、麦芽等消食健脾之物，忌食南瓜、山芋、土豆等壅阻气机之品。

四、肝与胆病辨证

肝主疏泄，主藏血，在体合筋，开窍于目，在液为泪，其华在爪，肝与胆相表里。足厥阴肝经绕阴器，循少腹，布胁肋，系目上额交巅顶。所以，肝的病变主要表现在疏泄失常，肝不藏血，肝风内动，经脉不利及多种目疾，常见症状有精神抑郁、急躁易怒、胸胁或少腹胀痛、眩晕、肢体震颤、手足抽搐，以及目疾、月经不调等。胆贮藏和排泄胆汁，并与情志活动有关。胆病常见症状有口苦、发黄、惊悸胆怯、失眠及消化异常等。

肝的病证有虚实之分，虚证多见肝血、肝阴不足；实证多见气郁火盛以及寒邪、湿热等侵犯。

【护理措施】

肝为刚脏，性喜舒畅，忌抑郁恼怒，所以肝胆病患者精神调护很重要，应保持情绪稳定，避免强烈的精神刺激，解除顾虑，安心静养，以顺肝调达之性。肝病实证，用药多为辛散疏利之品，但不宜久用，以防香燥伤阴。宜清淡饮食，慎油腻，忌辛辣刺激及动火食品，少饮酒，郁怒时不宜进食，以免气食交阻。黄疸、鼓胀、肝癌患者更应禁酒，鼓胀、肝癌患者要低盐饮食。注意保暖，维护正气，防止外邪侵袭。此外可采用针灸、推拿等疗法配合治疗。

【辨证施护】

(一)肝气郁结

肝气郁结证是指肝疏泄不及而致气机郁滞所表现的证候，以情志抑郁，胸胁或少腹胀痛、窜痛，或妇女月经失调为辨证要点。多因情志抑郁或受精神刺激，郁怒伤肝所致。

临床表现：情志抑郁，易怒，善太息，胁肋或少腹胀满窜痛，痛无定处，或咽有梗塞感，俗称"梅核气"，或颈部瘿瘤，或胁下痞块；妇女可见乳房胀痛，月经不调，痛经，甚则闭经；舌苔薄白，脉弦涩。

护理要点：以疏肝理气为原则，方如柴胡疏肝散。因情绪好坏直接影响治疗效果，力求保持患者心情愉快，以增强疗效。饮食宜清淡，以理气、疏肝食品为佳，如金橘、佛手、玫瑰花茶等，忌食肥甘、厚味化火之品。

（二）肝火炽盛

肝火炽盛证是指肝经火盛，气火上逆的证候，以肝经循行部位的实火炽盛症状为辨证要点。多因情志不遂，气郁化火，或因火热之邪内侵，或他脏火热之邪累及于肝所致。

临床表现：胁肋灼痛，面红目赤肿痛，口苦咽干，烦躁易怒，或头晕胀痛，痛势若劈，甚或突发耳鸣、耳聋，或衄血、吐血，大便秘结，小便短赤，舌红，苔黄，脉弦数。

护理要点：以清肝泻火为原则，方用龙胆泻肝汤。注意情志护理，避免患者过急过怒，保持心情舒畅，情绪稳定。可食用芹菜、茶叶、绿豆等清泻肝火。肝火上炎者要保护肺阴，以防木火刑金，可多食梨子、百合等养阴之品，或以决明子煎汤代茶饮，以清肝明目，忌食生热动火之品。

（三）肝血虚、肝阴虚

肝血虚证是肝血不足所表现的证候；肝阴虚证是指肝之阴液亏损所表现的证候。临床上患者以头目、筋脉、爪甲、肝络失于阴血濡养、滋润及血虚或阴虚见证为辨证要点。本证多由生血不足，或失血过多，或久病耗伤营血所致。

临床表现：肝血虚见头目眩晕，两目干涩，视物模糊或夜盲，肢体麻木，筋脉拘急，爪甲不荣，或胁肋隐痛，妇女月经量少、色淡，甚或闭经，面白无华，舌淡，脉细；肝阴虚兼见潮热盗汗，五心烦热，颧红，舌红，少苔或无苔，脉细数。

护理要点：肝血虚以养肝血为原则，方用加味四物汤；肝阴虚以滋阴平肝为原则，方用一贯煎。肝血虚者宜多食补血食物，如动物肝脏、红枣及血肉有情之品；肝阴虚者宜多食滋阴食品和新鲜蔬菜水果，忌辛辣煎炸等劫阴之品。

（四）肝阳上亢

肝阳上亢证是指肝肾阴亏，肝阳上扰头目所表现的上实下虚之证，以眩晕、头目胀痛、腰膝酸软、头重脚轻为辨证要点。本证多由于肝阴虚或肝肾阴虚，阴不潜阳，虚阳上越；或素体阳盛，突然肝阳暴涨而致。

临床表现：眩晕耳鸣，头目胀痛，面部烘热，烦躁易怒，五心烦热，腰膝酸软，失眠多梦，口苦咽干，舌红，少津少苔或无苔，脉弦有力或脉细数。

护理要点：以平肝潜阳为原则，方用天麻钩藤饮。病室要保持安静、舒适，避免噪声，室内光线要柔和。患者要保证充足的睡眠，注意劳逸结合。眩晕发作时要卧床休息，闭目养神，变换体位时动作宜缓，以免诱发或加重病情。对重症患者要密切注意呼吸、神志、血压、脉搏等情况，以便及时采取处理措施。患者要保持情绪稳定，心情愉快。饮食宜清淡易消化，多吃蔬菜、水果，忌烟酒、油腻、辛辣之品，少食鱼腥等发物。节制房事。

（五）肝风内动

凡在病变过程中出现抽搐、震颤、眩晕欲仆等动摇症状的，称为肝风内动。常见的有肝阳化风、热极生风与血虚生风三种。

1.肝阳化风

肝阳化风证是肝阳升发，亢逆无制而出现的动风证候，本证以患者平素即有头晕目眩等肝阳上亢的现象,又突然出现动风之象,甚或猝然昏倒、半身不遂为辨证要点。多由情志不遂,气郁化火伤阴,或肝肾亏虚,不能潜阳所致。

临床表现:眩晕欲仆,头摇,头痛,项强,肢体震颤,手足麻木,行走不稳,甚则猝然昏倒,不省人事,或口眼歪斜,半身不遂,舌强语謇,舌红,苔白或腻,脉弦有力等。

2. 热极生风

热极生风证是指邪热亢盛,热极动风所表现的证候,以高热兼见动风之象为辨证要点。多见于外感温热病中,由于热邪亢盛,燔灼肝经,筋脉失养所致。

临床表现:高热烦躁,躁扰如狂,神昏谵语,或手足抽搐,颈项强直,两目上视,甚则角弓反张,牙关紧闭,舌红,苔黄燥,脉弦数。

护理要点:肝阳化风证以平肝潜阳熄风为原则,方用镇肝熄风汤;热极生风以清热熄风为原则,方用羚角钩藤汤。饮食宜清淡甘寒,肝阳化风者多饮菊花茶,忌公鸡、鹅、猪头肉等动风之品;热极生风者多食河蚌、绿豆、冬瓜、黄瓜等。对患者多做思想工作,解除因突发此病而产生的急躁、恐惧、忧虑等情绪,避免一切精神刺激。对于肢体处于痉挛状态者,可适当按摩,以缓解肌肉的拘挛,切忌强劲拉伸,关节活动范围不要过大,注意保持患肢的功能位置,防止发生患侧受压、畸形、垂足等。神昏抽搐者勿随意搬动,立即针刺人中、合谷等穴,平卧,头侧向一边,防止痰液阻塞,防舌咬伤,防肢体骨折,注意保暖,防坠床。

3. 血虚生风

血虚生风证是指肝血虚,筋脉失养所表现的动风证候,以动风兼见血虚的表现为辨证要点。多由急性、慢性失血过多,或久病血虚所致。本证的临床表现、护理要点,参见肝血虚证。

(六)肝胆湿热

肝胆湿热证是指由于湿热蕴结肝胆,疏泄功能失职所表现的证候,以胁肋胀痛、厌食腹胀、身目发黄、阴部瘙痒及湿热内蕴征象为辨证要点。多由感受湿热之邪,或嗜食肥甘厚腻,湿热内生,蕴结肝胆所致。

临床表现:胁肋胀痛,厌食腹胀,口苦呕恶,大便不调,小便短赤,或见寒热往来,身目发黄,或阴部瘙痒,或带下色黄臭秽,或阴囊湿疹,舌红,苔黄腻,脉弦数等。

护理要点:以清利湿热为原则,方用龙胆泻肝汤。保持患者情绪稳定,气机条达,这样对预防和疗护都有积极重要的意义。肝胆湿热者宜多食清热利湿之品和清淡素食,以清热利湿通便,忌食甜品、辛辣、肥腻之品,平素多饮水。注意香燥理气药物不宜过量或长期服用。外阴湿疹、瘙痒可选用具有清热解毒、除湿消肿功效的鲜马齿苋。如有黄疸,应观察其色泽变化,区别阴黄和阳黄。

五、肾与膀胱病辨证

肾藏精,主水,主纳气,主骨、生髓、通脑,开窍于耳和二阴,其华在发,肾与膀胱相表里。肾的病变多反映为生长、发育、生殖机能障碍,水液代谢异常,呼吸功能减退等,常见症状有腰膝酸软或痛、耳鸣耳聋、牙齿松动、阳痿遗精、经少经闭以及水肿、呼多吸少、二便异常等。膀胱的功能是贮尿排尿,其病变主要反映为排尿异常,常见症状有尿频、尿急、遗尿、小便失禁等。

肾病多虚证,多因禀赋不足,或幼年精气未充,或老年精气亏损,或房事不节等所致,其证以肾的阴、阳、精、气亏损为常见。

【护理措施】

肾病者多易于感受外邪,病室要冷暖适宜。饮食可根据证型不同进行膳食调补,少食辛辣刺激之品。补肾药物应文火久煎,饭前空腹服。调护中注意保护肾之元气,节房事,多休息,注意适当体育锻炼并加强情志护理。腰痛可以针灸或局部按摩。对于水肿患者应注意限制水、盐的摄入;对于由于膀胱气化失职而致之淋证、癃闭等,则注意水、盐的合理摄入,及时观察尿量及性状的变化。

【辨证施护】

(一)肾阴虚

肾阴虚证是指肾脏阴精不足,虚热内生所表现的证候,以腰膝酸软、眩晕耳鸣、男子遗精、女子月经失调伴见虚热之象为辨证要点。多由久病伤肾,或房劳过度,或产育过多,或情志内伤所致。

临床表现:眩晕耳鸣,失眠健忘,腰膝酸软,齿松发落,形体消瘦,五心烦热,潮热盗汗,颧红,男子遗精、早泄,女子经少或经闭,或见崩漏,舌红少苔或无苔,脉细数。

护理要点:以滋阴补肾为原则,方用六味地黄丸。饮食可以滋阴的食物为主,如龟鳖、枸杞子等。注意劳逸适度,节制房事。

(二)肾阳虚

肾阳虚证是指肾脏真阳亏虚,机体失于温煦所表现的一类虚寒证候,以性与生殖机能减退并伴有腰膝酸冷等虚寒之象为辨证要点。多因素体阳虚,年高肾亏或久病伤肾,房劳过度损耗肾阳所致。

临床表现:腰膝酸冷,形寒肢冷,尤以下肢为甚,面色淡白或黧黑,畏寒肢冷,眩晕耳鸣,神疲乏力,男子阳痿,女子宫寒不孕,小便清长,夜尿频多,或五更泄,舌淡,苔白,脉沉弱。

护理要点:以温阳行水为原则,方用金匮肾气丸。肾阳虚者注意保暖,病室温度要略高。饮食以补肾助阳食物为主,如羊肉、狗肉、肉桂等。

(三)肾气不固

肾气不固证是指肾气亏虚,固摄封藏无权所表现的证候,以膀胱或肾不能固摄的表现为辨证要点。多因年老体衰,或久病伤肾,或先天不足,或房劳过度,肾气亏虚,失其封藏固摄之权所致。

临床表现:腰膝酸软,神疲乏力,耳鸣,小便频数清长,或尿后余沥不尽,夜尿频多,或遗尿,或小便失禁,大便滑泄不止甚至失禁,男子滑精早泄,女子月经淋漓不尽,白带清稀,或胎动易滑,舌淡苔白,脉沉弱。

护理要点:以固摄肾气为原则,用缩泉丸、金锁固精丸等方。饮食多以固涩食物为主,如五味子、益智仁等。注意劳逸适度,节制房事。

(四)肾虚水泛

肾虚水泛证是由于肾阳虚衰,气化无权,水湿泛滥所表现的证候,水肿,腰以下为甚,并见腰膝酸冷等虚寒之象为辨证要点。多由久病失调,或素体虚弱,肾阳亏耗所致。

临床表现:周身浮肿,腰以下尤甚,按之如泥,腰膝酸软,畏寒肢冷,小便短少,或见咳逆上气,痰多稀薄,动则喘息,舌淡胖嫩有齿痕,舌质淡胖,苔白滑,脉沉迟无力。

护理要点:以温补肾阳、化气利水为原则,方如济生肾气丸或真武汤。可适当进食大蒜、生姜、川椒等温化通阳之品,且应低盐、无盐饮食,待肿势渐退后,逐步恢复普通饮食;忌辛辣、烟酒等刺激。若因营养障碍导致水肿者,不必过于强调忌盐。水肿者注意皮肤护理,防皮肤破损。注意调摄生活,起居有时,预防感冒,不宜过度疲劳,尤应节制房事,以防损伤真元。

（五）膀胱湿热

膀胱湿热证是指湿热蕴结膀胱所表现的证候,以尿频、尿急、尿涩、灼痛伴见湿热之象为辨证要点。多因外感湿热之邪,蕴结膀胱,或饮食不节,下注膀胱所致。

临床表现:尿频,尿急,尿涩,灼痛,尿黄赤浑浊,或尿中有砂石,甚至尿血,可伴有发热,腰痛,舌红,苔黄腻,脉滑数。

护理要点:以清利湿热为原则,方如八正散。服用清热利尿药时,汤剂水量宜偏大,应频频饮服以增加尿量,加强利尿通淋之功,药宜凉服。可食用赤小豆、绿豆煮汤代茶饮。若膀胱中有砂石,可根据砂石存在的部位,指导病人做适当的跳跃运动,以促进砂石的排出。密切观察尿液的量、色、质等变化。

六、脏腑兼病辨证

人体是一个有机的整体,各脏腑之间在生理功能上相互联系,病变时亦常相互影响。凡两个以上脏腑同时或相继发病所表现的证候,即为脏腑兼病。

（一）心脾两虚

心脾两虚证是指心血亏虚,脾气虚弱,以心悸失眠、食少腹胀、慢性出血,并伴见气血亏虚的表现为辨证要点。因脾气虚弱,生血不足或统摄无权,血溢脉外可致心血虚;心血不足,无以化气,则脾气亦虚,因而形成心脾两虚证。

临床表现:心悸健忘,失眠多梦,头晕纳差,腹胀便溏,倦怠乏力,面色萎黄,或皮下出血,妇人经少、经闭,或月经量多色淡,或崩漏,舌淡,脉细弱。

护理要点:以益气健脾、补血养心为原则,方用归脾丸。虚人易感风寒,应注意防护,随气候变化增减衣被。多食补益类食物以加强营养,如淮山小米粥、桂圆肉糯米粥等。保证充分的休息和睡眠,加强体育锻炼。

（二）脾肾阳虚

脾肾阳虚证是指脾肾阳气亏虚,以泄泻或水肿为主证的虚寒证候。多因脾、肾两脏久病,耗气伤阳,两脏相互影响,从而形成脾肾阳虚之证。

临床表现:形寒肢冷,面色苍白,腰膝酸软,或下腹冷痛,久泻久痢,或五更泄泻,或面浮肢肿,小便不利,甚则腹胀如鼓,舌淡胖大,脉沉迟细弱。

护理要点:以温补脾肾为原则,方用四神丸合附子理中丸。病室宜温暖,做好腹部保暖。饮食宜清补、易消化。可配合按摩脾俞、胃俞、肾俞、大肠俞、命门等穴。

（三）肝脾不调

肝脾不调证是指肝失疏泄,脾失健运,以胸胁胀痛、纳呆便溏、腹痛肠鸣为辨证要点。若肝失疏泄,气机不利,导致脾失健运;脾失健运,气滞于中,湿阻于内,亦可影响肝的疏泄。

临床表现:胁肋胀满疼痛,善太息,情志抑郁,或急躁易怒,纳呆腹胀,便溏,或发作性腹痛欲泻,泻后痛减,苔白腻,脉弦。

护理要点:以疏肝理气健脾为原则,方用柴胡疏肝散。鼓励患者多参加社会和文娱活动,指导患者调摄精神,保持心情舒畅。经常按摩小腿肝经和脾经,再配合内服粥药,疏肝健脾也并非难事。

第三节 | 卫气营血辨证

卫气营血辨证,是将外感温热病的发展过程概括为卫分、气分、营分、血分四个病理阶段的一种辨证方法。

卫气营血辨证可反映病位浅深、病情轻重及传变规律,为临床治疗提供了依据。《叶香岩外感温热篇》说"大凡看法,卫之后方言气,营之后方言血",由此可见,温热病卫气营血的传变,常由卫分开始,渐次传入气分,然后入营、入血,病邪步步深入,病情逐渐加重。一般来说,卫分证主表,病在肺和皮毛;气分证主里,病在胸、膈、胃、肠、胆等脏腑;营分证是邪热入于心营,病在心和心包络;血分证则热已深入心、肝、肾,重在耗阴、耗血、动血,甚至动风痉厥。

一、卫分证

卫分证,是指因温热病邪侵袭肌表,肺卫功能失常,肺失宣降所致的证候,以发热、微恶风寒、舌边尖红、脉浮数为辨证要点,是温热病的初期阶段,属于八纲辨证中的表证。

临床表现:发热,微恶风寒,头痛,全身不适,口微渴,小汗或无汗,或咳嗽,咽喉肿痛,舌边尖红,脉浮数。

护理要点:因病情变化迅速,应严密观察病情,每日至少测体温、脉搏4次,必要时测血压。保持室内空气流通、新鲜,湿度适宜。饮食忌辛辣、煎炸食品,宜进清凉甘润的水果等。严禁用冰袋、酒精擦浴等物理降温,否则会使表邪不能外透而传里。解表发汗汤剂宜温服,多饮热开水,服药后卧床盖被,以助汗出,避免直接当风,复感外邪。

二、气分证

气分证,是指温热病邪已内入脏腑,正盛邪实,斗争剧烈而致阳热亢盛的证候,以发热不恶寒、反恶热、舌红苔黄、脉数有力为辨证要点。多由卫分证不解,邪热内传入里,或温热之邪直入气分而形成。

本证病变范围甚广,凡温热邪气不在卫分,又未传入营血分者,皆属于气分证。根据邪热侵犯肺、胸膈、胃、肠、胆等脏腑的不同而有不同的见证。

临床表现:壮热,汗多,口渴喜凉饮,心烦,尿赤,舌红苔黄,脉数有力;或兼鼻煽气促,咳痰黄稠;或兼心烦懊恼,坐卧不安;或兼潮热,腹痛拒按;或时有谵语,大便秘结,脉沉有力。

护理要点:注意观察体温、寒热、咳嗽、痰色、汗出、舌苔、脉象的变化。汗多者应及时擦干,勤换衣服;加强病室的消毒工作,避免交叉感染;饮食宜清淡、细软、易消化。中药宜偏凉服用。鼓励患者倾诉不适感,消除紧张、恐惧情绪,保持精神愉快。

三、营分证

营分证是温热病邪内陷心营的深重阶段,是营阴被劫,心神被扰所表现的证候,本证以身热夜甚、心烦神昏、舌红绛、脉细数为辨证要点。多由气分不解而内传入营,或由卫分直入营分所致,亦有发病即见营分证者。营分证介于气分证和血分证之间,病邪由营转气,表示病情好转;由营入血则表示病情加重。

临床表现:身热夜甚,心烦不寐,甚或神昏谵语,斑疹隐隐,口干不欲饮,舌质红绛无苔,脉细数。

护理要点:观察体温、寒热、汗出、面色、舌苔、脉象的变化。室温宜低而湿度稍高,使病人感到凉爽舒适,减轻心烦、口干之不适感。给予富有营养、易消化的食物,大量喂服新鲜果汁,以西瓜汁、橘子水、绿豆汤为宜。中药汤剂宜频服,少量多次。

四、血分证

血分证是温热病发展过程中最为深重的阶段,以心、肝、肾的病变为主。此时温热病邪已深入阴血,以耗血、动血、伤阴、动风为证候特点,以身热夜甚、昏谵、斑疹紫黑、舌质深绛、脉细数为辨证要点。多由营分不解而传入血分,或由气分直接传入血分所致。

临床表现:身热,躁扰不安,甚或神昏谵狂;或见抽搐,颈项强直,角弓反张,目睛上视,牙关紧闭,脉弦数;或见手足蠕动,时而抽搐;或见斑疹显露,色紫或黑,吐血、衄血、便血、尿血,舌质深绛;或见持续低热,夜热早凉,五心烦热,口干咽燥,肢体干瘦,舌红少津,脉细数等。

护理要点:注意观察患者的神志、面色、唇甲、舌脉等情况,观察出血的部位及色、质、量等;保持室内环境清静和适宜的温、湿度;饮食宜清淡、富营养、易消化,忌辛辣、烟酒、煎炸之品。宜凉服汤药,或少量多次频频喂服。喂水喂药时小心,谨防呛入气管。避免情绪刺激,郁怒动火,影响病情。

思考题

测一测

1.表证发汗如何护理?

2.如何鉴别寒证与热证?

3.心气虚、心阳虚、心阳暴脱三证的关系如何?

4.中气下陷的临床表现有哪些?护理要点是什么?

5.温病患者病在卫分的护理要注意哪些方面?

第七章
养生保健与护理总则

[学习目标]

1.掌握养生保健的基本原则。

2.掌握预防为主施护求本、扶正祛邪、调整阴阳和三因制宜的中医护理总则。

3.熟悉养生保健的常用方法。

4.具备尊重生命、以人为本的职业道德修养,具备基本的养生保健防治护理理念,具有养生保健宣教意识。

思维导图

第一节 养生保健

健康是人类生命存在的正常状态,是经济发展、社会进步、民族兴旺的保证,也是人类最宝贵的财富。历代医家经过不断地探索和实践,不但在医疗实践上积累了丰富的经验,同时创造了独具特色的中医养生保健理论与方法,为人类的健康、繁衍做出了巨大贡献。

中医养生保健是根据生命发展的规律,以平衡阴阳、强壮脏腑、固本培元为原则,从生活起居、情志、饮食、药物等多方面入手,来增强健康人或患者的适应能力、抗病能力,以达到维系生命健康、延缓衰老进程的目的。

一、养生保健基本原则

思政小课堂

关于人与自然和谐共生——习近平总书记金句节选

人与自然是生命共同体,生态环境没有替代品,用之不觉,失之难存。

坚持人与自然和谐共生。人类应该以自然为根,尊重自然、顺应自然、保护自然。要像保护眼睛一样保护自然和生态环境,推动形成人与自然和谐共生新格局。

坚持人与自然和谐共生,牢固树立和切实践行绿水青山就是金山银山的理念,动员全社会力量推进生态文明建设,共建美丽中国,让人民群众在绿水青山中共享自然之美、生命之美、生活之美,走出一条生产发展、生活富裕、生态良好的文明发展道路。

(一)法天顺地

古代劳动人民在生产、生活实践中体会到,顺应自然规律则得益,违背自然规律就会受到自然的惩罚。同样,在养生保健中主动地效法和顺应天地自然阴阳变化规律是保持健康长寿的基本原则。

1. 顺四时而养

顺应四时气候变化规律,是养生保健的重要环节,所以《内经》强调要"顺四时而适寒暑"。自然界有寒热温凉的变化,生物有春生、夏长、秋收、冬藏的过程,人的情志变化、气血运行、脏腑经络功能也随着自然界这种阴阳消长变化而变化。人们要主动地采取各种养生保健措施,顺应这种自然变化规律,才能避邪防病,保健延年。如春夏为阳气所主,秋冬为阴气所主,顺时养生就要遵循"春夏养阳,秋冬养阴,以从其根"(《素问·四气调神大论》)的原则。在春夏季节,人们要顺应阳气发泄的趋势,多做户外活动,加强体育锻炼,使阳气更加充盛;秋冬季节,天气转凉,草木凋零,阳气渐收,阴气渐长,人们又必须防寒保暖,适当调整作息时间,以避肃杀之气,使阴精潜藏于内,阳气不致妄泄。

2. 顺地域而养

不同地域有不同的气候、水质、土壤、岩石和生物,也形成不同的生活习俗和饮食习惯。一方水土养一方人,地理环境长期的作用,对居住者体质产生一定影响,并反映在生理和病理变化上。我国幅员辽阔,地理环境的差异较大,所以养生保健原则要根据地域的不同而有所制宜。如西北地区寒冷少雨,病多燥寒,人们应适当增加肉食、油脂等食物的摄入以御寒;东南地区湿多雨少,宜以清淡、清凉饮食为主。潮湿阴冷地区宜进味辛、性温之品;潮湿炎热地区,宜进味苦、性凉之品。

3. 顺社会而养

人是社会的组成部分,人能影响社会,社会环境也必然对人的生理与病理发生影响,因此,养生保健方式也应随之不断调整。良好的社会环境和融洽的人际关系,能够促进人精神振奋、勇于进取,有利于身心健康发展,所以我们要顺应社会发展趋势,不断学习,与时俱进,共创和谐社会。同时培养良好的心理素质,正确面对生活、工作、情感、财富、人际关系等现实问题,避免因为过度的心理、精神压力而导致疾病。

(二)形神共养

形,指形体,即肌肉、血脉、筋骨、脏腑等组织器官;神,指情志、意识、思维为特点的心理活动现象,以及生命活动的全部外在表现。形是神的物质基础,神是形的外在表现,形神是一个统一的不可分割的整体,二者相互依存、相互影响、密不可分。神本于形而生,依附于形而存。在养生保健过程中,不仅要注意形体的保养,还要注意精神的摄养,使得形体健壮、精力充沛,二者相辅相成、相得益彰,从而身体和精神都得到均衡统一的发展。

中医养生保健学主张"以动养形,以静养神",形神共养。"以动养形"是指通过各种运动方式来疏通经络、畅达气血、坚实脏腑、强壮形体;"以静养神"是指以清静安宁的方式调养精神,以达怡情畅志、心平气和的最佳精神状态。保持动静协调平衡,才能维护身心健康,达到养生保健之目的。

(三)保精养气

正气的虚衰是疾病的发生和早衰形成的主要原因。正气旺盛,是人体阴阳协调、气血充盈、脏腑经络功能正常的象征，是御邪防病的根本所在。因此，历代医家和养生家都非常重视护养人体正气。从人体生理功能特点来看，保养精、气的根本，在于护养脾肾。《医宗必读·脾为后天之本论》说："故善为医者，必责其本，而本有先天后天之辨。先天之本在肾，肾应北方之水，水为天一之源。后天之本在脾，脾应中宫之土，土为万物之母。"

肾为先天之本，主藏精，内涵元阴元阳以维持全身阴阳平衡。肾精是构成人体和促进人生长发育的基本物质。明代医家张景岳曾明确指出："善养生者，必宝其精，精盈则气盛，气盛则神全，神全则身健，身健则病少，神气坚强，老而益壮，皆本乎精也。"这说明肾精充沛与否直接关系人的体质、智力与生殖能力，强调了保精护肾的重要性，因此，保精护肾为养生健体、抗衰老的重要途径。

脾为后天之本，气血生化之源，五脏六腑、四肢百骸皆赖之以养。脾气健旺，气血充盛，自然形体强壮、肌肉坚实、精力充沛，各脏腑功能强盛。反之脾气虚弱，气血生化乏源，人体形体羸弱、肌肉瘦削、精神疲惫，易患疾病。

脾肾两脏是精气血等重要营养物质的化生源泉，决定人的体能、智能和正气的强弱。养生保健，调摄脏腑，首先应着眼于这两个脏腑，使肾之精髓足以强中，脾之水谷充以御外，这样才能使人体各脏腑功能强健，气血充足，阴阳平衡。

（四）辨证施养

每个人的先天禀赋、体质、性别、年龄等各有差异，对养生取向也存在着明显差异，所以针对不同人群要具体情况具体分析，区别对待，即因人而异、辨证施养。

一般来讲，形体虚衰、阳气不足的老年人应侧重于药物养生、食物养生，兼以运动、精神调养；体质强健、充满活力的青少年要侧重于运动养生、娱乐养生，再辅以饮食、作息的调理。体质有偏向的人在饮食、药物养生上针对性应更强些，如阳盛的人宜进食寒凉的食物或药物，阳虚的人宜进食温补的食物或药物。

中医体质简介

二、养生保健方法

（一）起居养生

所谓起居，是指生活作息，涉及日常生活的各个方面。起居养生是调节生活，进行科学合理的安排，使之有序有度，与人之生命规律及自然规律相应的养生方法。早在《素问·上古天真论》里就指出"饮食有节，起居有常，不妄作劳，故能形与神俱，而尽终其天年，度百岁乃去"，反之"起居无节，故半百而衰也"。可见，自古人们就将起居与健康和寿命紧密相连。起居养生主要体现在起居有常、劳逸适度、衣着适宜、睡眠充足四个方面。

1. 起居有常

起居有常是指作息时间及处理日常事务要有规律，并符合自然变化和人体生理变化规律。一般来讲，一日之中，白天阳气较充盛，适合工作学习；夜晚阴气当令，适于卧床休息。一年之中，春季阳气升发，万物以荣，宜晚卧早起；夏季阳气旺盛，万物繁盛，宜晚卧早起；秋季阳气渐收，阴气渐盛，宜早卧早起；冬季阴气最盛，万物闭藏，宜早卧晚起。建立良好的生活秩序，规律生活，有益于脏腑调和，阴阳平衡，为健康长寿提供基本保障。

2. 劳逸适度

劳逸适度是指合理地安排各种活动,动静结合以养生的方法。"劳"指劳作、运动;"逸"指安逸、休息。"劳"和"逸"是相对而言的,适度的"劳",可以流通气血、疏通经络、调和脏腑;适度的"逸",则可养精蓄锐、消除疲劳、恢复体力。劳逸养生要把握好劳逸的"度",否则会因过逸而气血郁滞,脏腑功能减退,或因过劳而积劳成疾,损伤机体正气而发生疾病。

《素问·宣明五气》指出:"久视伤血,久卧伤气,久坐伤肉,久立伤骨,久行伤筋。"所以要劳逸结合,动静有度,统筹安排,相互促进。

"劳"除包含劳神、劳力之外,还包括房劳,在中医养生学中称之为房事养生。科学而健康的性行为,是有益于身心健康的,但过度纵欲就会耗竭肾精,损伤元气,甚至早衰。"惜精""节欲"是中医养生之道的重要法则和抗衰老的重要手段。

3. 衣着适宜

根据季节、地域、气候的特点来选择和增减衣物,以使机体适应外界环境,从而维持人体内外阴阳平衡。舒适得体是选择服装的基本原则。衣着不宜过于宽大,衣不着身,易中风寒;衣着也不宜过于窄小,紧衣束身易影响血液循环。还要注意在季节更替时,循序渐进地增减衣物,不可骤然穿脱,这样可提高机体的适应能力,减少疾病发生。"春捂秋冻"就是这一理论的体现。

4. 睡眠充足

充足、优质的睡眠可消除疲劳、养精蓄锐、预防疾病、健身益寿。一般每日睡眠时间应不少于 8 小时,病人要适当延长睡眠休息时间。常人宜采用右侧卧位,此睡姿利于心肺功能活动和肠胃的消化吸收。孕妇,尤其妊娠中后期,宜采取左侧卧位,利于胎儿生长,减少妊娠并发症。睡眠养生要避免长期熬夜、昼夜颠倒。睡前不宜思虑过度、心神不定,否则易导致失眠。

(二)饮食养生

饮食是人体获取营养最基本、最重要的途径,它直接关系人的生长发育、脏腑功能与体质强弱。饮食养生是指在中医理论指导下,通过调节饮食,合理摄取食物,以增进健康,强壮身体,预防疾病,达到延年益寿之目的。饮食养生包括以下几方面:

1. 饮食有节

饮食有节是指饮食要有节制,养成定时定量的良好进食习惯。一是进食量要适中,不可暴饮暴食或过饥过饱。暴饮暴食或过于饱胀,会加重胃肠负担,影响消化吸收,以致肠胃疾病;若食欲不振,甚至忍饥挨饿,则气血生化不足,营养不良,危害健康。二是进食要有规律。有人说"早餐吃好、午餐吃饱、晚餐吃少",是有一定道理的。

2. 饮食有方

饮食有方是指养成良好的饮食习惯和进食方法。进食时应遵循"食宜缓、宜专、宜乐、宜暖、宜洁"的原则。食宜缓,即进食时要细嚼慢咽,以免增加肠胃负担或引起噎、呛、咳等危险;食宜专,即进食时要专心不二,不要同时兼做其他事;食宜乐,即进食时要保持乐观情绪,轻松愉快的心情可增加食欲,促进消化;食宜暖,即进食要以温热饭菜为主,以免过于寒凉损伤脾胃之气;食宜洁,即饮食要干净新鲜,禁食腐烂变质、被污染的食物。同时要讲究饮食卫生,如餐前洗手、餐具洁净等。

3. 调和五味

调和五味是指饮食要多样化,五味兼顾,合理搭配。《素问·藏气法时论》说:"五谷为养,五果为助,五畜为益,五菜为充。气味合而服之,以补精益气。"这就是说,谷、果、畜、菜营养成分各不同,要合理搭配、互为补充,人体才能均衡获取营养。另外,饮食养生还应注意饮食气味和荤、素的合理搭配。《素问·互脏生成》告诫:"多食咸,则脉凝泣而色变;多食苦,则皮槁而毛拔;多食辛,则筋急而爪枯;多食酸,则肉胝胎而唇揭;多食甘,则骨病而发落。"即多食咸伤心,多食苦伤肺,多食辛伤肝,多食酸伤脾,多食甘伤肾。由此可见,五味偏嗜,会伤及脏腑,损害机体健康。

(三)运动养生

常言道:生命在于运动。运动是健康之本,是祛病延年的良方。《吕氏春秋·达郁》记载:"流水不腐,户枢不蠹。"认为适度的形体锻炼可以疏通经络、滑利关节、流通气血、强壮筋骨,借形动以济神静,从而使身体健康,益寿延年。运动养生的方式很多,如传统的运动方式有太极拳、五禽戏、易筋经等;现代的运动方式有散步、慢跑、爬山、舞蹈、器械锻炼等。运动养生因人而异,要根据个人的喜好及体质特点选择适合自己的运动方式和运动量,不可勉强而为之,也不可操之过急。运动养生贵在循序渐进,持之以恒。

(四)精神养生

精神养生,也称为"调神""养性""养心"等,是在中医"形神一体"观的指导下,通过调摄精神、舒畅情志、怡养性情,以保持身心健康、预防疾病、延年益寿的一种养生方法。随着社会的进步,人们要面对日益激烈的竞争和挑战,心理健康问题就显得尤为重要,精神养生也就具有了更深刻的意义。历代医家也十分重视精神养生,强调"养生莫如养性"。同时创造了许多精神养生方法,如清静养神、修身养性和调摄情志等。

1. 清静养神

清静养神是指采取各种措施保持心神宁静、心志平和状态的一种心理调节方法。《养生延命录》曰:"静者寿,躁者夭。"这里的"静"是指避免过度思虑,力求心无邪思杂念、无私寡欲的精神境界。人们如果能做到心境安宁,乐观随和,情绪稳定,那么五脏安和、气血流畅,自然不易生病。正如《素问·上古天真论》所说:"恬淡虚无,真气从之,精神内守,病安从来。"清静养神的具体方法很多,如静坐法、散步法、阅读法、导引法等。

2. 修身养性

修身养性是指即通过努力提高道德品质和性格修养,来祛病延年的一种养生方法。孔子在《论语》中指出:"仁者寿。"认为仁义的品格有利于人的长寿。可见,古人极其重视在道德修养中求取身心健康、延年益寿,把"养德"与"养生"看得同等重要。品德高尚、性格修养良好的人往往心胸豁达、待人宽厚、行为端庄,具有良好的心理素质和情绪的自控力,从而使心神安宁、气血调和、脏腑功能正常有序。养德可养气、养神,使人精力充沛、形体健壮、形神共荣、健康长寿。

3. 调摄情志

情志是指喜怒忧思悲恐惊等情绪变化,是人体对客观事物的正常生理反应。正常情况下并不使人致病,但如果七情过激就会气机逆乱、气血失和,有损于健康,所以中医养生学很重视情志的调摄。调摄情志首先要提高自身品德修养,提高自我控制能力。"节喜怒,清六欲",以恬淡怡然的心态对待生活中的得与失。其次要及时疏泄或转移郁滞在心中的不良情绪,心绪恢复到平和状态,以摆脱不良情绪的束缚。此外,还可以根据五行相克原理,采用怒胜思、思胜恐、恐胜喜、喜胜悲、悲胜怒等以情胜情的情志疗法。总之,保持积极乐观的情绪可以使人气机畅达、生机旺盛、延年益寿。

此外,还有药物、针灸、按摩等养生方法。

第二节 护理总则

中医护理总则是以整体观念和辨证论治的基本理论为指导,以四诊所收集的主观、客观资料为依据,对护理个体进行全面的综合分析,根据护理个体不同的病证制定出各种不同的护理法则。中医护理总则包括预防为主、施护求本、扶正祛邪、调整阴阳、三因制宜等有关内容。

一、预防为主

预防是指采取一定的措施来防止疾病的发生与发展。中医学对疾病的预防历来就十分重视,早在《内经》中就提出了"治未病"的预防思想,有"圣人不治已病治未病,不治已乱治未乱"的论述,对后世预防医学的发展做出了宝贵的贡献。所谓"治未病",包括未病先防和既病防变两个方面的内容。

（一）未病先防

未病先防,就是在疾病未发生之前,采取各种措施来防止疾病的发生。疾病的发生关系正邪两个方面。正气不足则是疾病发生的内在根据,邪气入侵是导致发病的重要条件。因此,未病先防必须从两方面着手:一是提高正气,增强抗病能力;二是避其邪气,防止病邪的侵袭。

1. 提高正气,增强抗病能力

（1）调摄精神:中医学认为精神情志活动与人体的生理、病理变化有密切的关系。突然、强烈或反复持久的精神刺激,可使人体气机逆乱、气血阴阳失调而发病。因此,保持精神愉快,心情舒畅,减少不良的精神刺激和过度的情志波动,可以提高机体的抗邪能力而不致发病。正如《素问·上古天真论》所云:"恬淡虚无,真气从之,精神内守,病安从来。"

（2）饮食调理:人的饮食要有规律和节制,如果饥饱无常、暴饮暴食、饮食不洁、偏食等,必然导致脾胃功能受损,而影响气血的化生,导致正气虚弱。

（3）养成良好的生活习惯:要保持身体健康,精力充沛,益寿延年,就应懂得自然变化规律,适应自然环境的变化,起居有常,劳逸结合。起居失常,违背自然规律的生活,过度安逸或过度持重的劳作,必定会削弱机体的抗病能力而导致疾病的发生。因此,起居有常、劳逸适宜才能保持身体健康。

（4）加强锻炼：经常锻炼身体可以通行气血，疏通经络，协调精、气、血的相互关系，增强体质，提高人体的抗病能力，从而达到"正气存内，邪不可干"，提高健康水平的目的。如"太极拳""气功""易筋经""八段锦"等多种健身活动，不仅能增强体质，预防疾病，而且对许多疾病还有一定的治疗作用。

（5）药物预防及人工免疫：适当进行药物预防及人工免疫也是提高人体正气的重要方法。早在《内经》中就记载用"小金丹"预防疾病传染，16世纪中叶我国发明的人痘接种法预防天花以及民间每逢端午节在门口挂菖蒲叶、艾枝条，房屋内洒雄黄酒，用苍术、雄黄烟熏等都是传统的防病措施。近来运用中医药，如贯众、板蓝根、大青叶等预防流感、流脑，用茵陈、栀子等预防肝炎等，都是简便、行之有效的方法。

2.避其邪气，防止病邪的侵袭

病邪是导致疾病发生的重要条件，要做好未病先防，除了固护正气以外，还应防止病邪的侵袭，如讲究卫生，防止水源、食物和环境的污染；对"虚邪贼风，避之有时"（《素问·上古天真论》）；对"五疫之至，皆相染易"，应"避其毒气"（《素问·刺法论》），都是防止病邪侵袭的有效方法。除此之外，还应避免意外伤害，防止虫兽咬伤、金刃创伤、跌扑努伤及各种中毒等。

（二）既病防变

既病防变，是指如果疾病已经发生，则应争取早期诊治，及时护理，防止疾病的传变。

1.早期诊治，及时护理

疾病早期，外邪初袭人体，病情轻浅，进行早期诊治与护理，可将疾病消灭在萌芽状态；若不及时诊治，病邪就会由表入里，病情由轻变重，给治疗带来困难。早期诊治，既有利于疾病的治疗，防微杜渐，又可使正气减少损伤。

2.防止疾病的传变

疾病的发生与发展都有一定的传变途径及发展规律。如《金匮要略》有"见肝之病，知肝传脾，当先实脾"之说，就是根据脏腑生克制化规律提出的控制疾病传变的方法。临床上治疗肝病，常配合健脾和胃的方法，这是既病防变法则的具体应用。

二、施护求本

施护求本即寻找导致疾病产生的根本原因，并针对其根本原因进行治疗和护理。它是辨证施护的一个基本原则，"本"是相对于"标"而言，所谓"本"是指本质；"标"是指现象。在护理病人中，必须抓住疾病的本质进行护理。任何疾病的发生与发展，是通过多个症状和体征所表现的，但这只是现象，必须透过疾病的表面现象，抓住疾病的本质，然后有针对性地进行护理。

（一）护（治）本与护（治）标

由于疾病的变化复杂，标本即矛盾的双方的主次关系不停地运动变化，因而在治疗和护理时就有先后缓急之分，临床应用时必须遵守"急则护（治）其标、缓则护（治）其本"的原则。

1. 急则护(治)其标

急则护(治)其标是在标病危急,若不及时护(治)其标病,就会危及患者生命或影响对本病的治疗和护理而采取的一种暂时的护理(治疗)措施。例如:大出血病人,突然出现大量出血,气随血脱,阴阳俱失,如不及时止血可导致阴阳亡失、离绝的危象。此时,应先行止血以护(治)标,待血止后,病情缓和,再护(治)本病。急则护(治)其标的最终目的是创造护(治)本的条件,更好地护(治)本。

2. 缓则护(治)其本

缓则护(治)其本是指在病情不急的情况下,抓住疾病的本质进行治疗和护理。临床上凡标病不急,均应护(治)本为主,本既除,则标大多会自愈。例如,脾虚泄泻,脾虚为本,泄泻为标,不采用单纯的收敛止泻法护(治)标,而应用健脾益气法护(治)本,脾气健运后,泄泻就自然停止了。

3. 标本同护(治)

标本同护(治)是指标病与本病并重的情况下,采用标本兼护(治)的一种法则。例如,胃肠实热内结证表现为身热,腹部坚硬拒按,大便不通,口干渴,此为实热内结为本,阴液受损为标,在这种正虚邪实的情况下,单用泻下有伤津之弊,单用滋阴则内实难除。因此,需标本兼顾,既泄热又滋阴,可用增液承气汤泻下存阴、增水行舟,达到标本同护(治)的目的。

(二)正护(治)与反护(治)

在一般情况下,疾病发生与发展过程中的现象与本质是一致的,但疾病的变化是错综复杂的,有时也会出现疾病的表象与疾病的性质完全相反的现象,如真热假寒、真寒假热等。因此,针对疾病的表象而言,就有正护(治)和反护(治)的区别。

1. 正护(治)

正护(治)是逆其证候性质而护(治)的一种护理(治疗)法则,又称"逆护(治)",如寒证见寒象,热证见热象,虚证见虚象,实证见实象等,分别采用"寒者热之""热者寒之""虚则补之""实则泻之"的原则护理(治疗)。

2. 反护(治)

反护(治)是顺从疾病外在征象(假象)而护(治)的一种护理(治疗)法则,又称"从护(治)"。如真热假寒证、真寒假热证、真实假虚证、真虚假实证等,分别采用"寒因寒用""热因热用""通因通用""塞因塞用"等原则护理(治疗)。

(1)寒因寒用:以寒治寒,用寒性药物治疗假寒症状的病证。适用于真热假寒证,如阳盛格阴证等。

(2)热因热用:以热治热,用热性药物治疗假热症状的病证。适用于真寒假热证,如阴盛格阳证等。

(3)通因通用:以通治通,指用具有通利作用的药物治疗和护理有通泻症状的实证。适用于真实假虚的食积腹痛、热结旁流等证。

(4)塞因塞用:以补开塞,指用补益的药物治疗和护理因虚而闭塞不通的真虚假实证。如脾虚失运导致的腹胀满闷等症状,应用补脾益气法治疗和护理。

三、扶正祛邪

疾病发展的过程,是正气与邪气双方相互斗争的过程。邪正斗争的胜负,决定疾病的转归与预后。邪正盛衰的变化,决定疾病的虚实变化。邪胜于正则病进,正胜于邪则病退。"邪气盛则实,精气夺则虚"。因此,治疗和护理疾病要扶助正气,祛除邪气,使疾病向有利于痊愈的方向转化。所以,扶正祛邪是指导临床治疗和护理的一个重要法则。

(一)扶正

扶正就是扶助机体正气,增强体质,提高抗病能力,主要适用于正气虚而邪气不盛、以正虚为主的病证。扶正的方法很多,临床可根据具体病证选用,如气虚者补气,血虚者补血,阴虚者滋阴,阳虚者温阳等。

(二)祛邪

祛邪即祛除邪气使邪去正安,主要适用于邪气盛而正气未衰、以邪实为主的病证。临床可根据具体病证,选用发汗、攻下、清热、散寒、消导、祛湿、涌吐、化瘀等法治之。

(三)扶正与祛邪并用

扶正与祛邪并用主要适用于正气已虚而邪气仍实的虚实夹杂的病证。两者相辅相成、相互为用。但在具体应用时,还要分清主次,全面分析正邪双方消长盛衰的情况,决定扶正与祛邪的主次与先后,如以正虚为主者,应以扶正为主,兼顾祛邪;以邪实偏重者,则以祛邪为主,兼以扶正。总之,应区别主次、先后,或先扶正后祛邪,或先祛邪后扶正,或攻补兼施,原则是"扶正而不留邪,祛邪而不伤正"。

四、调整阴阳

疾病的发生,其本质是机体阴阳相对平衡遭到破坏,出现体内阴阳偏盛、偏衰的结果。所以,调整阴阳,补偏救弊,恢复阴阳的相对平衡,是护理疾病的根本法则之一。

(一)损其有余

对阴阳偏盛,阴或阳一方过盛、有余的病证,采用"损其有余"的护理方法。如对阳热偏盛的实热证,以"热者寒之"的方法,清泻其阳热。对阴寒偏盛的寒实证,以"寒者热之"的方法,温散其阴寒。

(二)补其不足

对阴或阳的某一方不足或偏衰的病证,采用"补其不足"的护理方法。如阴虚以滋阴、阳虚以补阳、阴阳两虚则阴阳双补的方法,以补其不足。

由于阴阳具有互根互用关系,故阴阳偏衰亦可互损。因此,在调整阴阳盛衰时,还应兼顾其另一方面,做到"阳中求阴"或"阴中求阳"。此外,从阴阳的广义来讲,解表攻里、升清降浊、寒热温清、补虚泻实、调和营卫等方法,均属调整阴阳的范围。

五、三因制宜

因时、因地、因人制宜,称为"三因制宜",是指治疗和护理疾病时要根据季节气候、地理环境以及病人的体质、性别、年龄等不同情况,制定适宜的治疗和护理方法。

(一)因时制宜

因时制宜是指按照不同季节、气候特点来考虑治疗和护理的原则。气候的变化,对人体的生理、病理均有重要影响。如春夏季节,气候温热,人体腠理开泄,即使外感风寒,也不宜过用辛温解表药,以免开泄发汗太过而耗伤气阴;而秋冬季节,气候由凉变寒,人体腠理致密,阳气内敛,此时若非大热之症,对寒凉药物应当慎用,以防损伤人体的阳气。暑夏季节多雨,气候潮湿,病多挟湿,治疗和护理应适当加入化湿渗湿的药物。

(二)因地制宜

因地制宜是指根据不同地理环境特点来考虑治疗和护理用药的原则。因环境、气候、生活习俗、生活条件等各不相同,因而人的生理活动、病理变化的特点也不尽相同。例如,我国西北地区,地势较高,寒冷少雨,病多寒燥,治宜辛润,慎用寒凉。东南地区,地势低,温热多雨,病多湿热或湿温,治宜清热化湿。地区不同,即使患同一种病,治疗用药也有差别。如同患感冒,西北地区,人多体质壮实,故多用麻黄、桂枝方能奏效;东南地区,人多腠理疏松,故多用荆芥、防风之品。

(三)因人制宜

因人制宜是指要根据病人的年龄、性别、体质、生活习惯等,来指导治疗用药的原则。年龄不同则生理状况及气血盈亏不同,治疗用药应有区别。如老年人,脏腑功能渐减,气血渐衰少,患病多见虚证或虚实夹杂证,治疗偏于补益,即使是邪实,攻之亦要慎重,以防损伤正气。而小儿则生机旺盛,脏腑娇嫩,形气未充,患病易寒易热,易虚易实,病情变化快,故治疗忌投峻剂,少用补益,药量宜轻。男女性别不同,各有其生理特点,妇女在生理上有经、带、胎、产等情况,用药时应加考虑。对妊娠患者尤要慎用峻下、滑利、破血、破气、走窜伤胎或有毒药物,防止伤胎、堕胎或损伤母体。产后还应考虑气血亏虚及恶露、哺乳等情况。人的身体素质有强弱之分、寒热之偏及阴阳衰盛之殊等,形体有魁梧、瘦小之别,一般体质强壮、体形魁梧的用药量宜重;体质虚弱、形体瘦小者用药量宜轻。素体阳虚者用药宜偏温;素体阴虚者用药宜偏凉。

总之,因时、因地、因人制宜的原则,是指在治病时不能孤立地看待病证,要看到人的整体性和不同的特点以及与自然环境对人体的影响。三因制宜的原则充分体现了中医治病的整体观念和辨证施治精神,以及在实际应用中的原则性和灵活性。

思 考 题

测一测

1.何谓正护(治)? 常用的正护(治)法有哪些?
2.试述扶正祛邪原则在临床上的具体运用。

常用中医护理技术

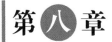

第八章
中药疗法及护理

[学习目标]

1.掌握中药的四气、五味、毒性、禁忌;方剂的组成原则;中药的煎煮法;中药内服法的护理方法;常用外治法的护理方法。

2.熟悉中药的升降浮沉、归经、配伍;方剂的组成变化;八法的应用;常用外治法的适用范围及注意事项。

3.了解常用剂型。

4.培养严谨求实、团结协作的精神,传承和创新中医药技术,学会用整体观和辨证发展的眼光看待问题,培养学生尊重病人、关爱病人的职业道德。

思维导图

第一节 | 中药方剂基本理论

中药由植物药、动物药和矿物药组成,其中以植物药占绝大多数,使用也更普遍,因此,习惯上把中药称作"本草"。

一、中药的性能

中药的性能是指药物与疗效有关的性质和功能,包括药物发挥疗效的物质基础和治疗过程中所体现出来的作用。它既是中药功效的高度概括,也是认识中药功效和应用中药的理论基础,包括四气、五味、升降浮沉、归经、毒性、配伍、禁忌等。

(一)四气

四气又称四性,是指寒、热、温、凉四种药性。四气中温热与寒凉属于两类不同的性质。温热属阳,寒凉属阴。温次于热,凉次于寒。故就四气本质而言,实际上是寒热二性。

寒热温凉,是从药物作用于机体所发生的反应概括而来的,是与所治疾病的寒热性质相对应的。具有清热泻火、凉血解毒等作用的药物,药性属寒凉,如黄芩、黄连、黄柏等;具有温里散寒、补火助阳、温经通络、回阳救逆等作用的药物,药性属温热,如附子、干姜、肉桂等。平性指药物寒热界限不明显、药性平和、作用较缓和的一类药,如党参、山药等。

药物的四气是临床用药的重要依据,"疗寒以热药,疗热以寒药",这是寒热药性应用的基本原则。

(二)五味

五味指辛、甘、酸、苦、咸五种药味。此外还有淡味和涩味,但淡附于甘、涩附于酸,故仍习称五味。药味的确定,与药物口尝时的实际滋味有一定的关系,但更主要的是通过对药物功效进行概括得出的。如虎骨、蜈蚣经过临床治验,证实其有祛风作用,故确定其味为辛味。相同的药物,其作用相近或有共同之处。

辛味能散、能行,具有发散、行气、行血、开窍、芳香化湿等作用,常用于表证、气滞、血瘀、窍闭神昏、湿浊内阻等病证,如麻黄、藿香等;甘味能补、能缓、能和,具有补益、缓急、和中的作用,常用于虚证、拘急疼痛等病证,如人参、甘草等;酸味能收、能涩,具有收敛、固涩作用,多用于虚汗、久泻、久咳、遗精、滑精、遗尿等病证,如五味子、乌梅等;苦味能泄、能燥、能坚,具有清热泻火、降泄通便、燥湿、存阴等作用,常用于实热证、热结便秘、肺气上逆而咳喘、湿证、阴虚火旺等病证,如大黄、葶苈子等;咸味能软、能下,具有软坚散结和泻下作用,多用于瘰疬、瘿瘤、痰核、燥热便秘等病证,如海藻、昆布等;涩味能收、能涩,与酸味作用相似,常用于虚汗、泄泻、遗精、遗尿等病证,如龙骨、牡蛎等;淡味能渗、能利,具有渗湿利水作用,多用于治疗水肿、小便不利等病证,如猪苓、薏苡仁等。

四气和五味分别从不同的角度说明药物的作用,是临床辨识药物功效的重要依据,两者结合起来才能较全面地认识药物的功效。性味一般都能表示药物的大体功效和某些共性,性味组合不同,其功效有较大差异,如黄连苦寒,能清热燥湿;芒硝咸寒,能软坚泻下;黄芪甘温,可以补气;芦根甘寒,能清热生津除烦。

(三)升降浮沉

升降浮沉是指药物在人体内的作用趋向,分为升浮和沉降两个方面。升是上升,降是下降,浮是发散,沉是泄利。升浮药主向上、向外,具有升阳、解表、祛风、散寒、催吐、开窍等功效;沉降药主向下、向内,具有清热泻火、泻下通便、降逆止呕、止咳平喘、利水渗湿等功效。正确利用药物的升降浮沉特性,应了解以下几个关系:

1.升降浮沉与病位病势的关系

人体发病部位有上下表里的不同,病势也有上逆、下陷之差,因此选药时,病位在上在表,宜选用升浮药;病位在下在内,宜选用沉降药。病势上逆者,宜降不宜升;病势下降者,宜升不宜降。

2.升降浮沉与药物性味、质地的关系

具有升浮作用的药物,多为味辛、甘,性温热之品;具有沉降作用的药物,多为味苦、酸、咸、涩,性寒凉之品。凡质轻的,如花、叶等药物,多主升浮;质重的,如根茎、果实、种子、矿物及介壳类药物,多主沉降。药物升降浮沉的作用趋向与药物的质地除了共性外,亦各有特性,如"诸花皆升,旋覆独降";"诸子皆降,蔓荆独升";"芫花沉降,苍耳子升浮"。

3.升降浮沉与炮制、配伍的关系

药物经炮制后可以改变其对人体作用的趋势。如酒制多升,姜制则散,醋炒则敛,盐炒则下等。在配伍中,少数升浮药与较多、较强的沉降药配伍,其升浮之性会受到一定制约;反之,少数沉降药与较多、较强的升浮药配伍,其沉降之性也会受到一定影响。

(四)归经

归经是指药物对机体某些脏腑经络的病变起特殊的选择性的治疗作用,也是中药的用药规律。药物的归经与治疗作用密切相关。药物的归经不同,其治疗作用亦不相同。在临床用药时,首先应根据各经所表现的症状进行诊断,然后再用相应的药物治疗,这样有助于提高用药的准确性。如羌活善治太阳经头痛(颈项部),葛根、白芷善治阳明经头痛(前额部),柴胡善治少阳经头痛(头侧部),吴茱萸善治厥阴经头痛(头顶部)。

一般而言,归某经的药物均擅长治疗某经所属脏腑经络病证。但也要注意到,同归一经的药物,因其药性、升降浮沉等不同而作用有异。如干姜、黄芩、百合、葶苈子皆归肺经,但干姜温肺寒、黄芩清肺热、百合补肺阴、葶苈子泻肺实;同时,药性相同,归经不同,其治疗作用也会不同。如龙胆草、黄芩、黄连、黄柏同为苦寒,分别入肝经、肺经、心经、下焦,而依次善于泻肝火、肺火、心火、相火。

(五)毒性

广义的毒性,其实指的就是药物的偏性。"是药三分毒",在古代医药文献中,"毒药"一词基本上是药物的总称。狭义的毒性,是指药物对机体具有一定的损害性,用之不当会对机体造成较大危害,甚至可能危及生命。许多中药学著作在药物性味下标注的"大毒""有毒""小毒",不再是指药物的偏性,而是属于狭义的"毒性"范畴。

药物的毒性会引起功能障碍、脏腑器官组织损伤,甚至可危及生命。应用毒性药物时,必须按规定的方法炮制,恰当配伍,正确煎服,严格掌握其适应证和剂量,还要注意患者的体质差异。毒性药物禁止长期服用,避免误服。

▍知识链接▍

毒性中药简介

我国《医疗用毒性药品管理办法》中列出的毒性中药品种有27种,砒石(红砒、白砒)、砒霜、水银、生附子、生川乌、生草乌、生白附子、斑蝥、红娘虫、青娘虫、生马钱子、生巴豆、生半夏、生南星、生狼毒、生藤黄、生甘遂、洋金花、闹洋花、生千金子、生天仙子、蟾酥、轻粉、红粉、雄黄、白降丹、雪上一枝蒿。要求必须专人、专柜、加锁保管,并建立登记账,记明收、支、存情况,处方单独保存2年备查。

(六)配伍

配伍是指按病情需要和药性特点,有选择地将两味以上的药物配合使用,旨在增强疗效,降低毒副作用,分清主次,全面兼顾病情。单味药的应用和药与药之间的六种配伍关系合称中药的"七情",它包括单行、相须、相使、相畏、相杀、相恶、相反七个方面。

单行:仅用一味药治疗疾病。如独参汤治气虚欲脱证。

相须:指将两种以上功效相类似的药物合用,以增强其原有功效。如大黄配芒硝,能增强攻下泻热的治疗效果。

相使:指在性能功效方面有某些共性的药物相互配伍,以一药为主,另一药为辅,能提高主药疗效。如黄芪补气利水,茯苓利水健脾,二者配伍,茯苓能提高黄芪补气利水之效。

相畏:指一种药物的毒、副作用,能被另一种药物减轻或消除。如生半夏的毒性能被生姜减轻或消除。

相杀:指一种药物能减轻或消除另一种药物的毒、副作用。如生姜能减轻或消除生半夏的毒性或副作用。相畏、相杀实际上是同一种配伍关系的两种提法。

相恶:指两药合用,一药能使另一药原有功效降低,甚至丧失。如人参恶莱菔子。

相反:指两种药物合用后相互作用,能产生或增强毒性反应或副作用。如"十八反""十九畏"中的若干药物。

药物配伍后产生协同作用而增强了疗效的,临床应该充分利用,如相须、相使;药物配伍后能减轻或消除原有药物的毒性或副作用,在使用有毒药物、烈性药物时,必须考虑选用,如相杀、相畏;药物配伍后可能产生拮抗而抵消或削弱原有的功效、作用的,用药时应注意,如相恶;药物配伍后可以产生或增加毒、副作用,属于配伍禁忌者,原则上应该避免应用,如相反。

┃ 思政小课堂 ┃

中药配伍原则——"和合"思想

"和合"思想是一种矛盾观、辩证观,"和"并不拒斥事物的差异,"合"并不摒弃事物的矛盾。尚和合,就是在正视事物之间差异和矛盾的基础上,尊重差异、协调矛盾。弘扬"和合"思想,就是以理性、务实、辩证的态度对待这些差异和矛盾,既不回避和掩饰,也不夸大和激化,而是以沟通、协商的方式加以解决,特别是通过运用"和合"思维,抚慰人们心灵、引导人们情绪、疏导人们心理、排解人们烦忧,使诸多不稳定因素在对立共同体中相互依存、相互中和、相互统一,最大限度地化解乃至消弭当下一些社会矛盾、纠纷、冲突,从而促进社会稳定,维护社会和谐。中药"合理配伍、整合偏性"的配伍原则蕴含着中华文化的"和合思想",运用"和合思想"可以树立与人和善、相互尊重、温情和睦的人际观。

(七)禁忌

1.配伍禁忌

配伍禁忌是指有些药物之间有相恶或相反的关系,配伍使用会降低疗效或产生毒、副反应。前人将其概括为"十八反""十九畏",累计37种药物。

(1)十八反:甘草反甘遂、大戟、海藻、芫花;乌头(包括川乌、草乌、附子)反贝母(川贝母、浙贝母)、瓜蒌、半夏、白蔹、白及;藜芦反人参、沙参(南沙参、北沙参)、丹参、玄参、苦参、细辛、芍药(白芍、赤芍)。(反玄参系《本草纲目》增入,所以实有十九味药)

(2)十九畏:硫黄畏朴硝,水银畏砒霜,狼毒畏密陀僧,巴豆畏牵牛,丁香畏郁金,川乌、草乌畏犀角,牙硝畏三棱,官桂畏石脂,人参畏五灵脂。

┃ 知识链接 ┃

"十八反"和"十九畏"

金元时期医家将"十八反"和"十九畏"编成歌诀。

十八反歌:本草明言十八反,半蒌贝蔹芨攻乌,藻戟遂芫俱战草,诸参辛芍叛藜芦。

十九畏歌:硫黄原是火中精,朴硝一见便相争。水银莫与砒霜见,狼毒最怕密陀僧。巴豆性烈最为上,偏与牵牛不顺情。丁香莫与郁金见,牙硝难合京三棱。川乌草乌不顺犀,人参最怕五灵脂。官桂善能调冷气,若逢石脂便相欺。大凡修合看顺逆,炮爁炙煿莫相依。

2. 妊娠禁忌

凡易对母体、胎儿或产程产生损害的药物，均为妊娠禁忌用药。根据药物对妊娠的危害程度，分禁用与慎用两类。禁用药物多系毒性较强或药性峻猛之品，如水银、砒霜、雄黄、轻粉、斑蝥、马钱子、蟾酥、川乌、藜芦、胆矾、瓜蒂、巴豆、甘遂、大戟、商陆、麝香、干漆、三棱、水蛭等。慎用药物包括部分活血祛瘀药、行气药、攻下药和温里药，如牛膝、川芎、红花、桃仁、姜黄、牡丹皮、枳实、枳壳、大黄、芒硝、番泻叶、芦荟、附子等。

3. 服药禁忌

服药禁忌俗称"忌口"，是指服药期间对某些食物的禁忌，又称食忌，一般用药时应忌食生冷、辛热、油腻、腥膻及刺激性食物。根据病情的不同，饮食禁忌应有区别。如热证患者应忌食辛辣之胡椒、辣椒、大蒜、白酒等辛热助阳之品；脾胃虚弱者应忌食油炸黏腻、生冷瓜果等食物；疮疡肿毒、皮肤病患者应忌食鱼虾蟹等腥膻发物及辛辣刺激性食物。

二、方剂制方理论及用法

所谓"方从法出"，是说方剂是在辨证立法的前提下，按照组方的原则，通过选择合适的药物、适当的用量、妥善的配伍而成。方剂的组成，既有其原则性，又有较大的灵活性。

(一)方剂的组成原则

方剂是由药物组成，不是单纯药物的堆积，而是通过药物的合理配伍、组合，能够增强单味药物的原有疗效，扩大治疗范围，同时还可以减轻或消除药物的毒、副作用。古人以"君、臣、佐、使"来说明方剂组成的四部分。

1. 君药

君药又称主药，是针对主病或主证起主要治疗作用的药物，一般效力较强，药量较大，在一个方剂中是不可缺少的药物。

2. 臣药

臣药又称辅药，有两种意义：一是指在方中辅助君药，加强治疗主病和主证的药物；二是指针对兼病或兼证起治疗作用的药物。

3. 佐药

佐药有三种作用：一是佐助药，即配合君、臣药加强治疗作用的药物或直接治疗次要兼证的药物；二是佐制药，即减轻或消除君、臣药的毒性和烈性的药物；三是反佐药，即病重邪甚，可能拒药时，配与君药性味相反而又能在治疗中起相成作用的药物，如在温热方剂中加入少量的寒凉药物。

4. 使药

使药有两种作用：一是引经药，即能引方中诸药至病所的药物；二是调和药，即具有调和方中诸药作用的药物。

方剂的君、臣、佐、使原则，在具体应用中，应根据辨证立法的需要，以精简有效为原则，灵活应用，不一定君、臣、佐、使一应俱全。

(二)方剂的组成变化

方剂在应用时必须结合患者的病情、体质、年龄、生活习惯、地域及气候等因素综合

考虑,予以加减化裁,灵活运用,做到"师其法而不泥其方"。方剂的组成变化形式主要有三种:

1. 药味增减

药味增减是在主证未变的情况下,随着兼证的变化,加入或除去某些药物,使之更合乎治疗的需要,也叫"随证加减"。

2. 药量增减

药量增减是指方中药味不变,只增减药物剂量,或更换药味主次关系,其结果可改变原方药力的大小或扩大治疗范围,有时还可改变其主治证。

3. 剂型变化

中药制剂种类较多,各有特点。同一方剂,由于剂型不同,其治疗作用也不相同。

知识链接

中药的用量

中药的用量是指成人内服汤剂中单味干燥生药的一日量。中药的用量一般与中药性质、临床需要及病人情况有关。药性峻猛、药味浓烈的药,用量宜小;药性温和、药味清淡的药,用量可大些;毒性药则要严格控制用量。质地重的药物如贝壳、金石类,用量宜重;质地轻的药物如花、叶类,用量宜轻。贵重细料药如麝香、牛黄,用量宜小。单味药,用量可大些;复方药,用量宜小。入汤剂的中药,用量可大些;入丸散剂,用量宜小。病人体质壮者用量可大些,体质虚弱者及老人、妇女、儿童用量宜小。临床实际确定药物用量时,还应考虑到居处的自然环境、季节和气候等因素,做到"因地制宜""因时制宜"。

(三)方剂的常用剂型

方剂组成之后,还应根据病情和药物特点制成一定的形态,称为剂型。剂型的种类众多,既有丸、散、膏、丹等传统剂型,又有采用现代制剂方法,在保持传统制剂基础上,创造出的针剂、片剂、糖浆剂等新剂型,每一种剂型都有其特点和适应范围。中医临床常用的剂型有:

1. 汤剂

把药物配齐后,用水、黄酒或水酒各半浸泡,再煎煮去渣取汁,称为汤剂,古代称之为"汤液",其优点是吸收快、疗效快,是临床使用最广泛的剂型。

2. 片剂

将中药加工或提炼后与辅料混合,压制成圆片状剂型,称为片剂。片剂用量准确,体积小,易于吞服,临床应用较广。

3. 散剂

散剂是将药物研碎,制成均匀混合的干燥粉末,有内服与外用两种。内服散剂末细量少者,可直接冲服,如七厘散;亦有粗末,使用时加水煮沸取汁服,如香苏散。外用散剂一般作外敷、掺撒疮面或患病部位,如生肌散、金黄散;亦有作点眼、吹喉外用的,如冰硼散。散剂有制作简便、便于服用及携带、吸收较快、节省药材、不易变质等优点。

4.丸剂

丸剂是将药物研成细末,以蜜、水、米糊、面糊、酒、醋、药汁等作为赋形剂制成的圆状固体剂型。丸剂吸收缓慢,药力持久,且体积小,服用、携带、贮存都比较方便,一般适用于慢性、虚弱性疾病,临床常用的丸剂有蜜丸、水丸、糊丸、浓缩丸等数种。

5.冲剂

冲剂是将中药提炼成稠膏,加入部分药粉或糖粉制成颗粒散剂干燥而成。用开水冲服,甚为方便。由于含糖较多,小儿易于接受。

6.膏剂

将药物煎煮取汁,浓缩成半固体,称为膏剂。有内服和外用两种,内服的如雪梨膏等;外用的如风湿膏、狗皮膏药等。

7.酒剂

酒剂俗称药酒,是将药物浸泡入酒中,经过一段时间后,去渣取汁供内服或外用。

8.丹剂

丹剂一般是指含有汞、硫黄等矿物,经过加热升华,提炼而成的一种化合制剂。丹剂具有剂量小、作用大、富含矿物质等特点,多外用,如红升丹、白降丹等。此外,习惯上把某些较贵重的药品或有特殊功效的药物剂型叫作丹,如至宝丹、紫雪丹等。

9.注射剂

注射剂是指用不同方法提取、精制中草药有效成分,配成灭菌溶液,供皮下、穴位、肌肉、静脉等注射用的剂型。注射剂具有作用迅速等优点,对急症或口服药有困难者尤为适宜。

▌思政小课堂▐
"鱼腥草"注射液事件

2006年鱼腥草注射液使用后发生严重的不良反应,甚至有致死病例,因此国家食品药品监督管理局发布了《关于暂停使用和审批鱼腥草注射液等7个注射剂的通告》。鱼腥草注射液由中药鱼腥草提取制成,因人工提取时受技术限制,难以达到纯制剂的要求,植物蛋白无法取尽,容易造成过敏。在临床工作中应树立"科学严谨、创新求实,质量第一"的职业精神。虽然鱼腥草注射液在全国范围内停用,但是鱼腥草用于中药汤剂、民间食疗仍然安全,所以要学会用辨证的眼光看问题。

三、中药的煎煮法

中药煎煮恰当与否,直接影响其疗效,因此,必须了解中药的煎煮方法。

1.用具

以砂锅、搪瓷器皿为好,忌用铁器、铜器,以免发生化学反应。

2.用水

一般以洁净为原则,如自来水、井水、蒸馏水等,用水量要根据药物体积而定,一般以水浸过药面2～3厘米为宜。

3. 注意事项

（1）煎药之前，将药用冷水浸泡 30 分钟左右，使药物充分湿润，使有效成分易于煎出。

（2）一般药物均可同煎。武火煮沸后即改为文火。煎药时防止药汁外溢及过快熬干。

（3）煎药时不宜频频打开锅盖，以尽量减少易挥发成分的丢失。

（4）味厚的滋补药品，如熟地、首乌等，煎煮时间宜稍长，宜煎 30～60 分钟，以促使有效成分更多地被煎出；清热、解表、芳香类药物煎时宜稍短，宜煎 15～20 分钟，以免有效成分损失或药性改变。

一般来说，一剂中药应煎煮两次，第一煎（头煎）常取汁 200～300 毫升，第二煎取汁 150～200 毫升，两次煎煮合并后的药液量以 400～500 毫升为宜。小儿及服药困难者可酌情减量。对于质地厚重或滋补类药物可煎煮三次或更多。

4. 特殊煎煮法

先煎：贝壳类、矿石类药物，因质坚而难煎出味，应打碎先煎，煮沸 10～20 分钟后，再下其他药，如龟板、鳖甲、代赭石、石决明、生牡蛎、生龙骨、生石膏等。

后下：气味芳香的药，多借其挥发油取效，宜在一般药物即将煎好时下锅，煎 4～5 分钟即可，以防其有效成分走散，如薄荷、砂仁等。

包煎：细小的种子、花粉或研末的矿石类药物，煎煮时宜用纱布包裹。如车前子、葶苈子等含淀粉、黏液质较多的药物，煎煮时易粘锅糊化、焦化；蒲黄、海金沙等质地较轻，辛夷、旋覆花等药材有毛，易混入药液，在服用时对咽喉造成不良刺激，这些药物均宜包煎。

另煎：某些贵重药，为保存其有效成分，可另炖或另煎。如人参、藏红花、西洋参等宜单独煎。

烊化：胶质、黏性大的药物，如阿胶、鹿角胶、龟板胶等，应先单独加温融化，再加入去渣之药液中微煮或趁热拌搅，使之溶化，以免同煎时粘锅、煮焦，影响药效。

冲服：散剂、丹剂、小丸、自然药汁、芳香或贵重药物，以冲服为宜，如牛黄、麝香、肉桂末、沉香末、田七、紫雪丹、六神丸等。

第二节 中药内服法的护理

中医的治法很多，内服中药治疗疾病的方法有发汗、催吐、攻下、和解、温热、清凉、消导和滋补等，简称为汗、吐、下、和、温、清、消、补八法。这八法针对病因、症状和发病的部位，指出了治疗的方向。本节主要论述这八种治法及施护。

一、汗法

汗法，亦称解表法，是通过宣发肺气、调畅营卫、开泄腠理等作用，促使人体微微出汗，将肌表的外感六淫之邪随汗而解的一种治法。早在《黄帝内经》中已有记载，如《素问·生气通天论篇》："……体若燔炭，汗出而散。"意为身体发热如同焚烧的炭火，汗出之后,热随汗外散;又如《素问·阴阳应象大论第五》:"其在皮者,汗而发之。"这些都是汗法的理论依据。但汗法不是以使人出汗为目的,主要是汗出标志着腠理开、营卫和、肺气畅、血脉通,从而能祛邪外出。所以,汗法除了主要治疗外感六淫之邪的表证外,凡腠理闭塞、营卫不通而寒热无汗者皆可以用汗法治疗。如:外感风寒、风热;疹未透发或疹发不畅的外邪束表;头面部及上肢浮肿的水肿兼表证;疮疡初期兼有表证的红、肿、热、痛;风湿痹痛等。常用药物有麻黄、桂枝、白芷、细辛、紫苏、生姜、荆芥、防风、羌活、香薷、藁本、辛夷、苍耳子等。常用方剂有麻黄汤、桂枝汤等。

护理方法及注意事项:

1.保持病室安静、空气新鲜。

2.患者饮食宜清淡,忌黏滑、酸性和生冷食物。因酸性食物有敛汗作用,而生冷食物不易散寒。

3.药宜武火轻煎,麻黄煎煮去上浮沫,芳香药宜后下;服药时温度适宜;服药后卧床加盖衣被,保暖以助发汗,并且在服药后喝约 200 毫升开水、热饮料、热豆浆或热粥等,以助药力,促其发汗;若与麻黄、葛根同用时,则一般不需啜热粥。药力轻需助,药力重不需助,以防出汗过度。

4.观察出汗特点,有汗、无汗、出汗时间、遍身出汗还是局部出汗等。在一般情况下,汗出热退即停药,以遍身微微汗出最佳,忌大汗。若汗出不彻,则病邪不解,需继续用药;而汗出过多,会伤津耗液、损伤正气,可给予患者口服糖盐水或输液;若大汗不止,易导致伤阴亡阳,应立即通知医师,及时采取措施。

5.汗出热退时,应及时用干毛巾或热毛巾擦干,忌用冷毛巾擦拭,以防毛孔郁闭,不利病邪外达;大汗淋漓者,暂时不要给予更衣,可在胸前、背后铺上干毛巾,汗止时再更换衣被,注意避风寒;防止复感。

6.病位在表者服药后仍无出汗,纵然热不退,也不可给予冷饮和冷敷,避免"闭门留寇"使邪无出路,而入里化热成变证,热反更甚;可以针刺大椎、曲池穴位,达到透邪发汗目的。

7.对表证兼有风湿者,须用数次微汗,以达祛风除湿之功效。由于风湿互结,湿性重浊,黏滞不爽,要使其遍身微似汗出,缓缓蒸发,则营卫畅通,风湿才能俱去。忌大汗,因风为阳邪,其性轻扬,易于表散,湿为阴邪,其性濡滞,难以速去,若大汗而出,则风气随去而湿邪仍在,不仅病不能愈,还使卫阳耗伤。

8.发汗要因人因时制宜,如暑天炎热,汗之宜轻;冬令寒冷,汗之宜重;体虚者,汗之宜缓;体实者,汗之宜峻等。

9.服发汗解表药时,禁用或慎用解热镇痛西药,如阿司匹林、对乙酰氨基酚等,防止汗出太过。

10.服用含有麻黄的药物后,要注意患者的血压及心率变化。

11.注意不可妄汗:凡淋家、疮家、亡血家和剧烈吐下之后均禁用汗法。对于表邪已尽或麻疹已透、疮疡已溃、虚证水肿、自汗、盗汗、热病后期津亏者均不宜用汗法。

二、吐法

吐法亦称催吐法,是通过涌吐,使停留在咽喉、胸膈、胃脘等部位的痰涎、宿食或毒物从口中吐出的一种治法。张仲景在《金匮要略》中记载"病人欲吐者,不可下之",阐明审因论治,因势利导的治疗原则。由于吐法可以引邪上越,宣壅塞而导正气,所以在吐出有形实邪的同时,往往汗出,使在肌表的外感病邪随之而解。常用于中风、痰涎壅盛、癫狂、宿食、食厥、气厥、胃中残留毒物及干霍乱吐泻不得等。常用药物有瓜蒂、藜芦、食盐等。常用方剂有瓜蒂散、盐汤探吐方等。

护理方法及注意事项:

1.病室清洁、光线充足,空气新鲜无异味。

2.服药应小量渐增,以防中毒或涌吐太过。药物采取二次分服,一服便吐者,需通知医生,决定是否继续二服。

3.服药后不吐者可用压舌板刺激上腭、咽喉部,助其呕吐。呕吐时协助患者坐起,并轻拍患者背部促使胃内容物吐出。不能坐起者,协助患者头偏向一侧,并注意观察病情,避免呕吐物吸入呼吸道,须保持患者呼吸道通畅。

4.吐后给温开水漱口,及时清除呕吐物、撤换被污染的衣被,并整理好床位。

5.服药得吐者,叮嘱患者坐卧勿当风,以防吐后体虚,复感外邪。

6.吐而不止者,一般可以服用少许姜汁解之,因服巴豆吐泻不止者,可用冷粥解之。

7.观察呕吐物的量、气味、性质、性状,严重呕吐者应注意体温、脉搏、呼吸、血压的变化,必要时给予补液、纠正电解质等对症处理。

8.患者吐后暂禁食,等胃肠功能恢复后再给少量流质饮食或易消化食物以养胃气。忌食生冷、肥甘油腻之品。

9.涌吐药作用迅速凶猛,易伤胃气,应中病即止。对老年体弱者、婴幼儿、心脏病人、高血压者及孕妇慎用或忌用。

10.使用涌吐药应注意用量、用法和解救方法。

11.食物中毒或服毒患者,可根据需要保留呕吐物,以便化验。

三、下法

下法,亦称泻下法,是运用泻下药,荡涤肠胃,通利大便,排除肠胃中积滞、积水、瘀血,使停留在肠胃中的宿食、燥屎、冷积、瘀血、结痰、停水等从下窍而出,以祛除病邪的一种治疗方法。主治邪正俱实之证。《素问·至真要大论》中说的"其下者,引而竭之""中满者,泻之于内",就是下法的理论依据之一。邪在肠胃以致大便不通,燥屎内结,或热结旁流,以及停痰留饮、瘀血积水等证,均可使用此法。由于病性有寒热,正气有虚实,病邪有兼夹,所以下法又有寒下、温下、润下、峻下逐水、攻补兼施之别,以及与其他治法的配合使用。

1.寒下

寒下适用于里实热证,高热烦渴,大便燥结,腹胀疼痛,腑气不通,脉沉实;或热结旁流,下利清水,腹胀疼痛,按之坚硬有块,口舌干燥,脉滑实;或里热实证之高热不退,谵语发狂;或咽喉、牙龈肿痛以及火热炽盛等症。常用药物有大黄、芒硝、番泻叶、芦荟等。代表方有大承气汤、小承气汤等。

护理方法及注意事项:

(1)患者有高热、烦躁不安、口渴舌燥等表现,应安排在调节温湿度方面良好的病室,使病人感到凉爽、舒适,有利于静心养病。

(2)大承气汤,应先煎方中的枳实和厚朴,大黄后下,芒硝冲服,以保其泻下之功效。

（3）服药期间应严密观察病情变化及生命体征，观察排泄物性质、量、次数、颜色及腹痛减轻的情况，若泻下太过出现虚脱，应及时配合救治。

（4）在服药期间应暂禁食。待燥屎泻下后再给以米汤、面条等养胃理气之品，禁食3～5日后给予清淡、易消化饮食，忌油腻、辛辣食物及酒，以防热结再作。

（5）服药期间不可同时服用辛燥、滋补药。

（6）表里无实热者及孕妇忌用。

2. 温下

温下适用于因寒成结之里实证，症见脐下硬结、大便不通、腹痛喜温、手足不温、脉沉迟。代表方有大黄附子汤、温脾汤等。

护理方法及注意事项：

（1）温下病证，宜住向阳病室，注意保暖，使病人感到温暖舒服。

（2）饮食应给予温热性味之食品。

（3）服药后应观察腹部冷结疼痛减轻情况，宜取连续轻泻。服药后，如腹痛渐减、肢温回缓，为病趋好转之势。

3. 润下

润下适用于热盛伤津，或病后津亏未复，或年老津涸，或产后血枯便秘，或习惯性便秘等。常用药物有火麻仁、郁李仁、柏子仁等。代表方有五仁汤、麻子仁丸等。

护理方法及注意事项：

（1）润下药一般宜早、晚空腹服用。在服药期间应配合食疗以润肠通便。

（2）对习惯性便秘病人应养成定时排便习惯，也可在腹部进行按摩疗法。

（3）饮食上给予具有通便作用的食品，如香蕉、蜂蜜、果仁、菜泥等。

4. 峻下逐水

峻下逐水适用于水饮停聚体内，或胸胁有水气，或腹肿胀满，凡脉证俱实者，皆可逐水。常用药物有甘遂、大戟、芫花、巴豆、牵牛子等。代表方有十枣汤、舟车丸等。

护理方法及注意事项：

（1）逐水药多用于胸水和腹水病证，服药后要注意心下痞满和腹部胀痛情况。

（2）逐水药泻下作用峻猛，能引起剧烈腹泻，使体内潴留的水液从大便排除，部分药兼有利尿作用，适用于水肿、胸腹积水、痰饮之证。由于此药有毒而力峻，易伤正气，所以体虚、孕妇忌用，有表证者不可服用。

5. 攻补兼施

攻补兼施适用于正虚邪盛之大便秘结者。代表方有新加黄龙汤、增液承气汤。

护理方法及注意事项：

（1）患者多属里实便秘而兼气血两虚、阴液大亏者，用药中病及止，不可久服。

（2）服用新加黄龙汤需加姜汁冲服，可以防呕逆拒药，又可以借姜振胃气。

四、和法

和法，亦称和解法，是通过和解疏泄作用的方药，以祛除病邪，调理脏腑气血，使表里、上下、脏腑、气血和调的一种治法。和法主要适用于和解少阳、和中益气、调和肝脾、调理胃肠。《伤寒明理论》说："伤寒邪气在表者，必渍形以为汗；邪气在里者，必荡涤以为利。其于不内不外，半表半里，既非发汗之所宜，又非吐下之所对，是当和解则可以矣。"和解是专治病邪在半表半里的一种方法，它既没有明显的祛邪作用，也没有明显的补益作用，而是通过缓和和解与调和疏解而达到气机调畅，使表里、寒热、虚实的复杂证候，及脏腑阴阳气血的偏盛偏衰，归于至复。症见寒热往来、胸胁苦满、心烦喜呕、默默不欲饮食、口苦咽干等。代表方剂有小柴胡汤、桂枝汤等。

护理方法及注意事项：

1. 和解少阳药服小柴胡汤时忌食萝卜，因方中有人参，而萝卜可破坏人参的药效；服截疟药应在疟疾发作前2～4小时，并向患者交代有关事项，鼓励多饮水。服和解少阳药后，要仔细观察患者的体温、脉象以及出汗情况。

2. 调和肝脾药适用于肝气郁滞而导致胁肋胀痛、食欲不振等证，配合情志护理，使患者心情舒畅，可以收到事半功倍的效果。可适当开展文体活动，以达怡情悦志，精神愉快，气机调畅，有利于提高治疗效果。

3. 调和肠胃药适用于邪犯肠胃，寒热错杂，升降失常，致心下痞满、恶心呕吐、脘腹胀痛、肠鸣下利等证。服后应注意腹胀及呕吐情况，并注意排便的性状和量。

4. 服药期间宜给予清淡易消化的饮食，以健脾行气消食，忌食生冷瓜果、肥腻厚味及辛辣之品。

五、温法

温法，亦称温阳法、祛寒法。温法是通过温中、祛寒、回阳、通络等作用，使寒气去，阳气复，经络通，血脉和，适用于脏腑经络因寒为病的一种治法。《素问·至真要大论》说"寒者热之""治寒以热"，就是温法的理论依据之一。寒病的成因，有外感、内伤的不同，或由寒邪直中于里，或因治不如法而误伤人体阳气，或素体阳气虚弱以致寒从中生。寒病部位，也有在中、在下、在脏、在腑以及在经络的不同。所以，温法又有温中祛寒、回阳救逆和温经散寒的区别。由于寒病的发生，常常是阳虚与寒邪并存，所以又常与补法配合运用。寒邪伤人肌表的病证，又当用汗法治疗，不在此例。常用药物有附子、干姜、肉桂、吴茱萸、小茴香、高良姜、丁香等。代表方剂有理中汤、温经汤等。

护理方法及注意事项：

1. 辨别寒热真假，必须针对寒证，以免妄用温热，导致病势逆变。

2. 生活起居、饮食、服药等护理均以"温"法护之，宜保暖，进热饮，忌生冷寒凉，宜食性温的狗肉、羊肉、桂圆等，以助药物的温中散寒、振奋阳气之功效。

3. 温中祛寒药主治中焦虚寒证，如脘腹胀痛、肢体倦怠、手足不温、恶心呕吐、腹痛下利、舌苔白滑等，可选用理中丸、建中汤等。在服理中丸时要求服药后饮热粥一升许，有微汗时避免揭衣服。

4. 温经散寒药适用于阳气不足，阴血亦弱，复有外寒伤于经络，血脉不利所致诸证，所以不宜单纯用辛热之品，要与养血通脉药组合来用。代表方有当归四逆汤，主治血虚受寒、手足厥寒之证，服药后应注意保暖。

5. 回阳救逆药主治阳气衰微、内外俱寒、阳气将亡之危证。昏迷患者可用鼻饲法给药，服药期间应严密观察患者神志、面色、体温、血压、脉象及四肢回温的病情变化。如服药后，患者汗出不止，厥冷加重，烦躁不安，脉细散无根，为病情恶化，应及时与医生联系，并积极配合医生抢救。药中有附子需久煎。

6.温法所用药物,性多燥热,易耗阴血。凡有阴亏、血热等证者及孕妇不宜用温法。

六、清法

清法,亦称清热法,是通过清热、泻火、凉血、解毒等作用,使邪热外泄,以清除里热证的一种方法。《素问·至真要大论》中"热者寒之""温者清之""治热以寒",就是清法的理论依据之一,对于由温、热、火所致的里热证皆可适用。由于里热证有热在气分、血分、脏腑等不同,因此清法之中,又相应分为清气分热、清营凉血、气血两清、清热解毒、清脏腑热以及清虚热等六类。清法的运用范围较广,尤其治疗温热病更为常用。火热最易伤津耗液,大热又能伤气,所以清法中常配伍生津益气之品。若温病后期,热灼阴伤,或久病阴虚而热伏于里的,又当清法与滋阴并用,更不可纯用苦寒直折之法。至于外感六淫之邪的表热证,当用辛凉解表法治疗,不在此例。常用药物有石膏、知母、栀子、黄芩、黄连、黄柏、金银花、连翘、生地黄、玄参、牡丹皮、赤芍、青蒿、白薇、地骨皮等。代表方剂有白虎汤、清暑益气汤等。

‖思政小课堂‖

吴有性——中医抗疫

吴有性(1582—1652年),字又可,汉族,江苏吴县东山人,明末清初传染病学家。明末清初,正是各种瘟疫、灾难频发的时期,吴有性以毕生的治疫经验和体会,大胆提出"疬气"致病之学说:"夫瘟疫之为病,非风、非寒、非暑、非湿,乃天地间别有一种异气所感。"创立了瘟疫学说,领先西方国家200年,充实了祖国医学温热病学的内容。2003年,非典型肺炎(SARS)疫情肆虐,所幸在面对非典的战役中,中医药疗效非常显著,发挥了重要的作用。2020年初,新冠肺炎来势汹汹,中国举国之力全力抗击,老祖宗留给我们的中医药智慧在抗击疫情中发挥了巨大的作用。所有这些都离不开中医药人在与疫情斗争几千年的历史中积累的丰富防治理念及经验。中医药智慧是在几千年的医疗实践中积累的丰富经验,一直为中华儿女的健康保驾护航,是中华民族的财富与宝藏。杏林学子应豪情满怀,继往开来,将中医药事业发扬光大。

护理方法及注意事项:

1.清法用于热证,饮食、室温、衣被、服药等均宜偏凉,病房空气新鲜,光线柔和,环境安静,可根据病情调节室温。

2.煎服药护理:清热之剂,因药物不同,煎药方法亦应有区别,如白虎汤中的生石膏应打碎,与粳米用武火先煎15分钟,后入其他诸药,改用文火,煎至粳米熟;普济消毒饮中的薄荷气味芳香,含挥发油,应后下以减少有效成分挥发或分解破坏而损失。凡清热解毒之剂,均宜取汁凉服或微温服。

3.服药后需观察病情变化,如服白虎汤后,患者体温渐降,汗止渴减,神清脉静,为病情好转。若患者服药后壮热烦渴不减,并出现神昏谵语、舌质红绛,提示病由气分转为气营两燔;若服药后壮热不退而出现四肢抽搐或惊厥者,提示热盛动风,应立即报告医生采取救治措施。对疮疡肿毒之证,在服药过程中若肿消热退,为病退之象;若已成脓,则应切开排脓。对热入营血者,要观察神志、出血及热极动风之兆,一旦发现,立即处理。

4.饮食上应给予寒凉食品清除内热,多食蔬菜、水果类食物,如苦瓜、黄瓜、绿豆、藕、梨、莴苣等。鼓励患者多饮水或西瓜汁、梨汁、柑橘等生津止渴之品。

5.苦寒滋阴药久服伤胃或内伤中阳,必要时添加醒胃、和胃药;年老体弱、脾胃虚寒者慎用或减量服用;孕妇忌用。

七、消法

消法,亦称消导法,即通过消食导滞和消坚散结作用,对气、血、痰、食、水、虫等积聚而成的有形之邪逐渐消散的一种治法。《素问·至真要大论》中"坚者削之""结者散之",就是消法的理论依据之一。《医学心悟》曰:"消者,去其壅也,脏腑、经络、肌肉之间,本无此物而忽有之,必为消散,乃得其平。"由于消法治疗的病证较多,病因也各不相同,所以消法又分消导食积、消痞化积、消痰祛水、消疳杀虫、消疮散痈等。消法与下法虽然同是治疗蓄积有形之邪的方法,但在具体运用中各有不同。下法所治病证,大抵病势急迫,邪在脏腑之间,必须速除,可以从下窍而出。消法所治,主要是病在脏腑、经络、肌肉之间,邪坚病固而来势较缓,而且大多是虚实夹杂,尤其是气血积聚而成之积块,不可能迅速消除,必须渐消缓散。消法也常与补法或下法配合运用,但仍然是以消为目的。常用药物有山楂、神曲、麦芽、谷芽、莱菔子、鸡内金等。代表方剂有保和丸、四磨汤等。

护理方法及注意事项:

1.消导之剂,要根据其方药的气味清淡、重厚之别,采用不同的煎药法。如药味清淡,临床取其气者,煎药时间宜短;如药味重厚,取其质者,煎药时间宜延长。

2.消食导滞剂常用于食积为病,服药时饮食宜清淡,给易消化食物,勿过饱,常用食物如山楂、萝卜、醋等;婴幼儿应注意减少乳食量,必要时可暂时停止喂乳。

3.加强病情观察,应用消食导滞剂,应观察患者大便的性状、次数、质、量、气味,腹胀,腹痛及呕吐情况等。如果治疗因湿热滞食,内阻肠胃的患者,在选用枳实导滞丸治疗泄泻、下利时,属"通因通用"之法,须特别注意排便及腹痛情况,若泻下如注,次数频繁或出现眼窝凹陷等伤津脱液表现时,应立即报告医生;应用消痞化积药,应注意患者的局部症状,如疼痛、肿胀、包块等,详细记录积块大小、部位、性质、活动度、有无压痛、边缘是否光滑。此类药常以具有行气活血、软坚散结等作用的药物组方,如果患者突然腹部疼痛、恶心、吐血、便血、面色苍白、汗出厥冷、脉微或细,则病情加重,应立即报告医生,并给予吸氧,做好输液、输血、手术准备工作。

4.消导类药物有泻下或导滞之功效,只作暂用,不可久服,中病即止。

5.凡消导类药物,均宜在饭后服用。与西药同服时,应注意配伍禁忌,如山楂丸味酸,忌与胃舒平、碳酸氢钠等碱性药物同服,以免酸碱中和,降低药效。

6.本类药一般不与补益药和收敛药同用,以免降低药效。

7.本类药对于年老体弱者慎用;脾胃虚弱或无食积者及孕妇禁用。

八、补法

补法,亦称补益法,是通过滋养来补益人体气血阴阳、脏腑虚弱的一种治疗方法。《素问·三部九候论》中"虚则补之",又如《素问·至真要大论》中"损者益之",再如《素问·阴阳应象大论》中"形不足者,温之以气,精不足者,补之以味",都是指此而言。补法主要是通过药物的补益,使人体脏腑或气血阴阳之间的失调重归于平衡,同时,在正气虚弱不能祛邪时,也可用补法扶助正气,或配合其他治法,达到扶正祛邪的目的。所以,补法虽也可以间接收到祛邪的效果,但一般是在无外邪时使用,以避免"闭门留寇"之弊。补法的具体内容很多,既有补阴、补阳、补血、补气、补心、补肝、补脾、补肺、补肾之分,又有峻补、平补之异,更有兼补、双补、补母生子之法。常用药物有人参、党参、黄芪、白术、西洋参、熟地、白芍、阿胶、何首乌、当归、麦冬、龟板、鳖甲、枸杞子、鹿茸、杜仲、巴戟天、淫羊藿、补骨脂、益智仁、菟丝子、续断、蛤蚧、冬虫夏草等。代表方剂有六味地黄丸、四君子汤、四物汤、人参养荣丸等。

护理方法及注意事项:

1.阳虚多寒,阴虚多热,病室的温度、湿度可根据患者的临床症状进行调节,合理安排生活起居。

2.引导患者注意生活规律,做到起居有常,保持充足睡眠,适当锻炼身体,提高抗病能力,避免劳累。

3.补益药大多质重味厚,煎药时宜文火久煎才能出汁,阿胶需烊化,贵重药品应另煎或冲服,空腹或饭前服下。

4.饮食调护:由于虚证有阴、阳、气、血之别,饮食上应对证进补,阳虚者,可选用牛肉、羊肉和桂圆等温补之品,忌生冷瓜果和凉性食品;阴虚者,应选用银耳、木耳、甲鱼等清补食物,忌烟、酒、辛温香燥、耗津伤液之品;气虚者,可选用山药、母鸡人参汤、黄芪粥等健脾、补肺、益气之品,忌生冷饮食;血虚者可选用动物血、猪肝、大枣、菠菜等补血养心之品;冬季宜温补、夏季宜清补。

5.情志护理:虚证患者大多处在大病初愈或久病不愈等情况下,易产生紧张、悲观、焦虑等不安情绪,护理人员应做好患者的心理疏导工作,给予精神上的安慰和鼓励,引导患者正确对待疾病,保持乐观情绪,树立战胜疾病的信心。

6.偶遇外感,应停服补药以防"闭门留寇"。

7.补气助阳药品,性多温燥,肝阳上亢、阴虚内热患者应慎用;滋阴养血药品性多滋腻,脾胃虚弱者应配合健脾益胃药。

8.虚羸不足之证,多病势缠绵,久治不愈,病程较长,需指导患者坚持用药、正确用药。

9.凡丸剂、膏剂药品宜密封,干燥保存,防止虫蚀、霉变影响药物疗效。

第三节 | 药物外治法的护理

中医治疗疾病,除了辨证立法,选用内服的方药之外,还有药物外治法、针灸等多种行之有效的方法,本节主要论述药物外治法及施护。药物外治法是指用药物制成不同的剂型,采用不同的给药方法,使药物直接作用于患处,从而达到治疗目的的方法。临床常用的药物外治有熏洗法、贴药法、敷药法、热熨法等。

一、熏洗法

熏洗法,是将药物煎汤或用开水冲泡后,先用蒸气熏蒸,待稍凉后再用药物淋洗、浸浴全身或患处局部的一种外治方法,包括坐浴。早在东汉张仲景所著的《金匮要略》中就已载有用苦参汤熏洗治疗狐惑病蚀于下部者。唐代孙思邈《千金要方》中载有以药物熏洗痔瘘的方法。以后此法历代习用,并逐渐发展,应用范围不断扩大。

（一）适用范围

熏洗法具有疏通经络、活血化瘀、消肿止痛、祛风除湿、杀虫止痒等作用。可用于：①跌打损伤、骨折、脱臼、肩周炎、网球肘、骨质增生等骨伤科疾病；②湿疹、脓疱疮、皮肤瘙痒、手足癣、银屑病、扁平疣、疔疮等皮肤科疾病；③带下病、外阴瘙痒、外阴溃疡、外阴白斑、阴肿、阴疮、宫颈糜烂、盆腔炎、子宫脱垂等妇科疾病；④痔疮、肛裂、肛周脓肿等肛肠科疾病。

发热、急性炎症、昏迷、恶性肿瘤、黄疸、有出血倾向、严重心脏病、哮喘发作等禁忌熏洗,孕妇及妇女月经期间禁止使用坐浴。

（二）护理操作方法

1.遵医嘱配制药液。

2.备齐用物,包括治疗盘、药液、熏洗盆（根据熏洗部位的不同,可备坐浴椅、有孔木盖浴盆或治疗碗等）、水温计,必要时备屏风及换药用品。将患者携至床旁,做好解释。

3.根据熏洗部位安排患者体位,暴露熏洗部位,必要时用屏风遮挡,注意保暖。

4.熏洗过程中,观察患者的反应,了解其生理和心理感受。若感到不适,应立即停止,协助患者卧床休息。

5.熏洗完毕,清洁局部皮肤,协助患者穿衣,安置舒适卧位。

6.清理用物,做好记录并签字。

（三）注意事项

1.冬季注意保暖,暴露部位尽量加盖衣被。

2.熏洗药温不宜过热,温度适宜,以防烫伤。

3.在伤口部位进行熏洗时,按无菌技术操作进行。

4.包扎部位熏洗时,应揭去敷料。熏洗完毕后,更换消毒敷料。

5.所用物品需清洁消毒,用具一人一份一消毒,避免交叉感染。

知识链接

坐浴方法及护理

准备好坐浴架或椅、坐浴盆、布单、毛巾。将煎好的药液趁热倒入坐浴盆内,放在坐浴架上,患者暴露臀部坐在坐浴架上进行熏蒸;或用坐浴椅,把盆放在椅子下熏疗,测量药液温度,待药液不烫手时,把臀部坐到盆中泡洗。熏洗完毕后,用干毛巾擦干,更换干净的内裤。在坐浴时,注意屏风遮挡,尊重病人,保护病人隐私;测量药液的温度,防止烫伤病人;在坐浴的过程中,询问病人有无不适,关心、体贴病人,为病人提供周到细致的服务。

二、贴药法

将膏药直接贴于患处的方法称贴药法。膏药具有舒筋活络、散结止痛、活血化瘀、消肿拔毒的功效。

（一）适用范围

每种膏药都有其独特的药理作用和各自的适应证，临床各科疾病可选择应用。皮肤过敏者慎用。

（二）护理操作方法

1. 清洁局部皮肤，毛发较密处须用备皮刀刮去毛发。
2. 将备好的膏药剪去四角，呈半圆形，再在酒精灯上烤化后揭开。
3. 稍等片刻，使膏药温度适宜，立即贴于患处。

（三）注意事项

1. 烘烤膏药以柔软能揭开为度，防止粘贴时烫伤皮肤及膏药外溢；掺有麝香药末时，不宜久烤，以免香气散失。
2. 发现皮肤发红、发痒、起红疹或水疱，可能为过敏所致，应立即取下，暂时停贴。
3. 取下膏药后，将皮肤擦拭干净，以免沾污衣服。

三、敷药法

将新鲜中草药切碎、捣烂，或将中药末加赋形剂调匀成糊状，敷于患处或穴位的方法称敷药法。敷药具有舒筋活络、祛瘀生新、消肿止痛、止血、清热解毒、拔毒等功效。

（一）适用范围

适用于外科的疖、痈、疽、疮、流注、跌打损伤，及内科的肠痈、肺痈、哮喘、高血压等疾患。

（二）护理操作方法

1. 备齐用物，常用的有治疗盘、棉纸或薄胶纸、药物、油膏刀、无菌棉垫或纱布、胶布或绷带。需临时调配的药物，备治疗碗、麻油或饴糖、清水、蜜、醋、凡士林等，敷新鲜中草药时需备乳钵，必要时备屏风。
2. 根据敷药部位，取适宜的体位，充分暴露患处。
3. 观察局部皮肤或创面情况。
4. 需临时调制药物时，将药末倒入碗内，根据需要，用水或饴糖、麻油、蜜、凡士林等调和成稠度适宜的糊状，新鲜中草药需洗净后置乳钵内捣烂。
5. 根据敷药面积，取大小合适的棉纸或薄胶纸，用油膏刀将所需药物均匀地平铺于其上，厚薄适中。
6. 将已摊好药物的棉纸或薄胶纸四周反折后敷于患处，加覆敷料或棉垫，以胶布或绷带固定。
7. 协助病人穿好衣裤，整理床位。
8. 整理、清洗、消毒用物，放回原处。

（三）注意事项

1. 对初起有头或成脓阶段的肿疡，以留中间空隙，围敷四周为宜，不宜完全涂布，以免阻止脓毒外泄，反而闭塞毒邪，特殊部位如乳痈敷药时，应注意量体裁衣，可在敷料上剪一缺口，使乳头露出，以免乳汁溢出沾染敷料。

2.调制的药物须干湿适中,厚薄均匀,根据药物作用,决定敷药厚薄,如消散药膏宜厚,创面生肌药膏宜薄,一般以 0.2～0.3 cm 为宜,大小须超出病变处 1～2 cm 为度,对皮肤有腐蚀的药物应限于病变部位以内。

3.使用敷药后,应询问病人有无瘙痒难忍的感觉,如出现红疹、瘙痒、水疱等过敏现象,应暂停使用。

冬病夏治
穴位敷贴

4.夏天如以蜂蜜、饴糖作为赋形剂,宜新鲜配制或加适量苯甲酸钠,以防止发酵变质,影响疗效。

5.用水或醋调制的药物,容易干燥,干燥时可取下敷料加水或醋湿润后再敷,亦可将药物刮下,加水或醋重新调制再敷,一般 2～3 天后更换一次,亦有敷数小时即取下,如哮喘膏。

四、热熨法

热熨法是用吸热的物体或一些中草药,加热后用布包好,熨在局部或特定穴位上,适当地移动位置,以达到行气活血、散寒定痛、祛瘀消肿的方法。这种疗法,操作简便,疗效显著,又没有副作用,所以在民间应用十分广泛。

（一）适用范围

常用于各种痛证,如胃痛、腹痛、腰背痛、月经痛等。如果病人有冷痛的感觉,又喜欢按压,使用热熨治疗,效果更好。

凡热性病、高热、神昏、谵语等,均不可用本法;有出血性疾病,如血小板减少性紫癜、过敏性紫癜、月经过多、崩漏等,不宜用本法。

（二）常用的热熨法

热熨法的种类很多,最常用的有水熨、盐熨、葱熨、蚕砂熨、醋熨及姜熨,它们的操作都很简便。

1.水熨法

用玻璃瓶,最好是用热水袋,装上热水,务必塞紧瓶口或袋口,开始时瓶的热度较高,可用手垫上干布或戴上绒手套拿热水瓶做一起一落的反复熨烙,瓶内热度降低后,可将瓶放于患处不动,进行固定熨烙。这种熨法最为简便,适用于一般胃痛、腹痛、腰背痛、月经痛、风湿关节痛以及扭挫伤瘀肿疼痛。

2.盐熨法

用粗盐 250 克至 500 克,放在铁锅内用急火炒热后,立即用布包好,在患处来回不停地热熨。热熨腹部,用于虚寒性的胃痛、腹痛以及脾虚腹泻;热熨腰背,用于风湿及肾虚腰痛;热熨前额,有助于减轻体虚引起的头昏。

3.葱熨法

根据受伤部位的大小,取葱白 150 克至 250 克,切碎,然后杵烂,加入一些粗盐,并立即放入锅中炒热。热度应以皮肤能够耐受为准,然后取出敷于施治部位上。冷却后,可再炒热继续熨烙,如此反复两三次。葱熨法适用于因受寒而引起的胃脘饱胀、小便不畅、风湿疼痛等疾病,也可用于跌打损伤后的陈旧性外伤疼痛。感受风寒或消化不良引起的胃脘饱胀、气闷不舒,热熨上腹部;对气机不畅引起的小便一时不通,宜在下腹部来回地热熨;风湿疼痛,则反复热熨疼痛的关节和肌肉。跌打损伤致肿胀疼痛等应用本法时,需在受伤24小时以后再行葱熨。刚刚发生损伤时,不宜应用此法。对于跌打损伤后瘀积不散,甚至血瘀化热,出现脓肿、全身发热比较明显的病人,也不适用葱熨法。

4.蚕砂熨法

取蚕屎500克、黄酒200毫升搅拌均匀,分装在2个布袋内,放入开水锅内的竹笼上蒸10分钟,然后取出,趁热熨烙患处或四肢关节;也可应用炒法,将蚕砂炒热后,再加黄酒拌炒,装袋熨烙。本法活血止痛,对风湿性关节酸痛有显著疗效。

5.醋熨法

取粗盐250克左右,放入铁锅内爆炒,然后取陈醋一小盅,慢慢洒入盐内,边炒边洒,洒完后,再炒一会儿,然后趁热用布包好,热熨患处。可用于妇女月经疼痛和小腿转筋的病人。

6.姜熨法

取连皮生姜250克左右,洗净、捣烂后,挤出一些姜汁,用碗装好。然后将剩下的姜渣炒热,用布包紧,热熨患处。姜冷之后,在姜渣中加些姜汁,炒热后再熨。本法最宜用于因受寒、伤食、痰滞等引起的上腹部满闷不舒、恶心、嗳气、不思饮食等症;风湿引起的关节、肌肉疼痛,也宜使用;本法还可用于扭伤、挫伤引起的瘀肿疼痛。

(三)注意事项

1.热熨的温度要适当,太低则效果不好,过高则患者不能忍受,要以病人感到热得舒适为度。为了避免过热烫伤皮肤,热熨前应先用手试试热度。

2.热熨包最好准备两个,以便轮流交替使用,使热熨能连续进行,效果更好。

3.在最初热熨时,由于熨包较热,应当熨得快些、轻些;熨包热度降低后,则应熨得慢些、重些。

📖 思 考 题

1.何谓"四气""五味"? "五味"各有何功效?
2.简述方剂的组成原则。
3.哪些药物需先煎? 具体方法是什么?
4.简述汗法的护理方法。
5.简述熏洗法的护理操作及注意事项。

测一测

第九章

针灸疗法及护理

[学习目标]

1.掌握腧穴的分类、治疗作用及定位方法。

2.了解十四经脉的循行。

思维导图

3.熟悉常用腧穴的定位。

4.了解常用腧穴的主治、操作。

5.熟悉毫针的刺法与护理。

6.了解针灸疗法、拔罐疗法与刮痧疗法的护理。

7.提高对中医药文化的思想认同、理论认同、情感认同,树立文化自觉与自信,增强职业荣誉感、使命感与责任感。

针灸疗法是以中医理论为指导,运用针刺和艾灸等作用于人体经络腧穴,以达到改善脏腑气血运行、调节人体机能平衡等作用的一种中医传统疗法。它具有操作简便、疗效显著、经济安全、适应证广等优点。目前,国际上掀起了"针灸热",针灸疗法正逐渐从中国走向世界。医护人员应该学习好针灸疗法,以便更好地为人民的健康服务。

思政小课堂

针灸传承中的文化自信

2010年,中医针灸被联合国教科文组织列入"人类非物质文化遗产代表作名录",中医针灸成为了中国传统文化的名片。2017年1月,国家主席习近平向WHO赠送针灸铜人雕塑,在进行文化交流的同时,也表达了对人类健康事业发展的美好愿景。针灸以其独特的医学文化,承载着传承和弘扬中国传统文化的重要使命。中国传统文化历经几千年的孕育发展,中医针灸人应坚定文化自信,正如习近平所说的"没有高度的文化自信,没有文化的繁荣兴盛,就没有中华民族伟大复兴"。

第一节 经络腧穴

一、经络概论

(一)经络的概念

经络是人体运行气血,联络脏腑、五官、肢节,沟通上下、表里、内外的通路。《灵枢·本藏》说:"经脉者,所以行血气而营阴阳,濡筋骨,利关节者也。"《灵枢·海论》说:"夫十二经脉者,内属于脏腑,外络于肢节。"经络是经脉和络脉的总称。"经者,径也。"经脉贯通上下、沟通内外,是经络系统中纵行的主干,多循行于人体的深部。"支而横出者为络。"络脉是经脉别出的分支,多循行于较浅的部位,纵横交错,网络全身,无处不至。经络相贯,形似网络,遍布全身,内联脏腑,外络肢节,把人体脏腑与各个组织器官紧密地联结成一个统一的有机整体。

(二)经络的组成

经络是由经脉和络脉组成的。经脉主要有十二经脉和奇经八脉两类:十二经脉包括手三阴经、手三阳经、足三阴经、足三阳经;奇经八脉即指督脉、任脉、冲脉、带脉、阴跷脉、阳跷脉、阴维脉、阳维脉。此外,还有与十二经脉关系密切的十二经别、十二经筋和十二皮部。络脉有别络、浮络、孙络之分,别络是络脉中较大者,共十五条,即十二正经与任督二脉各有一支别络,加上脾之大络(表9-1)。

表 9-1　　　　　　　　　　　　　　经络的组成

经络		意　义	作　用	特　点
经脉	十二经脉	十二脏腑所属的经脉又称正经	运行气血的主要干道	分手足三阴三阳四组,与脏腑连属,有表里相配,其循环自肺经开始至肝经止,周而复始循环不息,各经均有专定的腧穴
	奇经八脉	不直接连属脏腑,无表里相配,故称奇经	加强经脉之间的联系,以调节十二经气血	任督两脉随十二经组成循环的通路并有专定的腧穴,其他六脉不随十二经循环,腧穴都依附于十二经脉
络脉	别络	十二经脉和任脉、督脉各分出一支别络,加上脾之大络		
	浮络	行于浅表部位的络脉		
	孙络	细小的络脉		

二、十二经脉

十二经脉即手三阴(肺、心包、心)、手三阳(大肠、三焦、小肠)、足三阳(胃、胆、膀胱)、足三阴(脾、肝、肾)经的总称。由于它们隶属于十二脏腑,为经络系统的主体,故又称为"正经"。十二经脉的命名是结合脏腑、阴阳、手足三个方面而定的。阳分少阳、阳明、太阳;阴分少阴、厥阴、太阴。根据脏属阴、腑属阳,内侧为阴,外侧为阳的原则,把各经所属脏腑结合循行于四肢的部位,定出各经的名称(表9-2),即属脏而循行于肢体内侧的为阴经,属腑而循行于肢体外侧的为阳经。十二经脉的作用主要是联络脏腑、肢体和运行气血,濡养全身。

十二经脉通过经别和别络相互沟通,组成六对"表里相合"关系(表9-2)。凡是有表里关系的两条经脉,都在四肢末端交接,均循行分布于四肢内外相对应的前、中、后线的位置上,并各自属络于相为表里的脏或腑,即阴经属脏络腑,阳经属腑络脏。如足阳明胃经属胃络脾,足太阴脾经属脾络胃。

表 9-2　　　　　　　　　　　十二经脉名称及表里关系

分布	阴经 (属脏)	阳经 (属腑)	循行部位 (阴经行于内侧,阳经行于外侧)	
手	太阴肺经	阳明大肠经	上肢	前线
	厥阴心包经	少阳三焦经		中线
	少阴心经	太阳小肠经		后线
足	太阴脾经	阳明胃经	下肢	前线
	厥阴肝经	少阳胆经		中线
	少阴肾经	太阳膀胱经		后线

注:在小腿下半部和足背部,脾经在中线,肝经在前缘。在内踝尖上八寸处交叉后,脾经在前缘,肝经在中线。

《灵枢》记载了十二经脉的走向规律："手之三阴,从胸走手;手之三阳,从手走头;足之三阳,从头走足;足之三阴,从足走腹。"说明手三阴经,从胸腔内走向手指端,与手三阳经交会;手三阳经从手指末端走向头面部,交足三阳经;足三阳经,从头面部走向足趾端,交足三阴经;足三阴经,从足趾端走向腹部和胸部,在胸部与手三阴经交会。

十二经脉的交接规律是："手之阴阳交在手,足之阴阳交在足,手足两阳交头面,手足两阴交胸腹。"即阴经与阳经按照表里相合的关系在四肢部交接,相为表里的手三阴经与手三阳经交接在上肢末端(手指),相为表里的足三阳经和足三阴经交接在下肢末端(足趾);手阳明大肠经与足阳明胃经交接于鼻翼旁,手太阳小肠经与足太阳膀胱经交接于目内眦,手少阳三焦经与足少阳胆经交接于目外眦;阴经与阴经在胸腹相交接。如足太阴经与手少阴经交接于心中,足少阴经与手厥阴经交接于胸中,足厥阴经与手太阴经交接于肺中等。

气血在十二经脉内流动不息,循环灌注,其流注次序为:肺经→大肠经→胃经→脾经→心经→小肠经→膀胱经→肾经→心包经→三焦经→胆经→肝经,最后又回到肺经,周而复始,环流不息(图 9-1)。

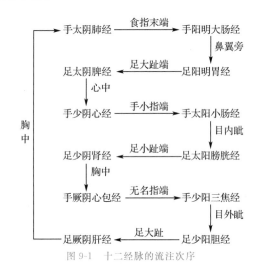

图 9-1 十二经脉的流注次序

三、腧穴

腧穴是人体脏腑经络之气输注于体表的特殊部位。"腧"与"输"义通,有转输、输注的含义,或从简作"俞";"穴"是空隙、孔隙的意思。腧穴既是疾病的反应点,又是针刺施术的部位。针灸刺激腧穴,通过经络的联络、传输、调节作用,以达到防治疾病的目的。

(一)腧穴的分类

1. 十四经穴

十四经穴简称经穴,是指归属于十二经脉和任、督二脉循行线上的腧穴。经穴具有固定的名称、固定的位置,具有反应、治疗所属经脉、脏腑病证的作用。

2. 奇穴

奇穴即"经外奇穴",是指既有一定的名称,又有明确的位置,但未归入十四经系统的腧穴,奇穴往往对某些病证有特殊疗效,如四缝穴治小儿疳积,百劳穴治瘰疬等。

3. 阿是穴

阿是穴无具体名称和固定位置，以压痛点或其他反应点作为针灸施术部位。

（二）腧穴的作用

1. 近治作用

腧穴均能治疗该穴所在部位及邻近组织、器官的病证，即"腧穴所在，主治所能"，如眼区的睛明、攒竹、承泣、四白、球后等穴均能治疗眼病。

2. 远治作用

十二经脉在四肢肘、膝关节以下的腧穴，不仅能治局部病证，而且能治本经循行所涉及的远隔部位的脏腑、组织、器官的病证，甚至具有影响全身的作用，即"经络所过，主治所及"。如合谷穴不仅能治疗上肢病证，还能治疗头面部、胸、肺、咽喉疾患以及外感病的发热等。

3. 特殊作用

某些腧穴具有双向的良性调节作用。如腹泻时针刺天枢穴能止泻，便秘时针刺天枢穴又能通便；针刺内关穴，心动过速时能减慢心率，心动过缓时则可加快心率。此外，腧穴还具有相对的特异性，如大椎穴退热，胆囊穴治疗胆绞痛等。

▍知 识 链 接 ▍

四总穴歌

四总穴歌是一首脍炙人口的针灸歌诀，原载于明代朱权所著的《乾坤生意》：肚腹三里留，腰背委中求，头项寻列缺，面口合谷收。歌诀总结了几个常用穴位的主治：若肚腹疼痛、呕吐、胃痛、腹泻等症，应首选足三里；腰背部酸痛等应取委中穴；头颈不适、伤风感冒等病变取列缺；头面、口腔、牙痛及颜面部的病证取合谷。四总穴分治头项、面口、肚腹、腰背等部的疾患，在实践中确有针感强、疗效好、治疗范围广泛等优点。

（三）腧穴的定位方法

1. 体表解剖标志定位法

这是以解剖学的各种体表标志作为依据来确定腧穴位置的方法。

（1）固定标志：指各部位由骨节和肌肉所形成的突起、凹陷、五官轮廓、发际、指（趾）甲、乳头、肚脐等。如两眉中间取印堂，两乳中间取膻中，第七颈椎下取大椎穴等。

（2）活动标志：指各部位的关节、肌肉、肌腱、皮肤随着活动而出现的空隙、凹陷、皱纹、尖端等。如张口于耳屏前方凹陷处取听宫，屈肘于横纹头下方取曲池等。

2. "骨度"折量定位法

这是以体表骨节为主要标志，折量全身各部的长度和宽度，用于腧穴定位的方法，又称"骨度分寸定位法"（表 9-3，图 9-2）。

	起止点	折量寸	度量法	说明
头面部	前发际正中至后发际正中	12	直	
	眉心至前发际正中	3	直	
	第七颈椎棘突至后发际正中	3	直	前后发际不明,从眉心至第七颈椎棘突作18寸
	前两额发角之间	9	横	
	耳后两乳突之间	9	横	
胸腹部	胸骨上窝至胸剑联合	9	直	胸部直量,以肋骨计算,每条肋骨为1.6寸
	胸剑联合至脐中	8	直	
	脐的中心至耻骨联合上缘	5	直	通用于胸腹部
	两乳头之间	8	横	
腰背部	第一胸椎至骶尾联合	21	直	背部直量,数脊椎,两肩胛骨下角连线相当于第七(胸)椎,
	两肩胛骨脊柱缘之间	6	横	两髂嵴骨高点连线相当于第四腰椎棘突,量时双手应下垂
上肢部	腋前皱襞到肘横纹	9	直	通用于手三阴、手三阳经
	肘横纹到腕横纹	12	直	
下肢部	臀横纹到腘窝	14	直	
	腘横纹至外踝尖	16	直	通用于足三阴、足三阳经
	外踝尖至足底	3	直	

表 9-3　　　　　　　　　　常用骨度简表

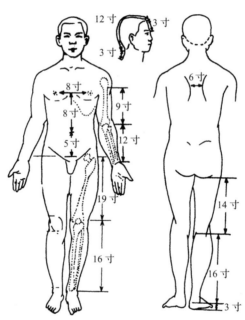

图 9-2　骨度分寸折量法

3.指寸定位法

这是指依据本人手指所规定的分寸来量取腧穴的定位方法。

(1)中指同身寸法:以中指中节桡侧两端纹头(拇、中指屈曲成环形)之间的距离为一寸(图9-3)。适用于四肢部取穴的直寸和背部取穴的横寸。

(2)拇指同身寸法:以拇指的指关节宽度作为一寸(图9-4)。适用于四肢部位的直寸取穴。

（3）横指同身寸法（一夫法）：将食指、中指、无名指和小指并拢，以中指中节横纹为标准，其四指的宽度作为三寸（图 9-5）。适用于下肢和腹部取穴。

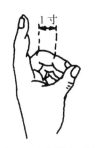
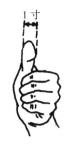
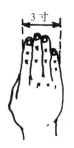

图 9-3 中指同身寸法　　图 9-4 拇指同身寸法　　图 9-5 一夫法

4. 简便取穴法

这是一种简便易行的方法，如立正姿势，垂手中指端取风市；两手虎口自然平直交叉，在食指尽端到达处取列缺等。

腧穴定位
方法的运用

四、十四经脉循行及常用腧穴

1. 手太阴肺经

（1）经脉循行：手太阴肺经起于中焦，下络大肠，回循胃口，通过横膈，属于肺脏，联于咽喉，横行至胸外上方，出腋下，沿上肢内侧前缘下行，过肘窝，入寸口，上鱼际，出拇指之端。其支脉从腕后列缺分出，沿掌背侧走向食指桡侧端，与手阳明大肠经相接（图 9-6）。

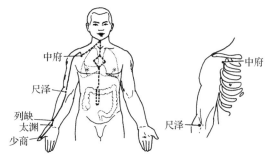

图 9-6 手太阴肺经及常用穴位

（2）主治概要：主治头面、喉、胸、肺部疾患以及经脉循行部位的其他病证。

（3）常用腧穴：本经从胸走手，起于中府，止于少商，共 11 穴，常用腧穴列表如下（表9-4）：

表 9-4　　　　　　　　　　　　　　　　手太阴肺经常用穴位

穴位	定位	主治	操作
尺泽	肘横纹中，肱二头肌腱桡侧缘	咳嗽，气喘，咽喉肿痛，肘臂挛痛	直刺 0.5～1 寸，或三棱针点刺出血
列缺	桡骨茎突上方，腕横纹上 1.5 寸（简便取穴法：两手虎口自然平直交叉，在食指尽端到达处）	咳嗽，气喘，咽喉肿痛，手腕酸痛无力，头痛，牙痛，头项强痛	向上斜刺 0.3～0.5 寸

穴位	定位	主治	操作
太渊	掌后腕横纹桡侧端,桡动脉搏动处	咳嗽,气喘,咽喉肿痛,胸痛,腕臂痛	直刺 0.3～0.5 寸,避开桡动脉
少商	拇指桡侧,距指甲角 0.1 寸	咽喉肿痛,咳嗽,气喘,发热,昏迷	浅刺 0.1 寸,或点刺出血

2. 手阳明大肠经

（1）经脉循行:手阳明大肠经起于食指末端,沿食指内侧向上,经过第一、二掌骨之间,向上进入两筋（拇长伸肌腱与拇短伸肌腱）之间的凹陷处,沿前臂前方至肘部外侧,再沿上臂外侧前缘,上走肩端,沿肩峰前缘向上出于大椎,再向下进入缺盆,联络脏腑,通过横膈,属于大肠。其支脉从缺盆上行,通过面颊进入下齿龈,回绕至上唇,交叉于人中,左侧的经脉向右,右侧的经脉向左,分布在鼻孔两侧,与足阳明胃经相接（图 9-7）。

（2）主治概要:主治头面、五官、咽喉、热病以及经脉循行部位的其他病证。

（3）常用腧穴:本经从手走头,起于商阳,止于迎香,共 20 穴,常用腧穴列表如下（表 9-5）:

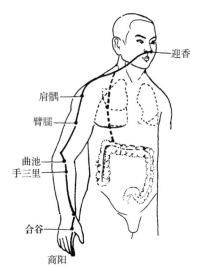

图 9-7 手阳明大肠经及常用穴位

表 9-5　　　　　　手阳明大肠经常用穴位

穴位	定位	主治	操作
商阳	食指桡侧,距指甲角 0.1 寸	咽喉肿痛,中风,昏迷,发热	浅刺 0.2～0.3 寸,或点刺出血
合谷	手背第一、二掌骨之间,略近第二掌骨中点处（简便取穴法:以一手的拇指指关节横纹,放在另一手拇、食指之间的指蹼缘上,拇指尖下即穴）	头痛,咽喉肿痛,牙痛,口眼歪斜,发热,热病无汗,多汗,经闭,滞产	直刺 0.5～1 寸,可灸,孕妇禁针
手三里	在阳溪穴与曲池穴的连线上,曲池穴下 2 寸处	腹痛,腹泻,齿痛,上肢不遂	直刺 0.5～1 寸,可灸
曲池	屈肘,成直角,在肘横纹外端与肱骨外上髁连线的中点	咽喉肿痛,热病,手臂肿痛,高血压,腹痛,吐泻	直刺 1～1.5 寸,可灸
肩髃	肩峰端下缘,在肩峰与肱骨大结节之间,三角肌上部中央。肩平举时,肩部出现两个凹陷,前方的凹陷处	肩臂痛,上肢不遂	直刺或向下斜刺 1～1.5 寸
迎香	鼻翼外缘中点,鼻唇沟中	鼻塞,鼻衄,不闻香臭,面瘫	斜刺或平刺 0.3～0.5 寸,不宜灸

3. 足阳明胃经

（1）经脉循行:足阳明胃经起于鼻翼两侧,上行到鼻根部,入目内眦,与足太阳经脉

中医护理学

交会于睛明穴,向下沿着鼻柱外侧,进入上齿龈内,回出环绕口唇,向下交会于唇下的承浆穴处,再向后沿着下颌角上行,经耳前及发际到达前额。其下行支脉从下颌部下行,沿咽喉进入缺盆,通过横膈,入属于胃,联络脾脏。其直行经脉由缺盆分出,行于体表的胸腹到达腹部的腹股沟部。从胃口分出的支脉,再沿腹壁里面下行至腹股沟部,和循行于体表的经脉相会合,再沿大腿前面及胫骨外侧到足背部,走向第二趾外侧端。另一条支脉从膝下3寸处分出走到足中趾外侧端。足跗部支脉由冲阳穴分出,进入足大趾内侧端,与足太阴脾经相接(图9-8)。

(2)主治概要:主治胃肠病、头面五官病证、发热、神志病及经脉循行部位的病证。

(3)常用腧穴:本经从头走足,起于承泣,止于厉兑,共45穴,常用腧穴列表如下(表9-6):

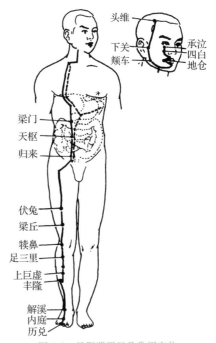

图 9-8 足阳明胃经及常用穴位

表 9-6 足阳明胃经常用穴位

穴位	定位	主治	操作
四白	目正视,瞳孔直下,当眶下孔凹陷处	目赤肿痛,视物不清	直刺或斜刺 0.3～0.5 寸,不可深刺
地仓	目正视,瞳孔直下,口角旁 0.4 寸	面瘫、流涎	向颊车穴平刺 1～1.5 寸,可灸
颊车	下颌角前上方一横指凹陷处,咀嚼时咬肌隆起最高点处	面瘫,牙痛,颊肿	直刺 0.3～0.5 寸,或向地仓透刺 0.5～1 寸
头维	额角发际直上 0.5 寸	头痛,目眩,目痛,流泪	平刺 0.5～1 寸,不可灸
天枢	脐中旁开 2 寸	肠鸣,腹痛,泄泻,便秘,痢疾	直刺 1～1.5 寸
足三里	犊鼻穴下 3 寸,胫骨前嵴外一横指处	胃痛,呕吐,腹胀,便秘,泄泻,痢疾,下肢痹痛。本穴有强壮作用为保健要穴	直刺 1～2 寸
上巨虚	足三里穴下 3 寸	腹胀,便秘,泄泻,痢疾	直刺 1～2 寸
丰隆	足三里穴下 5 寸,胫骨前嵴外二横指处	头痛,眩晕,咳嗽,痰多,便秘	直刺 1～1.5 寸

4. 足太阴脾经

(1)经脉循行:足太阴脾经起于足大趾内侧端,沿足背内侧、内踝前面、胫骨内侧后方上行,在内踝上 8 寸处交叉到足厥阴肝经的前面,经膝、股部内侧前缘进入腹部,属于脾脏,联络胃,通过横膈沿食管两旁上行到舌根部,散布于舌下,其支脉从胃部分出,上行通过横膈,流注于心中,与手少阴心经相接(图9-9)。

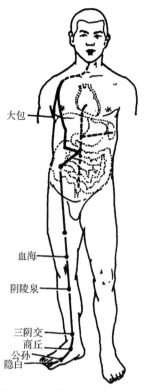

中医护理学

图 9-9　足太阴脾经及常用穴位

（2）主治概要：主治脾胃病、妇科病、前阴病及经脉循行部位的其他病证。

（3）常用腧穴：本经从足走胸，起于隐白，止于大包，共 21 穴，常用腧穴列表如下（表 9-7）：

表 9-7　　　　　　　　　　　　　足太阴脾经常用穴位

穴位	定位	主治	操作
公孙	第一跖骨基底部的前下缘凹陷处	胃痛，腹痛泄泻，呕吐	直刺 1～1.2 寸
三阴交	内踝高点上 3 寸，胫骨内侧面后缘	腹胀，泄泻，月经不调，痛经，遗精，遗尿，失眠，下肢痿痹	直刺 1～1.5 寸，孕妇禁针
阴陵泉	胫骨内上髁下缘，胫骨内侧缘的凹陷处	腹胀，腹泻，痢疾，水肿，尿潴留，尿路感染，遗尿，遗精，阳痿、膝痛	直刺 1～2 寸
血海	屈膝，髌骨内上缘上 2 寸。（简便取穴法：患者屈膝，医者以左手掌心按于患者右膝髌骨上缘，食指至小指向上伸直，拇指呈 45°斜置，以拇指尖所指处定穴）	月经不调，崩漏，下肢湿疹	直刺 1～1.5 寸

5. 手少阴心经

（1）经脉循行：手少阴心经起于心中，向下通过横膈，联络小肠。其支脉从心系，上夹咽喉，联系眼睛。直行的经脉，从心脏上抵肺部，再向下出腋窝，沿着上肢掌侧面的尺侧缘下行，进入手掌中，经第四、五掌骨之间到手小指桡侧端，与手太阳小肠经相接（图 9-10）。

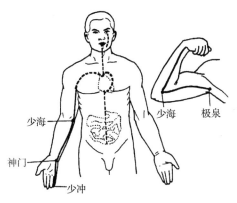

图 9-10　手少阴心经及常用穴位

（2）主治概要：主治心、胸、神志病及经脉循行部位的其他病证。

（3）常用腧穴：本经从胸走手，起于极泉，止于少冲，共9穴，常用腧穴列表如下（表9-8）：

表 9-8　　　　　　　　　　　　　　　　手少阴心经常用穴位

穴位	定位	主治	操作
少海	屈肘，在肘横纹内侧端与肱骨内上髁连线中点	心痛，臂麻，手颤，肘臂挛痛	直刺 0.5～1 寸
神门	腕横纹中，尺侧腕屈肌腱的桡侧凹陷处	心痛，心烦健忘，心悸怔忡，失眠，癫狂，癫痫，胁痛	直刺 0.3～0.5 寸
少冲	小指桡侧，指甲角旁约 0.1 寸	心悸，心痛，胸胁痛，热病，昏迷	浅刺 0.1 寸或点刺出血

6. 手太阳小肠经

（1）经脉循行：手太阳小肠经起于小指尺侧端，经手背外侧直上出尺骨茎突，沿上肢背侧面的尺侧缘，经尺骨鹰嘴与肱骨内上髁之间上达肩部，绕过肩胛部，交于大椎，下入缺盆，联络心脏，沿食管下行，穿过横膈，到达胃部，属于小肠。缺盆部支脉沿着颈部上达面颊至目外眦，又折回耳中；颊面支脉上行目眶下，抵于鼻旁，至目内眦与足太阳膀胱经相接（图9-11）。

（2）主治概要：主治头、枕、项、耳、目、咽喉病，热病、神志病及经脉循行部位的其他病证。

（3）常用腧穴：本经从手走头，起于少泽，止于听宫，共19穴，常用腧穴列表如下（表9-9）：

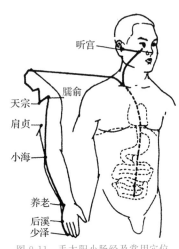

图 9-11　手太阳小肠经及常用穴位

表 9-9　　　　　　　　　　　　　　　　手太阳小肠经常用穴位

穴位	定位	主治	操作
少泽	小指尺侧，指甲角旁约 0.1 寸	头痛，咽喉肿痛，产后乳少，乳痛，昏迷	浅刺 0.1 寸或点刺出血
后溪	握拳，第五指掌关节后尺侧，横纹头赤白肉际处	头项强痛，目赤，耳聋，腰痛，落枕，急性腰扭伤	直刺 0.5～0.8 寸

穴位	定位	主治	操作
肩贞	肩关节后下方，腋后皱襞上1寸	肩臂痛	直刺1~1.5寸
听宫	耳屏前，下颌骨髁状突的后缘，张口呈凹陷处	耳鸣，耳聋，中耳炎，牙痛	张口，直刺0.5~1寸

7.足太阳膀胱经

（1）经脉循行：足太阳膀胱经起于目内眦，上行额部，交会于巅顶。直行的经脉从头顶进入颅内，联络于脑，回出向下到项后分开，一直沿着脊柱两侧到腰部，从脊旁进入内脏，联络肾脏，属于膀胱，再向下通过臀部进入腘窝中央。另一条支脉从肩胛骨的内侧缘下行，经外踝后，沿着足背外侧到足小趾端，与足少阴肾经相接（图9-12）。

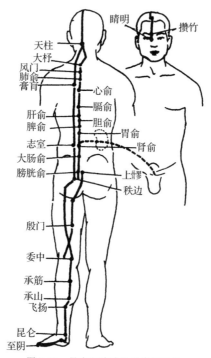

图9-12　足太阳膀胱经及常用穴位

（2）主治概要：主治眼病和头、项、背、腰、骶部、下肢病及痔疮、脱肛、精神病、癫痫等。背俞穴主治各有关内脏及与脏腑功能有关的组织器官病证。

（3）常用腧穴：本经从头走足，起于睛明，止于至阴，共67穴，常用腧穴列表如下（表9-10）：

表9-10　　　　　　　　　　　　　　　足太阳膀胱经常用穴位

穴位	定位	主治	操作
睛明	目内眦向鼻侧旁开0.1寸处	目赤肿痛，视物不清，目眩，近视，夜盲，色盲，目翳，胬肉攀睛	嘱患者闭目，医者轻推眼球向外侧固定，针尖沿鼻侧眶缘缓慢刺入0.5寸，不宜提插捻转，出针后压迫止血，不宜灸

穴位	定位	主治	操作
肺俞	第三胸椎棘突下,旁开1.5寸	咳嗽,气喘,咯血	向脊柱斜刺0.5～0.8寸,不宜过深,以免伤及肺脏
心俞	第五胸椎棘突下旁开1.5寸	心绞痛,心律不齐等心脏病,失眠,健忘,癫狂痫	斜刺0.5寸,可灸
肝俞	第九胸椎棘突下,旁开1.5寸	黄疸,胁痛,吐血,癫狂痫	向脊柱斜刺0.5～0.8寸
脾俞	第十一胸椎棘突下,旁开1.5寸	腹胀,泄泻,痢疾,水肿,脾胃虚弱	向脊柱斜刺0.5～0.8寸
胃俞	第十二胸椎棘突下,旁开1.5寸	胃脘痛,呕吐,腹胀,肠鸣	向脊柱斜刺0.5～0.8寸
肾俞	第二腰椎棘突下,旁开1.5寸	遗精,阳痿,月经不调,耳鸣,耳聋,腰痛	直刺0.5～1寸
大肠俞	第四腰椎棘突下,旁开1.5寸	腰痛,腹痛,腹胀,便秘,泄泻	直刺1～1.5寸
膀胱俞	第二骶椎棘突下,旁开1.5寸	小便不利,遗尿,便秘,泄泻	直刺或斜刺0.8～1寸
委中	腘窝横纹中央	腰痛,下肢痿痹,半身不遂,吐泻	直刺1～1.5寸
承山	腓肠肌两肌腹之间凹陷的顶端	腰痛,坐骨神经痛,便秘,痔疾	直刺1～1.5寸
昆仑	外踝高点与跟腱之间凹陷处	头痛,项强,腰骶疼痛,脚跟肿痛	直刺0.5～0.8寸
至阴	足小趾趾甲角旁约0.1寸	头痛,胎位不正	浅刺0.1寸,胎位不正用灸法

8.足少阴肾经

（1）经脉循行：足少阴肾经起于小趾下,斜向足心部,沿舟骨粗隆下缘,内踝之后,转行足跟部,由小腿内侧后缘,过膝内侧,上行脊柱,属于肾脏,联络膀胱。直行的经脉从肾上行到肝,穿过横膈,进入肺脏,沿喉咙到舌根部。其支脉从肺脏分出,联络心脏,流注于胸中,与手厥阴心包经相接（图9-13）。

（2）主治概要：主治妇科病、前阴病,肾、肺、咽喉病及经脉循行部位的其他病证。

（3）常用腧穴：本经从足走胸,起于涌泉,止于俞府,共27穴,常用腧穴列表如下（表9-11）：

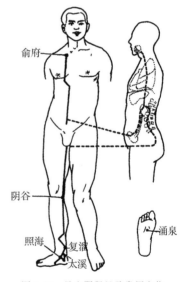

图9-13 足少阴肾经及常用穴位

表 9-11　　　　　　　　　　足少阴肾经常用穴位

穴位	定位	主治	操作
涌泉	在足掌心前1/3与后2/3交界处	昏迷,休克,精神病,小儿惊风	直刺0.5～1寸
太溪	内踝与跟腱之间凹陷处,平内踝的中点	眩晕,耳鸣,视力减退,咽喉痛,牙痛,失眠,遗精,腰痛	直刺0.5～1寸
照海	内踝正下缘凹陷处	月经不调,带下,癫痫,失眠	直刺0.3～0.5寸
复溜	太溪穴上2寸	热病无汗,足痿,盗汗,失眠	直刺0.5～1寸

9.手厥阴心包经

(1)经脉循行:手厥阴心包经起于胸中,属于心包,向下通过横膈,联络三焦。一条支脉出来到胸部,经腋窝,沿手臂掌侧面的中间,进入手掌中,出中指末端,另一条支脉从手掌中分出,走向无名指,与手少阳三焦经相接(图9-14)。

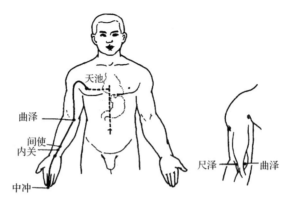

图 9-14　手厥阴心包经及常用穴位

(2)主治概要:主治心、胸、胃、神志病及经脉循行部位的其他病证。

(3)常用腧穴:本经从胸走手,起于天池、止于中冲,共 9 穴,常用腧穴列表如下(表9-12):

表 9-12　　　　　　　　　　　　　　手厥阴心包经常用穴位

穴位	定位	主治	操作
曲泽	在肘窝横纹上,位于肱二头肌腱尺侧缘	胃痛,呕吐,热病,心悸,心痛,臂、肘、腕酸痛	直刺 1～1.5 寸,或点刺出血
间使	腕横纹上3寸,掌长肌腱与桡侧腕屈肌腱之间	心痛,心悸,胃痛,呕吐,热病烦躁,癫狂痫,疟疾	直刺 0.5～1 寸
内关	腕横纹上2寸,位于桡侧腕屈肌腱与掌长肌腱之间	心痛,心悸,胃痛,呕吐,癫狂痫,肘臂挛痛,热病,疟疾	直刺 0.5～1 寸
中冲	中指尖端	昏迷,发热,中暑,舌强不语,小儿惊风	浅刺 0.1 寸,或点刺出血

10.手少阳三焦经

(1)经脉循行:手少阳三焦经起于无名指端,经手背沿桡、尺骨之间向上通过肘尖,再沿上臂外侧走向肩部,交足少阳经的后面,向前进入锁骨窝,联络心包,通过横膈,属于三焦。一条支脉从胸中向上,出缺盆,循颈部到耳后,直行耳上角,由此屈而下行,绕颊部到眼眶下。另一条支脉从耳后进入耳中,穿出后经过耳前,与前条支脉交叉于面颊部,到达目外眦,与足少阳胆经相接(图9-15)。

(2)主治概要:主治侧头、耳、目、胸胁、咽喉病,热病及经脉循行部位的其他病证。

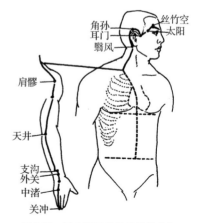

图 9-15　手少阳三焦经及常用穴位

（3）常用腧穴：本经从手走头，起于关冲，止于丝竹空，共 23 穴，常用腧穴列表如下（表 9-13）：

表 9-13 手少阳三焦经常用穴位

穴位	定位	主治	操作
中渚	握拳，第四、五掌骨小头后缘之间凹陷处	头痛，目赤，耳鸣，耳聋，咽喉肿痛，肘臂痛	直刺 0.3～0.5 寸
外关	腕背横纹上 2 寸，尺桡骨之间	热病，头痛，耳聋，耳鸣，偏头痛，项部和胁肋以及上肢疾患	直刺 0.5～1 寸
肩髎	肩峰后下方，肩髃穴后 1 寸许，上臂平举时肩后呈凹陷处	肩臂外侧痛，上肢不能抬举	向肩关节直刺 1～1.5 寸
翳风	在耳垂后方，位于下颌角与乳突之间凹陷处	耳鸣，耳聋，面瘫	直刺 0.8～1 寸

11.足少阳胆经

（1）经脉循行：足少阳胆经起于目外眦，向上到达颞部，下行经过耳后，循颈部行手少阳经前方，抵肩部，交叉到手少阳经之后，进入锁骨窝。一条支脉从耳后分出进入耳中，出走耳前至眼外角后方。另一条支脉从外眦部下行，与前一支脉会合于锁骨窝，下入胸内，通过横膈，联络肝脏，属于胆，沿着胁肋里面到达腹股沟部，经前阴部，横行走向髋关节部，与体表循行的经脉相会合。其直行的经脉，经过胸胁与前入髋关节的经脉会合，再沿大腿外侧、腓骨前面，外踝下方，达足第四趾端。还有一条支脉从足背分出，到达足大趾外侧，与足厥阴肝经相接（图 9-16）。

（2）主治概要：主治侧头、耳、目、咽喉、神志病、热病及经脉循行部位的其他病证。

（3）常用腧穴：本经从头走足，起于瞳子髎，止于足窍阴，共 44 穴，常用腧穴列表如下（表 9-14）：

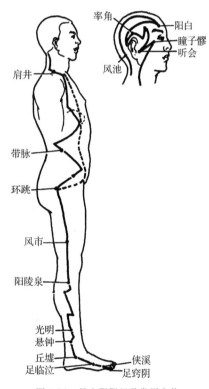

图 9-16 足少阳胆经及常用穴位

表 9-14 足少阳胆经常用穴位

穴位	定位	主治	操作
风池	枕骨粗隆直下凹陷处与乳突之间，位于斜方肌与胸锁乳突肌上端之间	感冒，眩晕，颈项强痛，头痛，鼻炎，耳鸣，目赤，近视，失眠，热病，高血压	针尖微下，向鼻尖斜刺 0.5～0.8 寸，或平刺透风池穴。深部为延髓，可灸
听会	在耳屏间切迹的前方，下颌关节后凹陷处	耳鸣，耳聋，面瘫，下颌关节炎	张口，直刺 0.5～1 寸，不留针

穴位	定位	主治	操作
环跳	侧卧,股骨大转子与骶骨裂孔连线的外 1/3 与内 2/3 的交接处	风湿痹痛,下肢瘫痪,腰胯痛	直刺 2～3 寸
风市	大腿外侧正中,腘横纹上 7 寸,当直立垂手时中指尖所指处	下肢痿痹,半身不遂,脚气	直刺 1～2 寸
阳陵泉	腓骨小头前下方凹陷处	下肢痿痹,半身不遂,胁肋痛,口苦	直刺 1～1.5 寸

12. 足厥阴肝经

（1）经脉循行:足厥阴肝经起于足大趾毫毛处,沿着足背内侧上行,经过内踝前 1 寸处,沿胫骨内侧面上行,至内踝上 8 寸处,交叉到足太阴脾经的后面,再沿大腿内侧中间上行,进入阴毛中,绕阴器,上达少腹,挟胃旁,属肝络胆,过膈,分布于胁肋,并沿喉咙的后面上行,联系眼睛、上额,到巅顶部与督脉会合。一条支脉从眼睛下行到面颊部,环绕口唇。另一条支脉从肝脏分出,通过横膈,向上联系肺脏,与手太阴肺经相接（图 9-17）。

（2）主治概要:主治肝胆病、妇科病、前阴病及经脉循行部位的其他病证。

（3）常用腧穴:本经从足走胸,起于大敦,止于期门,共 14 穴,常用腧穴列表如下（表 9-15）:

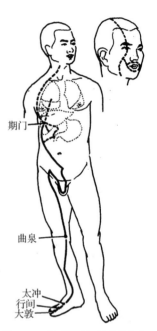

图 9-17 足厥阴肝经及常用穴位

表 9-15 足厥阴肝经常用穴位

穴位	定位	主治	操作
行间	足背第一、二跖趾关节前的凹陷处	头痛眩晕,面瘫,面肌痉挛,目赤肿痛,近视,青光眼,视神经萎缩,癫痫,小儿惊风,消化不良	直刺或斜刺 0.3～0.5 寸,可灸
太冲	在足背第一、二趾骨结合部前的凹陷处	头痛,眩晕,高血压,目赤肿痛	直刺 0.5～0.8 寸
曲泉	屈膝,在膝内侧横纹头上方凹陷处	痛经,小便不利,膝痛	直刺 1～1.5 寸

13. 督脉

（1）经脉循行:督脉起于小腹部（胞中）,出于会阴部,向后沿着脊柱之内上达风府,进入脑内,再上行头顶,沿前额下行鼻柱,到唇系带处（图 9-18）。

（2）主治概要:主治神志病、热病,腰骶、背、头项局部病证及相应的内脏疾病。

（3）常用腧穴:本经起于长强,止于龈交,共 28 穴,常用腧穴列表如下（表 9-16）:

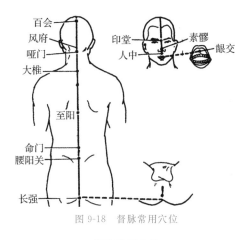

图 9-18　督脉常用穴位

表 9-16　　　　　　　　　　　　　　　　督脉常用穴位

穴位	定位	主治	操作
长强	在尾骨尖端与肛门之间	脱肛,便血,痔疮,腰脊疼痛	紧靠尾骨前面斜刺0.8～1寸,直刺易伤直肠
腰阳关	在第四腰椎棘突下	腰骶痛,下肢痿痹,月经不调,遗精,阳痿	直刺0.5～1寸
命门	在第二腰椎棘突下	腰脊强痛,遗精,阳痿,泄泻	直刺0.5～1寸,不可深刺
至阳	在第七胸椎棘突下	咳嗽,气喘,肝胆疾病,背脊强痛,胁痛	向上斜刺0.5～1寸
大椎	在第七颈椎与第一胸椎棘突之间	热病,项强,脊背强痛拘急,咳嗽,气喘,疟疾,感冒,精神病	向上斜刺0.5～1寸
百会	在后发际上7寸,在两耳尖连线之中点定穴	头痛,眩晕,癫狂,脱肛(灸),阴挺(灸)	平刺0.5～0.8寸
人中	在人中沟上1/3与下2/3交接处	昏厥,中风昏迷,癫狂痫,腰脊强痛	向上斜刺0.3～0.5寸

14. 任脉

（1）经脉循行：任脉起于小腹内,下出于会阴部,上入毛际,经过腹部、胸部的正中线上行到达咽喉,再向上经过颈部、面部,进入眼眶内(图9-19)。

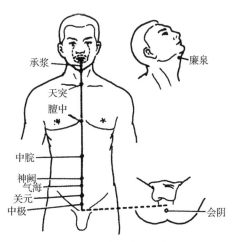

图 9-19　任脉常用穴位

（2）主治概要：主治腹、胸、颈、头面的局部病证及相应的内脏器官疾病。少数腧穴有强壮作用或可治疗神志病。

（3）常用腧穴：本经起于会阴，止于承浆，共24穴，常用腧穴列表如下（表9-17）：

表 9-17　　　　　　　　　　　　　　　　　任脉常用穴位

穴位	定位	主治	操作
中极	在前正中线上，脐下4寸	遗精，遗尿，小便不通，痛经，月经不调	直刺0.5～1寸
关元	在前正中线上，脐下3寸	遗精，阳痿，遗尿，尿闭，月经不调，中风脱证，本穴有强壮作用，为保健要穴	直刺0.5～1寸
气海	在前正中线上，脐下1.5寸	腹胀，腹痛，泄泻，月经不调，遗精，遗尿，尿闭，中风脱证，本穴有强壮作用，为保健要穴	直刺0.5～1寸
神阙	在脐窝正中	肠鸣，腹胀，腹痛，泄泻，中风脱证	一般不针，多用艾条或艾炷灸
中脘	在前正中线上，脐上4寸	胃痛，呕吐，腹胀	直刺1～1.5寸
膻中	在胸骨正中线上，平第四肋间隙，正当两乳之间	哮喘，呃逆，产妇乳汁分泌少，乳腺炎	平刺0.3～0.5寸
廉泉	在喉结上方，当舌骨上缘凹陷处	失语，吞咽困难	向舌根斜刺0.5～0.8寸

15. 经外奇穴

常用经外奇穴见表9-18。

表 9-18　　　　　　　　　　　　　　　　　常用经外奇穴

穴位	定位	主治	操作
印堂	两眉头连线中点，鼻尖直上	前额痛，鼻炎，眩晕，面神经麻痹，小儿惊风	斜刺0.3～0.5寸或点刺出血
太阳	眉梢和目外眦的中点，向后约1寸的凹陷处	头痛，面瘫，三叉神经痛，牙痛，目赤肿痛	直刺或向后斜刺0.3～0.5寸，禁灸
四神聪	在头顶部，当百会前后左右各旁开1寸，共4穴	头痛，眩晕，失眠，健忘，癫痫，偏瘫	平刺0.3～0.5寸。可灸
十宣	在手十指尖端，距指甲游离缘0.1寸，左右共10穴	昏迷，癫痫，高热，中风，中暑，咽喉肿痛	浅刺0.1～0.2寸或点刺出血
四缝	第二、三、四、五指掌面，第一、二指关节横纹中点	小儿消化不良，营养不良，百日咳	点刺出血，或挤出少许黄色透明黏液
八邪	第一、二、三、四、五指间，指蹼缘后方赤白肉际处，左右共8穴	手背红肿，手指麻木，头项强痛，落枕，毒蛇咬伤（刺出血）	斜刺0.3～0.5寸或点刺出血
落枕	手背第二、三掌骨间，指掌关节后约0.5寸	落枕，手臂痛，胃痛，咽喉痛	直刺或斜刺0.5～0.8寸
八风	于足背五趾各趾间的缝纹端取穴，左右共8穴	足背红肿，脚气，蛇咬伤（刺出血）	向上斜刺0.5寸。可灸

第二节 | 毫针刺法与护理

一、针刺治疗概论

(一)针刺治疗原则

补虚泻实是指导针灸治疗的基本原则,运用针灸补虚泻实原则,除正常掌握针灸补泻的操作方法外,还必须熟悉本经补泻和子母补泻等方法。

1.补虚

针灸主要通过补其本经、补其表里经和虚则补其母的方法选穴配伍,并结合针刺手法之"补法"的施用,达到"补虚"的目的。

2.泻实

针灸主要通过采取泻其本经、泻其表里经和实则泻其子的方法选穴配伍,并结合针灸手法之"泻法"的施用,达到"泻实"的目的。

3.补泻兼施

疾病的临床证候常表现为虚实夹杂,治疗上当补泻兼施。例如,肝实脾虚证,临床常见胁肋胀痛、嗳腐吞酸的肝实症状,又同时兼见腹痛、食欲不振、便溏等脾虚症状,治疗时应泻足厥阴经和足少阳经,补足太阴经和足阳明胃经。

除此之外,针灸治疗一样要遵循标本缓急和三因制宜的治疗原则,如春夏之季,阳气升发,人体气血趋向体表,病邪伤人亦多在浅表;秋冬之季,阴气渐盛,人体气血潜藏于体内,病邪伤人亦多在深部。所以,针刺时春夏宜浅刺,秋冬宜深刺。

(二)针刺配穴处方原则

1.近部取穴

腧穴具有近治作用,故可选取病痛(包括"阿是穴")所在部位或邻近部位的腧穴。如鼻病取迎香穴等。

2.远部取穴

腧穴具有远治作用,故可选取距离病痛较远处部位的腧穴,特别是在十二经肘膝以下的部位。如面部疾患取合谷,胃脘痛可选足阳明胃经的足三里(本经腧穴),同时可选足太阴脾经的公孙(表里经腧穴),必要时还可选取内关(其他相关经腧穴)等。

3.随证取穴

随证取穴亦名"对证取穴"或名"辨证取穴",是指针对全身症状或疾病的病因病机而选取腧穴。如高热取大椎,治虚脱取气海、关元,治昏迷取水沟等。

二、毫针刺法

(一)毫针的构造、规格、检查和保藏

1. 毫针的构造

目前临床使用的毫针大多由不锈钢制成,也有用金、银、铜或合金制成的。毫针的结构可分为五个部分:针尖、针身、针根、针柄、针尾。

2. 毫针的规格

主要以针身的直径和长度来加以区别。一般临床上以粗细为 28～30 号(0.32～0.38 mm)和长短为 1～3 寸(25～75 mm)者最为常用。

3. 毫针的检查

应注意针尖须圆而不钝,不宜过锐,不可有钩曲或毛钩;针身应光滑挺直,坚韧而富有弹性,上下匀称,不可有斑驳、锈痕及弯曲;针柄以金属丝缠绕紧密均匀者为佳,不宜过长或过短;针根必须牢固,不能有剥蚀或松动现象。

4. 毫针的保藏

毫针在使用后,必须擦洗干净,以免锈蚀。可用消毒液浸泡,或煮沸法、高压蒸汽灭菌法消毒。毫针应放置在垫有纱布的针盒内,或放在两端塞有干棉球的玻璃管、金属管、塑料管中,防止针尖碰撞硬物而受损。取用时亦应小心,避免针尖受损。

(二)针刺练习

针刺练习主要是对指力和手法的锻炼。

1. 纸垫练针法

用松软的纸张折叠成 5 cm×8 cm 见方、厚 2～3 cm 的纸垫。用线如"井"字形扎紧,做成纸垫。练习时左手持纸垫,右手拇、食、中三指持针柄,使针尖垂直地抵在纸垫上,做捻进、捻出练习[图 9-20(a)]。

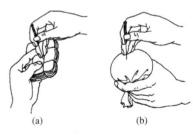

(a)   (b)

图 9-20 纸垫、棉团练针法

2. 棉团练针法

用棉花一团,外用纱布扎紧,做成 5～6 cm 直径的棉球。练针方法同纸垫练针法,因棉团松软,可以做提插、捻转等多种基本手法的练习[图 9-20(b)]。

3. 自身练针法

通过纸垫和棉团的练习,达到一定的进针指力及掌握了基本手法后,就可以在自己身上试针,体会进针手法和针感情况,以便提高临床针刺的操作水平。

(三)针刺前的准备

1. 针前教育

对出诊患者做好宣传解释工作,使之对针刺治疗常识有所了解,消除其思想顾虑,取得患者的信赖和配合,从而使针刺治疗发挥更好的效果。

2.选择针具

临床应根据患者性别、年龄的大小、体质的强弱、形体的胖瘦、病情的虚实、病变部位的表里深浅、所取腧穴的具体部位及季节的变化,选择长短、粗细适宜的针具。

3.检查针具

针刺前检查各种针具、盘子、镊子、75％酒精棉球等是否都已备齐,并注意检查针体有无弯曲剥蚀,针尖是否带钩、太钝或太锐,如不合格,应当剔除或修理,以免因针具损伤而发生针刺痛苦和断针事故。

4.选择部位

为了便于正确取穴和顺利进行针刺操作,应尽量采用患者舒适、耐久和医者便于操作的体位。临床常用的有仰卧位,适用于前身部腧穴;俯卧位,适用于后身部腧穴;侧卧位,适用于侧身部腧穴;仰靠坐位,适用于前头、面部、颈前和上胸等部位的腧穴;俯伏坐位,适用于后头、项部和肩背等部位的腧穴;侧俯坐位,适用于侧头、面颊及耳前后部位的腧穴。

5.注意消毒

针刺前必须严格消毒,消毒范围包括针具器械、医者双手、患者受术部位、治疗室用具等。

（四）针刺方法

1.进针法

（1）指切进针法:以左手拇指指甲端切按在穴位旁,右手持针,紧靠左手指甲面将针刺入。此法适用于短针的进针,临床最为常用（图9-21）。

（2）夹持进针法:以左手拇、食二指挟持消毒干棉球,夹住针身下端,将针尖对准所刺穴位,右手捻动针柄,将针刺入。此法适用于长针的进针（图9-22）。

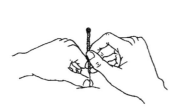
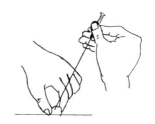

图 9-21　指切进针法　　　　　图 9-22　夹持进针法

（3）提捏进针法:以左手拇、食二指将针刺部位的皮肤捏起,右手持针从捏起部的上端将针刺入。此法主要适用于皮肤浅表部位（如印堂穴）的进针（图9-23）。

（4）舒张进针法:以左手拇、食二指将针刺部位的皮肤向两侧撑开绷紧,右手将针从左手拇、食二指的中间刺入。此法主要适用于皮肤松弛或有皱纹部位（如腹部）的进针（图9-24）。

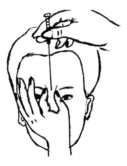

图 9-23 提捏进针法

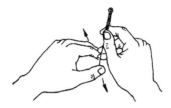

图 9-24 舒张进针法

2. 针刺的角度、方向和深度

(1)针刺的角度:是指进针时针身与所刺部位皮肤表面形成的夹角,主要依据腧穴所在部位的解剖特点和治疗要求而定。一般分直刺、斜刺和横刺三种(图 9-25)。

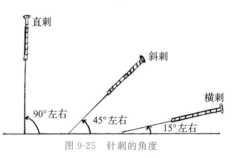

图 9-25 针刺的角度

直刺:针身与皮肤呈 90°左右,垂直刺入,适用于人体大部分腧穴。尤其是肌肉丰厚的腰、臀、腹、四肢部位的腧穴。

斜刺:针身与皮肤呈 45°左右,倾斜刺入,适用于骨骼边缘的腧穴,或内有重要脏器不宜深刺部位的腧穴。

横刺:又称平刺或沿皮刺。针身与皮肤呈 15°左右,横向刺入,适用于皮肤浅薄的腧穴。

毫针刺法之进针

(2)针刺的方向:是指进针时和进针后针尖所朝的方向。针刺的方向一般根据经脉循行方向、腧穴部位特点和治疗的需要而定。有时为使针感到达病所,可将针尖方向对准疼痛部位。

(3)针刺的深度:是指针身刺入腧穴部位的深浅程度。一般以既有针感又不伤及重要脏器为原则。

3. 行针、得气与针刺补泻

(1)行针:又名运针,是指进针后为了使病人产生针刺感应而施行的各种针刺手法。行针的手法有多种,这里主要介绍两种:

提插法:提插法就是提针与插针的结合运用,即针尖刺入腧穴一定深度后,施行上下、进退的操作方法。

捻转法:是将针刺入腧穴一定深度后,以拇指和中、食二指持住针柄,进行反复捻转。捻转的幅度一般在 180°左右,不可单向捻转,以免肌纤维缠绕针身而产生疼痛和行针困难,发生滞针的意外。

(2)得气:又称针感,是指针刺入腧穴后,针刺部位产生的酸、麻、胀、重等经气感应及操作者针下的沉紧感。

(3)针刺补泻:针刺补泻就是通过采用适当的手法针刺腧穴,激发经气,以补益正气,疏泄病邪,调节人体脏腑经络功能,从而促使阴阳恢复平衡。

4.留针与出针

(1)留针:是指使针留置穴内,以加强针刺持续作用。一般只要针下得气,施术完毕后即可出针。治疗慢性疾病时,可留针10~20分钟,其间可行针1~2次,以加强针感;对一些顽固性、疼痛性、痉挛性疾病,须增加留针时间,可延长至1小时至数小时,并间歇予以行针,保持一定刺激量,以增强疗效。在临床上,留针与否或留针时间的长短,应根据患者具体病情而定。

(2)出针:先用左手拇、食指夹持棉球按住针孔周围皮肤,右手轻微捻针,缓慢提至皮下,然后退出,切不可一抽而出,否则会造成出血或痛感。出针后要核对针数,防止漏拔。

思政小课堂

"微针"

《灵枢·九针十二原》所载:"余子万民,养百姓,而收其租税。余哀其不给,而属有疾病。余欲勿使被毒药,无用砭石,欲以微针通其经脉,调其血气,营其逆顺出入之会。"强调创立"微针",体现了儒家"仁"的思想,医者对患者的关爱、怜悯之情。

(五)针刺异常情况及处理

1.晕针

晕针是指在针刺过程中患者发生的晕厥现象。

(1)原因:多见于初次治疗的患者,可因精神紧张、体质虚弱、过度劳累、饥饿,或大汗、大泻、大失血之后,或体位不适,或施术手法过重,致针刺时或留针过程中发生此症。

(2)现象:突然出现头晕目眩,面色苍白,心慌气短,出冷汗,恶心欲吐,精神疲倦,血压下降,脉沉细。严重者会出现四肢厥冷,神志昏迷,二便失禁,唇甲青紫,脉微欲绝。

(3)处理:立即停止针刺,将已刺之针迅速取出,让患者平卧,头部放低,松开衣带,注意保暖。轻者静卧片刻,给饮热茶,即可恢复。未能缓解者,用指掐或针刺急救等,必要时可配用各种急救措施。

(4)预防:对晕针要重视预防。对初次接受针刺者,要做好解释工作,解除恐惧心理;正确选取舒适持久的体位,尽量采用卧位,手法轻柔;劳累、饥饿、大渴的患者,嘱其休息,进食、饮水后,再予针治;针刺过程中,应随时注意观察患者的神态,询问针后情况,若有不适等晕针先兆,需及早采取处理措施。此外应注意室内空气流通,消除过热、过冷等因素。

2.滞针

滞针是指在行针时或留针后,医者感觉针下涩滞,捻转、提插、出针均感困难,而患者则感觉疼痛的现象。

(1)原因:患者精神紧张,针刺后局部肌肉强烈挛缩,或因行针时捻转过快,角度过大及持续单向捻转等,而致肌纤维缠绕针身所致。

(2)现象:运针时捻转、提插、出针均感困难。若勉强捻转、提插,则患者感到疼痛。

(3)处理:嘱患者消除紧张,使局部肌肉放松。医者用手指在邻近部位揉按,或弹动针柄,或在附近再刺一针,以宣散气血、缓解痉挛。若因单向捻针而致者,需反向将针捻回。

（4）预防：对精神紧张及初诊者，应先做好解释工作，消除顾虑。进针时应避开肌腱，行针手法宜轻巧，捻转不宜过快，角度不宜过大，避免连续单向捻针。

3. 弯针

弯针是指进针时或将针刺入腧穴后，针身在体内形成弯曲的现象。

（1）原因：医者进针手法不熟练，用力过猛、过快；或针下碰触坚硬组织；或因患者体位不适，在留针时改变了体位；或因针柄受外力碰击；或因滞针处理不当。

（2）现象：针柄改变了进针或刺入留针时的方向和角度，伴有提插、捻转和出针困难，而患者感到疼痛。

（3）处理：出现弯针后，不得再行提插、捻转等手法。如系轻度弯曲，可按一般拔针法，将针慢慢退出。若针身弯曲较大，应注意弯曲的方向，顺着弯针的方向将针退出。如弯曲不止一处，须视针柄扭转倾斜的方向，逐渐分段退出，切勿急拔猛抽，以防断针。如患者体位改变，则应嘱患者恢复原来体位，使局部肌肉放松，再行退针。

（4）预防：医者施术手法要熟练，指力要轻巧，避免进针过猛、过速。患者的体位要舒适，留针期间不得随意变动体位。针刺部位和针柄不得受外物碰压。

4. 断针

断针指针体折断在人体内。若术前做好针具的检修和施术时加以注意，即可避免。

（1）原因：多由针具质量差，或针身、针根有剥蚀损伤，术前疏于检查；或针刺时将针身全部刺入，行针时强力提插、捻转，致肌肉强力收缩；或留针时患者体位改变；或遇弯针、滞针未及时正确处理，并强力抽拔；或因外物碰压。

（2）现象：行针时或出针后见针身折断，或部分针体浮露于皮肤之外，或全部陷没于皮肤之下。

（3）处理：医者须镇静，嘱患者不要惊慌，保持原有体位，以防残端向深层陷入。若折断处针体尚有部分露于皮肤之外，可用镊子拔出。若折断针身残端与皮肤相平或稍低，而尚可见到残端者，可用左手拇、食两指按压针旁皮肤，使残端露出皮肤之外，随即用右手持镊子将针拔出。若折断部分全部刺入皮下，须在 X 线下定位，施行外科手术取出。

（4）预防：术前必须认真仔细检查针具。选针长度须比刺入深度稍长，勿将针体全部刺入患者体内，避免施术手法过猛、过强。针刺过程中若发现弯针，应立即出针，不可强行刺入。对滞针和弯针应及时处理，不可强行拔出。

5. 血肿

血肿是指针刺部位出现的皮下出血而引起肿痛的现象。

（1）原因：针尖弯曲带钩，使皮肉受损，或刺伤血管所致。

（2）现象：出针后，针刺部位肿胀疼痛，继则皮肤呈青紫色。

（3）处理：若微量的皮下出血而出现局部小块青紫时，一般不必处理，可自行消退。若局部肿胀疼痛较剧，青紫面积大而且影响到活动功能时，可先做冷敷止血后，再做热敷，以促使局部瘀血消散吸收。

（4）预防：仔细检查针具，熟悉人体解剖部位，针刺时避开血管；针刺手法不宜过重，切忌强力捣针，并嘱患者不可随便移动体位；出针时立即用消毒干棉球压迫针孔。

(六)毫针刺法操作步骤

1.按针刺穴位不同,指导患者采取适当体位,以保持平稳、舒适、持久为原则。

2.按经络辨证选好穴位后,先用拇指按压穴位,询问患者感觉反应,以校对穴位。

3.医者洗手后,用75%酒精或0.5%碘伏棉球常规消毒进针部位,再消毒医者手指。

4.选取合适的毫针,再次检查针柄是否松动,针体和针尖是否有弯曲或带钩。

5.根据针刺部位,选择相应的进针方法,正确进针。

6.当刺入一定深度时,询问患者是否产生酸、麻、胀、重等感觉,或向远处扩散,若出现上述症状即为"得气"。得气后可根据病情需要,运用补泻手法调节针感或适当留针,一般留针10~20分钟。

7.在针刺及留针过程中,观察患者有无晕针、滞针情况。如出现意外,及时处理。

8.右手持针柄慢慢捻动退至皮下,迅速将针拔出,随即用干棉签轻轻按压针孔片刻,防止出血。最后检查针数,以防遗漏。

9.操作完毕,协助患者穿好衣裤,洗手,记录并签名。

第三节 | 灸法的护理

灸法,又称"艾灸",是用艾绒或其他药物制成的艾炷或艾条在体表一定部位烧灼温熨,借灸火的温和热力以及药物的作用,以温通气血、扶正祛邪、防治疾病的一种外治方法。施灸的材料很多,以艾叶为主,其气味芳香,辛温味苦,容易燃烧,火力温和。

一、常用灸法

(一)艾炷灸

将纯净的艾绒放在平板上,用拇、食、中三指搓捏成大小不等的圆锥形艾炷,小者如麦粒大,中者如黄豆大,大者如半截橄榄大(图9-26)。将艾炷放置于穴位上施灸的方法,称为艾炷灸。每燃烧一个艾炷,称为一壮。艾炷灸可分为直接灸和间接灸两类。

1.直接灸

直接灸是将艾炷直接放置在皮肤上施灸的方法,古称"着肉灸""着肤灸"(图9-27)。根据对皮肤刺激的程度不同,又分为无瘢痕灸和瘢痕灸。

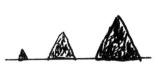
图9-26 艾炷

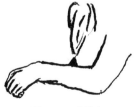
图9-27 直接灸

(1)无瘢痕灸:又称非化脓灸,是指以艾炷直接灸灼皮肤,灸至局部皮肤出现红晕而不烧伤化脓,愈后不留瘢痕的一种灸法。施灸时,先在灸穴皮肤涂上少许蒜汁或油脂,上置艾炷点燃。一般灸 3~7 壮。以局部皮肤充血,出现红晕而不起泡为度。此法多用于虚证。

(2)瘢痕灸:又称化脓灸,是指以艾炷直接灸灼皮肤,灸至局部皮肤烧伤化脓,愈后留有疤痕的一种灸法。施灸时,先用 75% 酒精棉球消毒灸穴皮肤后,再涂上少许蒜汁或油脂,上置艾炷点燃。一般灸 5~10 壮。以局部皮肤灼伤、起泡化脓为度。灸后 3~4 周灸疮自愈,留下疤痕。此法多用于慢性或顽固性疾病。

2. 间接灸

间接灸又称隔物灸、间隔灸,是指用药物或其他材料将艾炷与施灸部位的皮肤隔开进行施灸的方法。间接灸广泛应用于临床各种病证。临床常用的有以下几种:

(1)隔姜灸:将新鲜生姜切约 0.5 cm 厚的薄片,中心处用针刺数孔,上置艾炷,放于穴位施灸,当患者感到灼痛时,易炷再灸,以皮肤红晕为度。多用于治疗外感表证和虚寒性疾病,如感冒、咳嗽、风湿痹痛、呃逆、呕吐、腹痛、泄泻等。

(2)隔蒜灸:将鲜大蒜头切成厚 0.2~0.3 cm 的薄片,或捣蒜成泥,作间隔物,如上法施灸。多用于外科疮疡初起,如阴疽、乳痈初起,或瘰疬等证。

(3)隔盐灸:用干净食盐填平脐孔,上置大艾炷点燃施灸,亦可中间隔姜片。多用于治疗急性吐泻所致的汗出、肢冷、脉伏等证,或中风脱证、产后血晕等。

(4)隔附子饼灸:将附子研成粉末,用酒调和做成直径约 3 cm,厚约 0.3 cm 的薄饼,中间以针刺数孔,置于施灸部位,上面放艾炷灸之。多用于治疗命门火衰的阳痿、遗精、早泄、不孕或疮疡久溃不敛等证。

(二)艾条灸

艾条灸,又称艾卷灸,即用长 26 cm、宽 20 cm 的桑皮纸包裹 24 g 艾绒卷成直径 1.5 cm 的圆柱形艾条,将其一端点燃,对准穴位或皮肤施灸的一种方法(图 9-28)。按内容物的不同,艾条分清艾条和药艾条两种。清艾条单纯使用艾绒卷成,药艾条是在艾绒内加进药物再用纸卷成条状,名为"雷火神针"和"太乙神针"。按操作方法不同,艾条灸分为悬灸、实按灸两种。

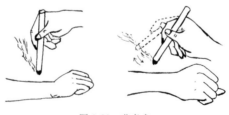

图 9-28　艾条灸

1.悬灸

悬灸是将点燃的艾条悬于施灸部位之上的一种灸法。此法能温通经脉、散寒祛邪,适用于病位较浅、病灶局限的风寒湿痹及神经性麻痹、小儿疾患等。按其操作方法可分为温和灸、雀啄灸、回旋灸等。

┃思政小课堂┃

传统灸法的改革创新

明清两代医家在继承前人灸法的基础上，又进行了大胆的改革与创新，产生了艾卷灸、雷火神针、太乙神针、桃枝灸、桑枝灸、药锭灸等新的灸疗方法。艾卷灸又称艾条灸，也属于间接灸，最早应用艾卷灸的是明代的朱权。他在《寿域神方》一书中指出："用纸实卷艾，以纸隔之点穴，于纸上用实按之，待腹内觉热，汗出既差"。这时的艾卷灸还是属于实按灸，即艾卷隔纸按压于穴位，隔纸仍为减少病人的痛楚，以后又改为悬灸法，即离开皮肤一定距离灸烤，这种方法既宏扬了艾灸之长，又避免了烧灼之苦。同时，凡是艾炷灸的适应症均可以使用艾卷灸，它操作简便，疗效颇佳，倍受患者的欢迎，故而一直延用至今。

灸法的操作

2.实按灸

实按灸是用药艾条一端点燃后，垫上布或纸数层，趁热按到穴位或患处，使热力透达到深部的一种施灸方法。即在施灸部位铺上5～7层棉布或10层棉纸，再将点燃的药艾条隔着纸或布，紧按其上，稍留1～2秒即可。若艾火熄灭，可再燃再灸，如此反复施灸10次左右。本法适用于病位较深的风寒湿痹、痿证及虚寒证。实按灸常用的是太乙神针和雷火神针。

（三）温针灸

温针灸又称温针、传热灸、烧针尾、针柄灸及烧针柄，是针刺和艾灸结合使用的一种方法（图9-29）。针刺得气后，将针留在适当的深度，将艾绒紧捏在针柄上（如枣大）；或在针柄上穿置一段长1～2 cm的艾条，然后点燃，直到艾绒燃尽为止，使热力通过针身传入体内，达到治疗目的。温针灸适用范围广，可用于治疗风寒湿痹证、骨质增生、腰腿痛、关节酸痛、冠心病、高脂血症、痛风、胃脘痛、便溏腹胀、腹痛、腹泻等。

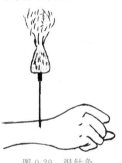

图 9-29 温针灸

二、适用范围

灸法是一种温热刺激疗法，慢性病及阳气不足的疾病都属于灸法的适用范围。如伤寒之少阴病寒化证，一切阳气虚陷证，久泄、痰饮、水肿、腹痛、胃脘痛、阳痿、遗尿、疝气、脱肛及妇人气虚崩漏、男子虚羸少气、小儿疳积、老人阳虚多尿等证，皆可用灸。此外，外科方面的阴疽久不愈、瘰瘤等病证也可用灸法治疗。

三、注意事项

1.施灸一定要取得患者的同意与合作。施灸体位应以舒适、自然、能持久为宜。

2.施灸顺序，一般先上后下、先背腰部后胸腹部、先头身后四肢。艾炷的大小、壮数的多少、熏灸时间的长短，应根据患者的年龄、体质、病情和施灸部位而定。艾炷一般为3～7壮，艾条一般为10～15分钟。

3.瘢痕灸后,局部轻度烫伤,无须处理。灸疮化脓期间,局部要保持清洁,必要时贴敷料,直至结痂为止。瘢痕灸后,要注意营养,以助灸疮的发起。

4.偶有灸后身体不适者,如身热、头昏、烦躁等,可令患者适当活动身体,饮少量温开水,或针刺合谷、后溪等穴位,缓解症状。

5.施灸时,要防止艾火灼伤皮肤或衣物。

6.凡实热证、阴虚发热、邪热内炽者,器质性心脏病伴心功能不全、精神分裂症、孕妇的腹部和腰骶部,及颜面部、颈部及大血管走行的体表区域、黏膜附近均不宜施灸。

第四节 | 拔罐法的护理

拔罐法,是以特制的罐为工具,使其形成负压后吸附在腧穴或局部皮肤而产生刺激,使局部皮肤充血、瘀血,以达到防治疾病的目的的一种方法。常用的罐具有竹罐、陶罐、玻璃罐、抽气罐及挤压罐,分大、中、小三种型号。拔罐法具有温经通络、祛风散寒、行气活血、消肿止痛的作用。

一、操作方法

拔罐时,罐吸附力的大小除了火力的强弱外,还取决于拔罐动作的快慢,动作越快,吸附越紧;动作越慢,吸附越松。

(一)拔罐方法

拔罐的方法常用的有以下几种:

1.火罐法

专指利用燃烧时火焰的热力,排除罐内空气,形成负压吸拔的拔罐法,为临床上最常用的一种方法。其适用的罐具以玻璃罐、竹罐、陶罐为宜(图9-30)。现介绍闪火法、投火法两种常用的操作方法。

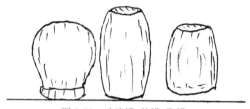

图9-30 玻璃罐、竹罐、陶罐

闪火法拔罐

(1)闪火法:用镊子或血管钳夹住酒精棉球,点燃后,伸进罐内,在底部或中部旋转一圈迅速退出,迅速将罐扣在应拔部位上。本法适用于任何体位。

(2)投火法:用小纸片或酒精棉球点燃后,迅速投入罐底,立即将罐扣在应拔的部位上。此法多用于侧面横拔。

2. 水罐法

此法一般适用竹罐。先将竹罐倒置在沸水或药液之中，煮沸1～2分钟。然后用镊子挟住罐底，颠倒提出液面，甩去水液，乘热按在皮肤上。

3. 抽气罐法

先将青霉素或链霉素药瓶磨制成抽气罐，将罐紧扣在穴位上，用注射器从橡皮塞刺入瓶内，抽出空气，使其产生负压即能吸住。或用抽气筒套在塑料杯罐活塞上，将空气抽出，使之吸拔在选定的部位上。

4. 挤压罐法

挤压罐由橡胶和塑料制成。使用时用力将罐具胶皮球挤压到一定程度，再将罐口扣在应拔部位上并压紧，放松挤压后，罐具靠自身弹力恢复原形，罐内形成负压而吸拔住。此法适用于任何体位，使用方便。

（二）拔罐法的应用

1. 留罐

又称坐罐，即拔罐后留置10～20分钟，待局部皮肤充血，瘀血呈紫红色时即可起罐。罐大、吸拔力强的应减少留罐时间。单罐、多罐皆可应用。

2. 走罐

又称推罐或行罐，一般用于肌肉丰厚的部位，须选口径较大、罐口壁较厚且光滑的玻璃罐，先在罐口或所拔部位的皮肤上涂一些润滑剂，如液状石蜡、凡士林等，再将罐拔住。然后用右手握住罐子平推或稍倾斜推，上下左右反复推移，至所拔皮肤潮红、深红或起痧点为止。此法多用于胸背、腰骶、腹部、大腿等部位。

3. 闪罐

此法是将罐拔住后，又立即取下，再迅速拔住，如此反复多次地拔上取下，取下拔上，直至皮肤潮红为度。多采用闪火法吸拔。

4. 针罐

此法是将针刺与拔罐相结合应用的一种方法。即先针刺，待得气后留针，再以针为中心点将火罐拔上，留置10～15分钟，然后起罐起针。

5. 刺血拔罐

先在一定部位用三棱针、陶瓷片、小眉刀、皮肤针等点刺出血，再以闪火法将罐拔上。如果与药罐结合称为药罐刺血法。

（三）起罐法

起罐时，一手扶住罐身，一手大拇指或食指紧压罐口一侧皮肤，使空气进入罐内，罐子即可自行脱落。不可硬拉或旋动，造成皮肤损伤。

二、适用范围

拔罐法临床上多用于感冒、流行性腮腺炎、胃脘痛、小儿消化不良、高血压、神经痛、肌肉痛、关节痛、乳腺炎、术后肠粘连、荨麻疹、带状疱疹、痛经、产后缺乳、牙痛、扁桃体炎、支气管炎、面瘫、急性扭伤、半身不遂、痈疽疮疡初起等证。

三、注意事项

1. 拔罐时,要选择适当体位和肌肉丰满的部位。体位不当、移动、骨骼凹凸不平或毛发较多的部位均不适宜。

2. 拔罐时要根据所拔部位的面积大小选择大小适宜的罐。操作时必须迅速,才能使罐拔紧,吸附有力。

3. 用火罐时应注意勿灼伤或烫伤皮肤。若烫伤或留罐时间太长而皮肤起水疱时,小疱无须处理,仅敷以消毒纱布,防止擦破即可。水疱较大时,用消毒针将水放出,涂以龙胆紫药水,或用消毒纱布包敷,以防感染。

4. 皮肤有过敏、溃疡、水肿和大血管分布部位,不宜拔罐。高热抽搐者和孕妇的腹部、腰骶部不宜拔罐。

第五节 | 刮痧疗法的护理

刮痧疗法是采用边缘光滑的硬物器具如铜钱、硬币、瓷器片、玉石片、小汤匙等物,蘸上植物油、凡士林、白酒或清水在病人体表特定部位从上到下、从内到外反复进行刮、挤、揪、捏、刺等物理刺激,使局部皮肤表面出现瘀血点、瘀血斑或点状出血,状如砂粒,以促使全身气血流畅,邪气外透于表,从而达到治疗目的的一种方法。

皮肤对刮拭刺激产生的颜色和形态等方面的变化称为痧痕。常见的痧痕包括体表局部组织潮红、紫红,或紫黑色瘀点、瘀斑,或小点状紫红色疹子,并伴有不同程度的热痛感。

刮痧疗法具有扶正祛邪、调节阴阳、活血化瘀、清热消肿、祛痰解痉、软坚散结等作用。常用的器具包括刮具与介质,刮具如木竹质刮板,水牛角等动物角质刮板,贝壳、硬币、小盏、瓷杯、汤勺等代用刮具,圆铜针、棉线针、三棱针等针具以及医者的手指;介质有水、植物油等液体介质,凡士林、面霜、板油等固体介质以及一些具有特殊作用的药剂等。

刮痧部位主要在背部,有时亦可在颈部、前胸、四肢。一般要求先刮颈项部,再刮脊椎两侧部,然后刮胸部及四肢部位。

一、操作方法

医者可根据病情、刮痧部位选择适宜的刮痧方法。根据使用的刮具不同,刮痧方法可分为刮痧法(用刮具)、撮痧法(用手指)、挑痧法(用针具)和放痧法(用针具)等四类。现介绍两种常用的操作方法。

1. 刮痧法

施术者手持刮具,蘸取介质后,在特定的体表部位,轻轻由上向下顺刮或从内向外反复刮动,逐渐加重用力。刮时要沿同一方向刮,用力要柔和均匀,一般采用腕力,根据病情及反应调整刮动力度。一般刮 10～20 次,以出现紫红色斑点或斑块为度。

根据刮板与皮肤表面的角度,操作手法分为平刮、竖刮、斜刮和角刮。平刮:刮板与皮肤表面呈 15°～25°;竖刮:刮板与皮肤表面呈 90°;斜刮:刮板与皮肤表面呈 45°;角刮:

用刮板的棱角和边角,进行较小面积或沟、窝、凹陷部位的刮拭。

2. 徒手刮痧法

常用的有揪痧法、扯痧法、挤痧法、拍痧法等四种。

二、适用范围

本法适应于痧证、中暑、伤暑、湿温初起、感冒、发热、咳嗽、咽喉肿痛、呕吐、腹痛、疳积、伤食、头痛、头昏、小腿痉挛、汗出不畅、风湿痹痛等。

三、注意事项

1. 施术环境要空气流通,宽敞明亮,但应注意保暖,勿使病人感受风寒。

2. 掌握好刮痧手法轻重,根据病情及反应及时调整,不能干刮,以免刮伤皮肤。挑痧局部不用麻醉剂。

3. 刮痧部位选取和刮治的次数视病情而定。痧痕呈紫黑色为病重,应多刮;痧痕鲜红或不易刮出则为病轻,可少刮。胸腹部一般不用或少用刮痧法,或改用撮痧、挑痧法。

4. 勿在患者过饥、过饱和过度紧张的情况下施术。

5. 凡刮治部位的皮肤有溃烂、损伤、炎症等均不宜采用本法。凡孕妇、严重心脏病、身体过度虚弱、有自发性出血倾向者,忌用挑痧及放痧法。

6. 刮痧时应注意患者病情变化,如遇到晕刮者,应立即停止操作,将其平卧,休息片刻,并饮热糖水,一般会很快好转。如病情不减,反而更加不适者,应立即送医院诊治。

7. 刮痧后,有汗者,应立即擦汗。1～3 小时内不能用冷水洗脸及手足。同时患者需休息片刻,可适当饮用温开水、姜汤或清凉茶,并禁食生冷、油腻、刺激食物。当天不可做重体力劳动。

第六节 | 皮肤针疗法的护理

皮肤针为丛针浅刺法,是以多支短针同时浅刺人体一定部位(穴位)的一种针刺方法。它的刺激是在表皮部,简便易学,无危险性,对许多病证疗效独特。

皮肤针外形似小锤状,针柄有硬柄和软柄两种规格。硬柄用硬塑做成,弹性小;软柄有弹性,一般用牛角做成,长度为 15～19 cm,一端附有莲蓬状的针盘,下边散嵌着不锈钢短针。根据针的数目多少,分别称为梅花针(五支针)、七星针(七支针)、罗汉针(十八支针)。针尖不可太锐,应呈松针状,全束针尖要平齐,防止偏斜、钩曲、锈蚀。皮肤针的消毒方法参照毫针消毒。

一、操作方法

1. 持针方式

硬柄皮肤针的持针方式是用右手握住针柄,以拇指、中指夹持针柄,食指置于针柄中段上面,无名指和小指将针柄固定在小鱼际处;软柄皮肤针的持针方式是将针柄末端固定在掌心,拇指在上,食指在下,其余手指呈握拳状握住针柄。

2. 刺激强度

根据患者体质、病情、年龄、叩打部位的不同,有弱、强、中3种强度(表9-19)。

表 9-19　　　　　　　　　　　皮肤针刺激强度

刺激强度	用针情况	叩刺局部	患者感觉	适应证
弱	用较轻腕力叩刺,针尖接触皮肤时间短	局部皮肤略潮红	患者无疼痛感	老年人、孕妇、儿童、久病体弱者,头面五官肌肉薄弱处
强	用较重腕力叩刺,针尖接触皮肤时间稍长	局部皮肤可见隐隐出血	患者感疼痛	年壮体强者,肩、背、腰、臀、四肢肌肉较厚处
中	介于弱、强之间	局部皮肤潮红,但无渗血	患者稍感疼痛	一般情况下均可用

3. 叩刺法

皮肤常规消毒,针尖对准叩刺部位,使用手腕之力,将针尖垂直叩打在皮肤上,并立刻弹起,反复进行。按叩刺部位的不同有以下3种形式:

(1)循经叩刺:指沿着经脉循行路线进行叩刺,常用于颈项、背腰骶部的督脉、膀胱经,其次是四肢肘、膝以下的三阴经、三阳经,可以治疗其相应的脏腑经络病变。

(2)穴位叩刺:指选取与所治病证相关的穴位叩刺,主要指某些特定穴、华佗夹脊穴和阳性反应点。

(3)局部叩刺:指在病变局部进行叩刺,如头面五官疾病、关节病变、局部扭伤、顽癣等病证。

二、适用范围

皮肤针多用于小儿麻痹症、末梢神经炎、神经性皮炎、肌肤麻木、慢性胃肠病、消化不良、头痛、胁痛、脊背痛、高血压、失眠、痛经、斑秃、近视和小儿遗尿等。

三、注意事项

1.施术前检查针具,如有钩曲、不齐、缺损等,应及时修理或更换。

2.针刺前皮肤必须消毒。叩刺后皮肤如有出血,须用消毒干棉球擦拭干净,保持清洁,以防感染。

3.操作时针尖须垂直上下,用力均匀,避免斜刺或钩挑。

4.局部皮肤如有创伤、溃疡、瘢痕形成等,不宜使用本法治疗。

第七节 | 电针疗法的护理

电针疗法是在针刺腧穴"得气"后,在针上通以接近人体的生物电的微量电流以防治疾病的一种疗法。它的优点是:在针刺腧穴的基础上,加以脉冲电的治疗作用,针与电两种刺激相结合,故对某些疾病能提高疗效,同时电针也可代替手法运针,节省人力。

‖思政小课堂‖

现代刺灸技术

现代刺灸技术是针法灸法的重要组成部分,近年来随着现代科学技术的发展,传统针具得到了不断改良,同时现代声、光、电、磁等技术与传统针灸疗法相结合,创立和发展了多种现代刺灸技术,如电针法、穴位磁疗法、激光针法等。这些方法不仅扩大了针灸的治疗范围,同时也推动了针灸医学的创新发展。

一、操作方法

1.电针仪器

临床上比较通用的为 C6805 型电针治疗仪和 WQ1002 韩氏多功能电针治疗仪,这两种电针仪都是属于脉冲发生器的类型,电针仪选择时以刺激量大、安全,不受电源限制(可用干电池)、耗电小、体积小、携带方便而且耐震、无噪声者为佳。电针仪最大输出电压在 40 伏以上者,最大输出电流应控制在 1 毫安以内,避免发生触电事故。直流电或脉冲直流电有电解作用,容易引起断针和灼伤组织,不能作电针仪的输出电流。

2.选穴处方

电针选穴与毫针刺法大致相同,即循经选穴、局部选穴、经验选穴与按神经分布选穴。但电针须选取两个以上的穴位,宜成对,一般以取用同侧肢体 3 对穴位(即用 1～3 对导线)为宜,不可过多,过多则会刺激太强,患者不易接受。

3.电针方法

将毫针刺入所选腧穴,产生"得气"感应后留针,先把电针仪的输出电位器旋钮调到零位,再把每对输出的两个电极分别连接在处于身体同侧的两根毫针上,如遇单穴使用

电针疗法的操作

电针时,可选取有神经干通过的穴位,将针刺入,接上电针器的一根导线,另一个电极接在浸湿的纱布上,固定在同侧经络的皮肤上。然后打开电源开关,选择适当的频率和波型,逐步调高输出电流至所需强度。按上定时键,一般持续通电为 15～20 分钟。治疗完毕,将各个旋钮回到"0"位,关闭电源,撤导线,拔针。

各种不同疾病的疗程不尽相同,一般 5～10 天为一疗程,每日或隔日 1 次,急症患者每天电针 2 次。2 个疗程中间可以间隔 3～5 天。

二、电针刺激参数

电针的刺激参数包括波形、波幅波宽、频率和持续时间,集中体现为刺激量的问题。

1.波形

常见脉冲波形有方形波、尖峰波、三角波和锯齿波,单个脉冲波形以不同方式组合而形成连续波、疏密波、断续波等。

(1)连续波:指的是电针仪输出的电脉冲是某一单一固定频率的脉冲序列,它是没有经过调制的波。不同频率的连续波又称为密波和疏波。

密波:频率高于 30 Hz 的连续波称为密波。能降低神经应激功能,先对感觉神经起

抑制作用,接着对运动神经也产生抑制作用。常用于止痛、镇静、缓解肌肉和血管痉挛等。

疏波:频率低于 30 Hz 的连续波称为疏波。刺激作用较强,能引起肌肉收缩,提高肌肉的张力。对感觉和运动神经的抑制发生较迟。常用于治疗痿证,各种肌肉、关节、韧带、肌腱的损伤等。

(2)疏密波:是疏波、密波自动交替出现的一种波形。疏、密交替持续的时间各约1.5 秒,能克服单一波形易产生适应的缺点。动力作用较大,治疗时兴奋效应占优势,能促进代谢,促进气血循环,改善组织营养,消除炎性水肿。常用于治疗疼痛、扭挫伤、关节周围炎、坐骨神经痛、面瘫、肌无力等。

(3)断续波:是指有节律地时断时续自动出现的一种波形。断时,在 1.5 秒时间内无脉冲电流输出,续时,是脉冲电连续工作 1.5 秒。对于断续波机体不易产生适应,其动力作用颇强,能提高肌肉组织的兴奋性,对横纹肌有良好的刺激收缩作用。常用于治疗痿证、瘫痪等。

2.刺激强度

电针刺激强度要因人而异,一般以中等强度、患者能耐受为宜,过强或过弱的刺激都会影响疗效。当电流开到一定强度时,患者会有麻刺感,这时的电流强度称为"感觉阈"。如电流强度再稍增加,患者则会产生刺痛感,这时的电流强度称为电流的"痛阈"。脉冲电流的"痛阈"强度因人而异,在各种病态情况下差异也较大。一般情况下,感觉阈和痛阈之间的电流强度,是治疗最适宜的强度,但此区间范围较窄,须仔细调节。

三、适用范围

电针的治疗病证较广泛,其适用范围和毫针刺法基本相同。临床常用于治疗各种痛症,痹证,痿证,脏器功能失调,肌肉、韧带、关节的损伤性疾病等,也可用于针刺麻醉。

四、注意事项

1.电针仪在使用前须检查性能是否良好,输出是否正常,注意导线的接触和干电池的替换。

2.调节电流量时,应逐渐从小到大,切勿突然增强,防止引起肌肉强烈收缩,患者不能忍受,或造成弯针、断针、晕针等意外。

3.有心脏病者,避免电流回路通过心脏。近延髓和脊髓部位使用电针时,电流输出量宜小,切勿通电过大,以免发生意外。孕妇慎用。

4.温针灸用的毫针,针柄因氧化而不导电;有的毫针针柄是用铝丝绕制而成,并经氧化处理镀成金黄色,氧化铝绝缘不导电。以上两种毫针应将电针器输出导线夹在针体上。

第八节 | 三棱针疗法的护理

三棱针古称"锋针",三棱针疗法是用三棱针点刺穴位或浅表血络,放出少量血液,以防治疾病的方法，亦称"刺络法"，用于"泄热出血"。三棱针一般用不锈钢制成，针长约 6 cm，针柄呈圆柱形，针体呈三棱状，尖端三面有刃，针尖锋利。针具使用前须经高压消毒，或用 70％～75％酒精浸泡 20～30 分钟，用一次性无菌性针具更佳。

一、操作方法

右手拇指、食指持住针柄，中指抵住针尖部，露出针尖 3～5 mm，以控制针刺深度，针刺时左手捏住指（趾）部，或夹持、舒张皮肤，右手持三棱针针刺。常用的刺法有以下几种：

1. 腧穴点刺

先在腧穴部位上下推按，使血聚集穴部，常规消毒皮肤、针尖后，左手拇指、食指、中指夹紧被刺部位或穴位，右手持针对准穴位迅速刺入 1～2 mm 深，立即出针，轻轻按压针孔周围，使出血数滴，然后用消毒干棉球按压针孔止血，此法多用于手指或足趾末端穴位，如十宣、十二井或头面的太阳、印堂、攒竹、上星等。

2. 刺络

用三棱针缓慢地刺入已消毒的较细的浅静脉，使少量出血，然后用消毒干棉球按压止血。此法常用于肘窝、膝窝及太阳穴等处的浅表静脉，用以治疗中暑、急性腰扭伤、急性淋巴管炎等。

3. 散刺

又叫豹纹刺，按不同疾病有两种不同刺法，当顽癣、疖肿初起（未化脓）时，严密消毒后可在四周刺出血。当扭伤、挫伤后局部瘀肿时，在瘀肿局部消毒后如豹纹般散刺出血。

4. 挑刺

左手按压施术部位的两侧，或夹起皮肤，使皮肤固定，右手持针，将经过严密消毒过的腧穴或反应点的表皮调破，使出血或流出粘液；也可再刺入 0.5 cm 左右深，将针身倾斜并使针尖轻轻提高，挑断皮下部分纤维组织，然后局部消毒，覆盖敷料。如肩周炎，即在肩关节部位寻找痛点或敏感点挑刺；甲状腺功能亢进症，在甲状腺凸起部挑刺。

每日或隔日针治 1 次，3～5 次为一疗程。急症也可每日治两次。如治疗需出血较多者，每周治疗 1～2 次为宜。

二、适用范围

三棱针疗法具有通经活络、泄热开窍、消肿止痛的作用。既适用于各种实证、热证，也可用于寒实证，以及经络瘀滞、痹阻疼痛等，如昏厥、高热、中暑、中风闭证、急性吐泻、急性咽喉肿痛、目赤肿痛、顽癣、疖痈初起、扭挫伤、痔疮、疳积、头痛、丹毒、顽固性痹证、手足麻木等急慢性疾患。

三、注意事项

1. 三棱针刺激颇强，治疗时须注意患者体位舒适，并须与医生配合，还须注意预防晕针。

2. 由于三棱针针刺后针孔较大，必须严密消毒，防止感染。

3.点刺、散刺必须做到浅而快,切勿刺伤动脉、出血不宜过多,一般以数滴为宜。

4.病后体弱、明显贫血、孕妇和有自发性出血倾向者不宜使用。

第九节 穴位注射疗法的护理

穴位注射疗法,即水针疗法,是选用中西药物注入有关穴位以治疗疾病的一种方法。

穴位注射要根据使用药液的剂量大小及针刺的深度选用不同的消毒注射器和针头。常用的注射器为 1 mL(用于耳穴和眼区穴位)、2 mL、5 mL、10 mL、20 mL;常用针头为 4～6 号普通注射针头、牙科用 5 号长针头、封闭用长针头。

穴位注射的常用药液有以下几类:①中草药制剂:复方当归注射液、丹参注射液、鱼腥草注射液、银黄注射液等多种中草药注射液;②维生素制剂:如维生素 B_1、维生素 B_6、维生素 B_{12}、维生素 C、维生素 K_3 等;③其他常用药物:如葡萄糖注射液、0.9％氯化钠注射液、盐酸普鲁卡因注射液、注射用水等。许多供肌内注射用的药物也可考虑行小剂量穴位注射。

穴位注射的穴位一般可根据针灸治疗时的处方原则进行辨证选穴;也常结合经络、经穴的触诊法,选取阳性反应点进行治疗,即局部有压痛、条索状或结节等阳性反应物,以及皮肤有凹陷、隆起、色泽变化等处,注入反应点往往效果较好;临床上软组织损伤者,可选取最明显的压痛点;较长肌肉的肌腹或肌腱损伤时,可取肌肉的起止点;腰椎间盘突出症,可将药液注入神经根附近。

一、操作方法

1.操作程序

根据所选穴位及用药量的不同,选择合适的注射器和针头。局部皮肤常规消毒后,用无痛快速进针法,将针刺入皮下组织,然后缓慢推进或上下提插,探得酸胀等"得气"感应后,回抽一下,如无回血,即可将药液推入。一般疾病用中等速度推入药液;慢性病、体弱者用轻刺激,将药液缓慢轻轻推入;急性病、体强者可用强刺激,快速将药液推入。如需注入较多药液时,可将注射针由深部逐步提出到浅层,边退边推药,或将注射针更换几个方向注射药液。

2.注射角度与深浅

根据穴位所在部位与病变组织的不同要求,决定针刺角度及注射的深浅。同一穴位可从不同的角度刺入。也可按病情需要决定注射的深浅度,如三叉神经痛于面部有触痛点,可在皮内注射成一"皮丘";腰肌劳损多在深部,注射时宜适当深刺等。

3.药物剂量

穴位注射的药物剂量取决于注射部位及药物的性质和浓度。头面部和耳穴等处用药量较小,每个穴位一次注入药量为 0.1～0.5 mL;四肢及腰背部肌肉丰厚处用药量较大,每个穴位一次注入药量为 3～15 mL;刺激性较小的药物,如葡萄糖注射液、0.9％氯化钠注射液等用量较大,如软组织劳损时,局部注射葡萄糖注射液可用 10～20 mL 以上,而刺激性较大的药物(如乙醇溶液)以及特异性药物(如阿托品、抗生素)一般用量较小,即所谓小剂量穴位注射,每次用量多为常规用量的 1/10～1/3。中药注射液的常用量为 1～2 mL。

4.疗程

每日或隔日注射一次,反应强烈者亦可隔 2～3 日一次,穴位可左右交替使用。10 次为一疗程,休息 5～7 天再进行下一个疗程的治疗。

二、适用范围

水针疗法的应用范围较广,凡是针灸的适应证大部分都可用本法治疗。如痹证、腰腿痛、扭伤、头痛、不寐、痿证、三叉神经痛、坐骨神经痛、肋间神经痛、癫狂、痫证、胃痛、腹泻、痢疾、咳嗽、哮喘、肺痨等。

三、注意事项

1.治疗时应对患者说明治疗特点和注射后的正常反应。

2.严格遵守无菌操作,防止感染,最好每注射一个穴位换一个针头。使用前应注意药液的有效期,不要使用过期药液。并注意检查药液有无沉淀变质等情况,如已变质应停止使用。

3.注意药物的性能、药理作用、剂量、配伍禁忌、不良反应和过敏反应。凡能引起过敏反应的药物(如青霉素、链霉素、盐酸普鲁卡因等)必须先做皮试,皮试阳性者不可应用。不良反应较严重的药物,不宜采用。刺激作用较强的药物,应谨慎使用。

4.一般药液不宜注入关节腔、脊髓腔和血管内。注射时如回抽有血,必须避开血管后再注射。如误入关节腔可引起关节红肿热痛等反应;如误入脊髓腔,会损害脊髓,切需注意。

5.在神经干旁注射时,必须避开神经干,或浅刺以不达神经干所在的深度。如神经干较浅,可超过神经干之深度,以避开神经干。如针尖触到神经干,患者有触电感,就须退针,改换角度,避开神经干后再注射,以免损伤神经,带来不良后果。

6.躯干部穴位注射不宜过深,防止刺伤内脏。背部脊柱两侧穴位针尖可斜向脊柱,避免直刺而引起气胸。

7.年老体弱者,注射部位不宜过多,用药剂量可酌情减少,以免晕针。孕妇的下腹、腰骶部和三阴交、合谷等孕妇禁针穴位,一般不宜行穴位注射,以免引起流产。

思考题

1.腧穴如何分类?试述腧穴的主治作用。

2.针刺过程中晕针是指什么情况?如何处理?

3.灸法在操作中要注意哪些问题?

4.试述拔罐法操作时的注意事项。

测一测

第十章

推拿疗法及护理

中医护理学

思维导图

[学习目标]

1. 掌握常用推拿手法的操作及要领。

2. 熟悉常用推拿手法的临床应用及推拿疗法护理的操作程序。

3. 了解推拿疗法的注意事项。

4. 培养敬业精神和职业操守;培养勤奋刻苦、踏实上进、艰苦朴素、吃苦耐劳的优秀品质;培养热爱祖国医学、继承发扬医学伦理道德的优良传统。

推拿疗法是以中医的脏腑、经络学说为指导,运用各种推拿手法,作用于人体一定部位或穴位上,以防治疾病的一种传统治疗方法。推拿疗法有疏通经络、调和气血、滑利关节、松解粘连、平衡阴阳、调理脏腑等作用。

第一节 常用推拿手法

推拿手法是指用手或肢体的其他部分,按照各种特定的技巧和规范化的动作,以适当的力量在体表进行操作。推拿手法通过功力,作用于经络穴位或特定部位,从而产生治疗作用。

思政小课堂

推拿手法的要求

推拿手法应达到持久、有力、均匀、柔和、深透。"持久"是指手法能按要求持续一段时间。"有力"是指手法必须具备一定的力量。有力并不是单纯指力气大,而是一种技巧性力量,要根据治疗对象、施术部位、手法性质和病证虚实以及患者的体质而变化应用。"均匀"是指手法操作时,其动作的幅度、速度的快慢,手法的轻重,都必须保持相对的一致,手法操作既平稳而又有节奏。"柔和"是指手法操作时,动作温柔灵活,手法变换自然、协调,使手法轻而不浮、重而不滞。"深透"是指患者对手法刺激的感应和手法对疾病的治疗效应。以上几个方面,密切相关,相辅相成,互相渗透。只有勤学苦练,熟而生巧,才可能使手法持久、有力、均匀、柔和,从而达到深透。

一、推拿手法的分类

根据手法动作形态的不同,常将推拿手法分为摆动类、摩擦类、振动类、挤压类、叩击类和活动关节类等六大类。

（一）摆动类手法

以指或掌部着力,通过腕关节连续协调的摆动,使之产生一定渗透力的手法,称为摆动类手法。这类手法主要有一指禅推法、滚法、揉法等。

1. 一指禅推法

用拇指的指端或螺纹面,着力于一定的部位或穴位上,沉肩垂肘,腕关节悬屈,通过前臂旋转和腕关节的协调摆动,使产生的轻重交替的功力持续不断地作用于治疗部位或穴位上,称为一指禅推法(图 10-1)。

【动作要领】

本手法的动作要求是沉肩、垂肘、悬腕、掌虚、指实。沉肩和垂肘的意思是要求肩部和肘部均要放松,使手臂自然下沉,切不能耸肩抬肘,手臂紧张用力;悬腕的意思是腕部要自然悬垂,而不可用力屈曲;掌虚的意思是除拇指外其余四指及手掌部均要放松;指实的意思是拇指端或螺纹面要着实吸定在经络穴位上,推时不能离开或拖拉摩擦。

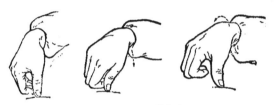

图 10-1　一指禅推法

【临床应用】

一指禅推法的着力点较小,因而压强较大,加之对经络穴位做持续不断的柔和而有力的刺激,所以深透作用较强,具有舒筋通络、调和营卫、行气活血、健脾和胃及调整脏腑功能等作用,可适用于全身各处的穴位。临床上常用于治疗内、外、妇、儿、伤各科的多种病证,尤以治疗头痛、失眠、久泄、便秘、高血压、胃脘痛、痛经以及肢体关节疼痛等症见长。

知识链接

一指禅推拿

一指禅推拿为中医推拿之一大特色,历史悠久,享誉大江南北,现为国内外崇尚推拿者所瞩目。相传一指禅推拿是达摩所创的,大约在公元 500 年,天竺国僧人菩提达摩游历中国,在嵩山少林寺面壁 9 年,他在岐伯创立的按、摩、推、拿四法的基础上,增加了搓、抄、滚、捻、缠、揉六法,悟出了一指禅功。达摩一指禅功要求先练外功,使两臂及十指骨节能柔屈如棉,再练内功,调匀气息,贯全身之气力于一指之尖,使直达病源之所在,其功效有过于药石。现在江浙一带的一指禅推拿,是由清朝咸丰年间李鉴臣所传。李鉴臣是个武举之人,常出入宫廷,用推拿之法治病,后因故留居扬州,收丁凤山为徒,传授他一指禅推拿,丁又广收学生,这样,一指禅推拿广泛流传开来。上海一指禅名家王松山、钱福卿、沈希圣等均为丁氏门生,朱春霆、王纪松等是李氏之第四代一指禅推拿传人。

2. 滚法

用第5掌指关节背侧吸附于治疗部位上,通过前臂的主动摆动,带动腕关节的屈伸和前臂的旋转运动,使小鱼际与手背在治疗部位上进行持续不断、来回滚动的手法,称为滚法(图 10-2)。

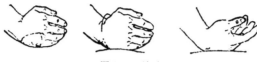

图 10-2　滚法

【动作要领】

本手法动作要求是手掌自然握拳,手腕要放松,肘关节屈曲呈 120 度～140 度;手掌背尺侧部要紧贴体表,滚动时压力均匀,动作协调而有节律,不可跳动或使手背拖拉摩擦,手背滚动幅度控制在 120 度左右。

【临床应用】

滚法的特点是接触面较广,压力大而柔和,具有活血化瘀、缓解肌肉痉挛、疏经通络、滑利关节等作用,故适用于肩背、腰臀及四肢部等肌肉较丰厚发达的部位,对风湿疼痛、肌肤麻木不仁、肢体瘫痪以及关节运动功能障碍等病证有较好疗效。

3. 揉法

滚法

用手掌大鱼际、掌根或手指螺纹面着力吸定于一定部位或穴位上,腕部放松,然后做轻柔缓和的环旋活动,并带动该处的皮下组织一起揉动,称为揉法(图 10-3)。用大鱼际或掌根部着力的称为掌揉法,用手指螺纹面着力的称为指揉法。

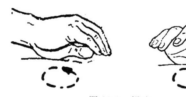

图 10-3　揉法

【动作要领】

本手法的动作要求是用大鱼际、掌根或手指螺纹面着力,手腕放松,腕关节连同前臂一起做小幅度的回旋活动。压力要轻柔,揉动频率一般每分 120～160 次。揉动时着力部位要吸定,不可摩擦。

【临床应用】

揉法刺激缓和,柔软舒适,具有理气宽胸、健脾和胃、活血散瘀、消肿止痛等功效。所以老幼适宜,全身各部都可应用。常用于治疗脘腹胀痛、胸闷胁痛、便秘泄泻等肠胃道疾患以及因外伤引起的软组织红肿疼痛等症。

(二)摩擦类手法

以掌或指在体表做直线往返或环旋活动,使之产生摩擦的一类手法,称为摩擦类手法,包括摩法、擦法、推法、搓法、抹法等。

1. 摩法

用食、中、无名指指面或手掌面附着在体表的一定部位上,做环形而有节奏的抚摩,称为摩法(图 10-4)。前者称为指摩法,后者称为掌摩法。

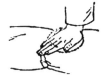

图 10-4 摩法

【动作要领】

本手法的动作要求是肘关节微屈,腕部放松,指掌自然伸直轻放在体表的治疗部位上,然后同前臂做缓和协调的环旋抚摩。顺时针方向或逆时针方向活动均可,每分钟频率约 120 次。

【临床应用】

摩法着力轻,刺激缓和而舒适,具有理气宽胸、和中健脾、消积导滞、调节肠胃蠕动等功能。最适宜于胸腹及胁肋部,临床上常配合揉法、推法、按法等,治疗胸胁胀满、脘腹疼痛、便秘、泄泻、消化不良等胃肠道疾病。

2. 擦法

用手掌紧贴皮肤,稍用力下压并做上下或左右直线往返移动摩擦,使之产生一定的热量,称为擦法(图 10-5)。操作时用全掌着力的称为掌擦法,用大鱼际着力的称为鱼际擦法,用小鱼际着力的称为侧擦法。

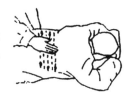

图 10-5 擦法

【动作要领】

本手法的动作要求是必须直线往返移动,不可歪斜。摩擦时往返距离要拉得长,而且动作要连续不断,如拉锯之状,不可有间歇停顿。压力要均匀适中,以擦时不使皮肤皱褶为宜。

【临床应用】

本法是通过手掌和体表的直接摩擦,使之产生一定的热量深透作用,从而起到治疗作用。掌擦法接触面最大,所产生的热量较低,适用于肩背、胸腹及胁肋等面积较大而又较平坦的部位。临床上常用以治疗呼吸道疾患、消化道疾患以及体虚乏力、神衰失眠等症。侧擦法的接触面较小,擦时能产生很大热量,可使被擦的部位感觉有一种烧灼感,适用于肩、背、腰骶部及下肢部。临床上常用于治疗腰背风湿痹痛、外伤筋脉拘急以及脾肾阳虚等症。鱼际擦法产生的热量介乎掌擦法与侧擦法之间,常用于四肢部,治疗四肢部伤筋、软组织肿痛以及关节活动不利等症。

3. 推法

用手指、手掌或肘部着力于人体一定部位或穴位上,做单方向的直线或弧形移动,称为推法(图 10-6)。从目前临床实际情况看,推法可分为指推法、掌推法、肘推法等。

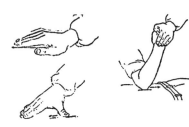

图 10-6 推法

【动作要领】

本手法的动作要求是着力部位紧贴施术部位的体表,呈单方向直线推移,不可左右滑动,用力要平稳,动作连贯流畅,中途不得停顿。

【临床应用】

本手法是临床常用手法之一,适用于全身各部位,具有行气活血、疏经通络、宽胸理气等作用。临床用来治疗颈项强直、腰背疼痛、胸腹胀满、软组织损伤等病证。小儿推拿中,本手法用得比较多,用拇指螺纹在穴位上做螺旋形推动的称为旋推法,临床上一般都把旋推作为补法应用,常用于"面状"穴位和"点状"穴位,如旋推脾土也可称补脾土。用双手拇指螺纹面自穴位中间分别向左右两侧推开的称为分推法,常用于胸腹部、腕掌部及肩胛部等。

4. 搓法

用双手掌面挟住肢体一定部位,相对用力做方向相反的来回快速搓揉,称为搓法(图 10-7)。

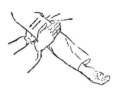

图 10-7 搓法

【动作要领】

本手法的动作要求是手指自然伸直,前臂和上臂夹紧施术部位,用力搓动,稳而快速,从上往下缓缓移动。

【临床应用】

搓法是一种刺激比较温和的手法,具有疏通经络、行气活血、缓解疼痛、放松肌肉等作用。主要适用于四肢部,临床常用于肢体酸痛、关节活动不利、肩关节活动功能障碍及肩臂疼痛等病证的治疗,也常作为推拿的结束手法使用。

5. 抹法

用拇指螺纹面紧贴皮肤,做上下左右或弧形曲线往返推动,称为抹法(图 10-8)。根据不同的治疗部位,可单手操作或双手同时操作。

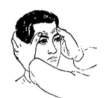

图 10-8 抹法

【动作要领】

本手法的动作要求是用单手或双手的拇指面紧贴治疗部位的皮肤,其余四指轻轻扶住助力,使拇指面在往返推动时稳而沉着,要求动作缓和灵活,不可重滞,着力均匀,防止推破皮肤。

【临床应用】

抹法是一指禅推拿流派的辅助手法,具有开窍镇静、安神醒脑和扩张血管等良好作用。常用于头面及手掌部,治疗头痛、眩晕、神衰、失眠及掌指疼痛麻木乏力等症。

(三)振动类手法

以节律性的动作轻重交替,持续作用于人体,使之产生振动感觉的手法,称为振动类手法。这类手法包括抖法、振法等。

1. 抖法

用双手或单手握住患肢远端,做小幅度的上下或左右的快频率连续抖动,使关节有松动感,称为抖法(图 10-9)。

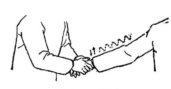

图 10-9 抖法

【动作要领】

本手法的动作要求是施术者握紧患者的肢体远端,自然呼吸,不可屏气,抖动的幅度小,频率快。

【临床应用】

抖法的主要作用为疏通经络、松解粘连、滑利关节,故临床上常作为治疗四肢关节疼痛、活动不利等症的辅助手法,尤以上肢部为常用。

2.振法

用手指或掌面按压在人体的穴位或一定部位上,并做连续不断
的快速颤动为振法,亦称颤法等(图 10-10)。用手指着力颤动的为
指振法;用掌面着力颤动的为掌振法。

图 10-10　振法

【动作要领】

本手法的动作要求是前臂和手部的静止性用力,使肌肉强力收缩,做强烈地静止性
用力,集功力于指端或手掌,产生快速的颤动,其频率每分钟达 300 次以上。注意呼吸
自然,切忌屏气。

【临床应用】

振法多用于胸腹部及头面部,具有疏经通络、祛瘀消积、活血止痛、温中理气以及调
节肠胃之功能。常用于治疗胸腹胀痛、消化不良、头痛失眠等症。

（四）挤压类手法

用手指、手掌或肢体其他部分按压或挤捏体表的手法,称为挤压类手法。本类手法
主要有按、压、点、拿、捏、掐、捻和踩跷等法,以下着重介绍按、压、点、拿、捏法。

1.按法

用手指或手掌面着力在体表某一穴位或部位上,逐渐用力下压,称为按法,可分为
指按法和掌按法(图 10-11 和图 10-12)。

图 10-11　指按法　　　　图 10-12　掌按法

【动作要领】

本法的动作要求是按压的方向要垂直往下,用力要由轻到重,稳而持续,使压力充
分达到机体组织的深部。切忌用迅猛的爆发力,以免产生不良反应,给病人增加不必要
的痛苦。由于按压的刺激较强,故在实际操作时与揉法结合使用,组成按中有揉的按揉
法,使手法刚柔相济,既有力又柔和。

【临床应用】

临床上以拇指按法为常用,拇指按法的接触面较小,但刺激的强弱和压力的轻重容
易调节控制,具有良好的止痛作用和开通闭塞、温经散寒等功能,适用于全身各部的经
络穴位。掌按法的接触面较大,刺激较为柔和,具有较好的疏通经络、温中散寒、活血散
瘀等作用。临床上常用于面积大而又较为平坦的部位,如腰背部、胸腹部等,治疗急慢
性腰背疼痛、筋脉拘紧、肌肉痉挛、功能性脊柱侧突以及脘腹疼痛等症。

2.压法

用拇指面、掌面或肘尖为着力部位,按压体表一定部位或穴位,称为压法(图 10-13)。压

法分为指压法、掌压法、肘压法。

【动作要领】

本法的动作要求和按法一样,用力方向要垂直往下,由轻到重,稳而持续,使压力充分达到机体组织的深部。切忌用迅猛的爆发力,以免增加病人的痛苦。

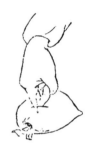
图 10-13　压法

【临床应用】

压法的力量应较按法为重,刺激强,适用于肌肉发达厚实的部位,如腰臀部等,临床上常用于治疗腰肌强硬、顽固性腰腿痛等疾患,有较好的解痉止痛功效。

3. 点法

用指端或屈曲的指间关节突起部分着力,按压某一穴位或疼痛部位,称为点法(图 10-14)。本法是从按法演变而来,可属于按法范畴。

【临床应用】

点法的接触面比按法小,刺激较强,其应用范围及治疗作用大致与按法相同。若用于骨缝处的穴位或某些小关节的压痛点,如手背和足踝等处,则以用点法为宜。

图 10-14　点法

4. 拿法

用拇指与其余手指相对用力,提拿一定的部位,进行一紧一松的拿捏,称为拿法(图 10-15)。由于拿的部位不同和动作的差异,又有三指拿法、四指拿法和五指拿法之分。

【动作要领】

本手法的动作要求是腕要放松,用指面着力(不要用指端着力),拿捏动作要连绵不断,用劲由轻到重,再由重到轻,切不可突然用力或用劲断断续续。

图 10-15　拿法

【临床应用】

拿法的刺激较强,具有疏通经络、镇静止痛、解表发汗、开窍提神等作用。临床应用时,拿法常配合揉法、摩法,以缓和刺激。用于治疗颈椎病、四肢酸痛等病证。

5. 捏法

用拇、食两指或拇、食、中三指相对用力内收,挟持施术部位的皮肤进行提捻,称为捏法(图 10-16)。

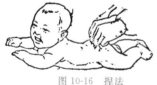
图 10-16　捏法

【动作要领】

本手法的动作要求是手指相对用力,将施术部位的皮肤提捻起来,做快速的一捏一放动作,循序向前移动。

推、拿、按、摩
四种手法

【临床应用】

捏法具有调和阴阳、健脾和胃、疏通经络、行气活血等作用,在临床上用于治疗慢性泄泻、痛经、月经不调、神衰、失眠、小儿积滞、疳症、腹泻、呕吐、消化不良等证。应用于小儿保健,可以促进小儿生长发育,增强小儿的抗病能力。

知识链接

小儿捏脊疗法

小儿捏脊疗法是连续捏拿小儿腰背脊柱两侧皮肉的一种治疗方法,有疏通经络、调整阴阳、促进气血运行、改善脏腑功能以及增强机体抗病能力等作用,在健脾和胃方面的功效尤为突出。临床常用于治疗小儿疳积、消化不良、厌食、腹泻、呕吐、便秘、咳喘、

小儿推拿简介

夜啼等证。操作方法有两种:一种是用两手拇指桡侧面顶住脊柱两侧皮肤,食指和中指前按,与拇指相对用力,轻轻捏起皮肤,随捏随提,双手交替捻动并逐渐由下向上移动,自长强穴起沿脊柱向上至大椎穴;另一种是将两手食指屈曲,以食指中节的背面紧贴脊椎两侧皮肤,拇指前按与食指中节相对用力,轻轻捏起皮肤,随捏随提,双手交替捻动并逐渐由下向上移动,自长强穴起沿脊柱向上至大椎穴。

(五)叩击类手法

以手指、手掌或拳击叩、拍打体表,使之产生叩击感觉的手法,称为叩击类手法。这类手法包括击法、拍法等。

1.击法

用拳背、掌根、掌侧小鱼际、指尖或用桑枝棒击打体表,称为击法(图10-17)。根据施术部位的不同,分为拳击法、掌击法、侧击法、指尖击法和桑枝棒击法。

【动作要领】

本手法的动作要求是用力要快速而短暂,垂直叩击体表,击打时不能有拖抽动作,频率要均匀而有节奏。

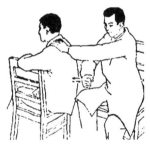

图 10-17　击法

【临床应用】

击法的力量较大,而且动作快速,对使用部位有一股冲击力,主要作用于深部组织,不同的击法适用于不同的部位。拳击法主要适用于大椎及腰骶部,治疗颈、腰椎疾病所致的肢体疼麻等症。掌击法常用于臀部(环跳穴)及下肢外侧部,治疗坐骨神经痛、腰臀部软组织劳损以及下肢疼麻等症。指尖击法常用于头部,治疗头痛、失眠等症,有安神醒脑作用。

2.拍法

用虚掌拍打体表,称为拍法(图10-18)。

【动作要领】

本手法的动作要求是手指自然并拢,掌指关节微屈,平稳而有节奏地拍打体表。拍打次数以皮肤出现微红充血为度。

【临床应用】

拍法具有舒筋通络、行气活血的作用。临床用于治疗风湿疼痛重着、肌肤感觉迟钝或肌肉紧张痉挛等症。

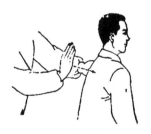

图 10-18　拍法

（六）运动关节类手法

对关节做被动性活动，使关节伸展、屈伸或旋转的一类手法，称为运动关节类手法。本类手法主要有扳法、摇法、拔伸法、背法等，以下着重介绍扳法、摇法和拔伸法。

1. 扳法

用双手向同一方向或相反方向用力，使关节伸展或旋转，称为扳法（图10-19示扳颈椎法）。

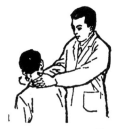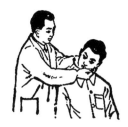

图 10-19　扳颈椎法

【动作要领】

本手法的动作要求：一是动作要稳，扳法的动作是一种被控制的、短暂的、有限度的、分阶段的被动运动；二是位置要准，即扳的位置要准确，要预先确定活动范围和作用的部位，一达目的，随即停手；三要用力轻巧。根据不同关节的活动范围和运动方向，扳时要因势利导，不能超出或违反其生理功能，更忌强拉硬扳，动作粗暴。

【临床应用】

本法在临床用于因颈腰椎小关节错缝引起的颈、肩、腰、腿疼痛，对脊柱侧弯、生理弧度改变以及关节错位等具有整复作用。

2. 摇法

用一手握住（或扶住）被摇关节近端的肢体，另一手握住关节远端的肢体，做缓和回旋的环转活动称为摇法（图10-20示摇肩法，图10-21示摇髋法）。

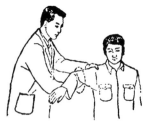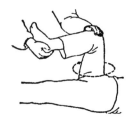

图 10-20　摇肩法　　　　　　　图 10-21　摇髋法

【动作要领】

本手法的动作要求是摇转幅度必须由小到大，动作要缓和，用力要稳。幅度的大小应根据病情恰如其分地掌握，适可而止，不可勉强，同时还要注意被摇关节的正常生理活动功能，因势利导。切忌动作粗暴或违反正常生理功能的摇转。

【临床应用】

摇法适用于四肢部及脊柱部，临床治疗中以肩、腕、髋、踝关节及颈椎部为常用。具有舒筋活血、滑利关节、松解粘连以及增强关节活动功能等作用。

3.拔伸法

拔伸即牵拉或牵引的意思,固定肢体或关节的一端,牵拉关节另一端的方法,称为拔伸法(图 10-22 示颈部拔伸法,图 10-23 示指关节拔伸法)。

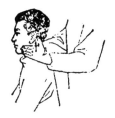

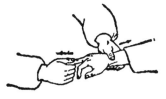

图 10-22　颈部拔伸法　　　　　图 10-23　指关节拔伸法

【动作要领】

本手法的动作要求是操作时用力要稳而持续,不可突发暴力。

【临床应用】

拔伸的作用主要是拉宽关节间隙,放松有关肌肉和其他软组织,松解粘连,为关节的整复或功能恢复创造有利条件。本法在临床用于颈、腰椎疾病,四肢关节功能障碍,软组织粘连、挛缩以及小关节错位等证。

第二节 | 推拿疗法护理及注意事项

一、推拿疗法护理

1.患者刚到诊室,应休息片刻再接受按摩。

2.室内既保持通风换气,又要注意保暖,室温应保持在 20 ℃左右。

3.取适宜体位,嘱患者松开衣物,将按摩巾铺在需按摩的皮肤上。若天气炎热,可将患者被操作的皮肤处涂适量滑石粉,以免损伤皮肤。

4.操作前术者应修剪指甲,以免损伤患者皮肤。术者应穿工作衣,戴口罩,用肥皂水清洗双手。寒冷季节要注意手的温度,避免给治疗带来不便。操作时用力要均匀、柔和,以免损伤皮肤筋骨。

5.以下情况不宜施推拿法:皮肤损伤的部位、正在出血的部位、骨折移位或关节脱位、妇女经期或妊娠期等。空腹、醉酒后、情绪过于激动者不宜立即推拿。

6.按摩巾要经常换洗,以防交叉感染。

二、人体各部位保健推拿操作程序

(一)头面部

1.术者以双手拇指指腹从患者印堂穴直推至神庭穴 3～5 遍,用中指指腹按揉印堂穴 15～20 次,再沿着眉弓从攒竹穴推至太阳穴,在太阳穴上按揉片刻,反复操作 5～10 次。

2.术者用拇指指腹或中指指腹按揉患者前额半分钟,再以小鱼际滚前额半分钟,然后用拇指桡侧面沿前额经耳后推至缺盆穴 5～8 次。

3.术者以双手拇指桡侧分抹患者上下眼眶 5～10 次,再用拇指或中指指腹按揉睛明、攒竹、鱼腰、丝竹空、承泣、四白、瞳子髎，每穴半分钟。

4.术者以五指指腹轻轻拍打患者前额及面颊部，再将一手的食指、中指分别置于鼻梁两侧，上下推擦5～10次，然后用拇指指腹按揉迎香穴、颧髎穴、下关穴、颊车穴各半分钟。

5.术者用拇指指腹和食指桡侧夹住患者耳郭揉捏至发红，再用中指指腹按揉耳门、听宫、听会，然后用食指、中指夹住耳根推擦5～10次。

6.术者用双手拇指指腹由前发际向后头部依次按压患者督脉、膀胱经、胆经(按压五经)3～5次，然后用掌心振百会穴半分钟。

7.术者用双手中指指端勾揉患者风池穴半分钟，然后由上而下拿捏颈项部3～5次。

(二)上肢部

1.术者用大鱼际由肩部至手腕揉患者上肢3～5次，再用拇指按肩髃、肩髎、曲池、手三里、外关、内关、神门、合谷、劳宫等穴，每穴半分钟。

2.术者滚患者上肢前、外、后侧三线，再拿揉上肢，往返3～5次。

3.术者由掌根向手指推患者手掌半分钟，再按揉手背半分钟，然后搓捻、拔伸手指3～5次。

4.术者依次摇患者肩关节、肘关节、腕关节3～5圈，然后用手掌握住患者的手掌，抖动上肢半分钟。

5.术者用双掌或双拳由肩部到手部轻轻往返拍打患者上肢，然后用双掌夹住上肢由上往下搓3～5次。

上肢部的
保健推拿

(三)胸腹部

1.术者用双手掌由患者胸骨柄沿肋间隙向两侧腋中线分推，自上而下分推3～5次。

2.术者用中指指腹按揉患者膻中穴、天突穴、缺盆穴、中府穴、云门穴各半分钟。

3.术者用单手或双手掌自上而下、由内到外按揉患者胸肋部3～5次。

4.术者用两手大拇指和大鱼际从患者腹部正中线向两侧分推1分钟，再以手掌顺时针由肚脐往外围揉腹部2～3分钟。

5.术者用两拇指指腹交替按患者中脘、梁门、天枢、气海、关元等穴，每穴半分钟。

6.术者将掌心置于患者脐部，以肚脐为中心，顺时针轻轻按摩腹部，以腹部发热内透为度。再以拇指与其余四指相对用力，自上而下提拿患者腹直肌3～5次。然后以肚脐为中心，掌振腹部1～2分钟。

(四)腰背部

1.术者用掌根或全掌由上而下分别直推患者督脉、膀胱经第1、2侧线，每条线推3～5次，再由督脉自内向外沿背部肋间隙分推至两侧腋中线3～5次。

2.术者单手或双手掌揉患者腰背肌3～5次，再滚脊柱两侧膀胱经3～5次。

3.术者用两拇指指腹由上而下交替按膀胱经上的背俞穴，每穴半分钟。

4.术者以双拇指桡侧缘从患者肩部开始按压竖脊肌，并由外向内拨动竖脊肌3～5次。再用双手从骶部沿膀胱经到大椎穴水平，捏脊2～3次，然后拿捏肩部半分钟。

5.术者用全掌或鱼际直擦患者背部脊柱、华佗夹脊及膀胱经第1、2侧线，然后横擦腰骶部至发热为度。

6.术者以双手空拳或虚掌叩击、拍打患者腰背部1～2分钟。

(五)下肢部

1.术者用手掌由患者大腿根部向踝关节直推3～5次，再用双手拿揉下肢前侧、外侧、内侧,上下往返3～5次。

2.术者用拇指指腹点按患者伏兔、血海、梁丘、犊鼻、足三里、三阴交、解溪等穴,每穴半分钟。再滚下肢前侧、内侧、外侧3～5次。

3.术者用双手掌夹住患者下肢,上下往返搓动下肢3～5次,然后一手托住足跟,一手握足掌,使患者屈髋屈膝,环转摇动髋关节、膝关节、踝关节3～5圈。术者再用双手握住患者踝关节,抖动下肢半分钟。

4.术者由患者的足拇趾开始,依次揉捏其足趾,再依次牵扯足趾一遍。最后用手掌或小鱼际叩击患者下肢,上下往返3～5次。

三、推拿疗法的适应证

临床上应用推拿疗法治疗疾病,适应范围相当广泛,可以应用于伤科、外科、内科、妇科、儿科等不同类型的疾病。如伤科中的腰椎间盘突出症、颈椎病、软组织急性扭挫伤、慢性劳损、骨质增生、骨折及关节脱位的恢复期等;外科手术后的粘连;内科中的感冒、哮喘、胃病、腹泻、便秘、失眠、瘫痪等;妇科中的痛经等;儿科中的消化不良、小儿麻痹后遗症、泄泻、遗尿等。

四、推拿疗法的禁忌证

‖思政小课堂‖

"绿色疗法"——推拿疗法

推拿疗法作为中医学中最古老的疗法,是最能发挥中医"治未病"优势的一种技术,也是最具有发展前景的"绿色"疗法。推拿在消除疲劳、延缓衰老、减轻肥胖、治疗更年期综合征、皮肤美容等的临床研究中,出现了新兴治疗优势,相信简、便、易、廉,无副作用的推拿疗法会受到越来越多的人的接受和使用。

1.急性传染病。

2.各种感染性疾病:如丹毒、脓肿、骨髓炎、骨结核、化脓性关节炎等。

3.各种恶性肿瘤。

4.皮肤病的病变部位:如溃疡性皮炎等。

5.正在出血的部位或内脏器质性病变。

6.骨折移位或关节脱位。

7.极度疲劳或酒醉后。

8.严重心脏病及精神病患者。

9.妇女经期或妊娠期腹部和腰骶部不宜推拿。

📖 思考题

1.推拿手法是怎样分类的?

2.推拿手法的要求有哪些?

3.一指禅推法的动作要领有哪些?

测一测

189

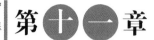

第十一章

饮食疗法及护理

[学习目标]

1. 掌握常用饮食疗法的原则。

2. 熟悉食物的性味和性能。

3. 了解饮食疗法的宜忌。

4. 培养科普意识和健康宣教理念；养成良好的饮食习惯和健康的生活方式。

思维导图

　　饮食疗法亦称食疗，是根据中医理论，选用食物，或配合某种药物经过烹调加工，制作成具有药用效果的食品，以达到养生保健、治病防病的目的。人体生命活动必须依靠摄取食物来维持，因此，人类在生活中，自觉或不自觉地进一步认识食物，探索食物维护健康以及治疗疾病的作用。

第一节 食物的性味及性能

　　食物的性味及性能是认识和使用食物的重要依据。各种食物由于所含的成分及其含量多少的不同，对人体的作用也有所不同，从而表现出各自的性味及性能。食物的性味及性能主要包括四气、五味、归经等。

一、食物的四气

　　食物的四气，即指食物具有寒、凉、温、热四种不同的性质。因凉仅次于寒，温仅次于热，所以四气实际上是寒、热两个性质。

　　寒凉性的食物具有清热泻火、清热解毒、清热通便、清热燥湿等作用，因此可选用于热证患者。寒性食物中，谷食类有小米、荞麦、绿豆、豆腐、豆豉、豆浆等；瓜菜类有苋菜、油菜、白菜、黄瓜、甜瓜、竹笋、芋头、茄子、丝瓜、冬瓜、蘑菇等；果品类有西瓜、荸荠、菱、藕、甘蔗、白果、梨、柿饼等；禽兽类有兔肉、麋肉等；鳞介类有黑鱼、鳗鱼、田鸡、螃蟹、鳖、龟、蛤蜊、牡蛎等。

　　温热性食物具有温中、祛寒之功效，可选用于寒证患者，如脾胃虚寒、腹痛、泄泻等症。谷食类有面、蚕豆、扁豆、豆油、酒、醋等；蔬菜类有生姜、大蒜、大葱、韭菜、胡荽、芥子、薤白等；果品类有龙眼肉、荔枝、山楂、李子、橄榄、木瓜、乌梅、栗子、葡萄、大枣、胡桃等；食糖类有饴糖、砂糖等；禽兽类有鸡肉、狗肉、羊肉、牛肉、鹿肉、猫肉等；鳞介类有鲫鱼、鲤鱼、鳝鱼、鲢鱼、胖头鱼、鲩鱼、泥鳅、鲍鱼等。

┃ 知 识 链 接 ┃

平性食物

平性食物是介于温热性和寒凉性食物两者之间的一类食物,所谓"平",是指这类食物没有明显的寒、凉、温、热之偏性,其性较平和。谷食类有小麦、糯米、粳米、黑豆、黄豆、豌豆、豇豆等;瓜菜类有莲子、黑芝麻、葫芦、南瓜、枇杷、青梅、山药、莲肉、黑木耳、花生、胡萝卜、黄花菜等。适用于各类患者,尤其是疾病的恢复期,具有补益、和中的功效。

二、食物的五味

食物的五味,是指食物具有酸、苦、甘、辛、咸五味。不同味的食物,其功效各异。《素问·脏气法时论》中指出:"辛、酸、甘、苦、咸,各有所别,或散,或收,或缓,或急,或坚,或软,四时五脏,病随五味所宜也。"

酸味能收能涩,具有止泻、敛汗、涩精等作用,如山萸肉、五味子、乌梅、诃子等,合理食用,可用于多汗、久泻、遗精、滑精等病证,多食则引起筋脉挛缩;酸味与甘味合用,能生津止渴,可用于津伤口渴。

苦味能泻能燥,具有清热泻火、燥湿泻下等作用,如杏仁、莲子心、马齿苋、野菊花、鱼腥草、苦瓜、青果等,用于热性病发热、烦渴、咳嗽、呕吐诸症,多食则损伤脾胃阳气,导致滑泻。

甘味能和能缓,具有补虚、和中、缓急止痛等作用,如栗子、甜杏仁、南瓜、葡萄、大枣、饴糖等,用于脾胃虚弱、气血不足引起的神疲乏力、饮食减少、脘腹疼痛等症,多食则阻塞气机,使人满闷不适;淡味附于甘味,常甘淡并称,有利尿除湿作用,如薏米、芥菜、冬瓜等,常用于水湿内停水肿、小便不利等症。

辛味能行能散,具有发汗解表、行气、活血、化湿、开胃等作用,如葱、生姜、薤白、玫瑰花、茉莉花、胡椒等,对于感冒恶寒、发热、鼻塞流涕、咳嗽,以及肝胃气滞饮食不香、胃脘不适、胁肋胀痛等病证较为适宜,多食则散气耗津。

咸味能软能下,具有软坚散结、破气化痰的作用,如海带、紫菜等,用于痰湿互结引起的病证,如痞块、结核、梅核气等病证,多食则气血凝滞。

三、食物的归经

食物的归经,是指食物对人体某一脏腑及其经脉产生明显的作用,而对其他脏腑及经脉作用较小或没有作用。食物性味之偏,它们对五脏的作用也不一样。如《素问·宣明五气篇》中记载:"五味所入:酸入肝,辛入肺,苦入心,咸入肾,甘入脾,是谓五入。"说明酸、辛、苦、咸、甘五味分别对五脏产生特定的联系和亲和作用,它们进入哪一脏,就会对该脏发挥有益的生养作用。

食物的归经是根据食物被食用后反映出来的效果,并结合人体脏腑经络的生理和病理特点概括得来的。如生姜、桂皮能增进食欲,萝卜、西瓜能生津止渴,而胃主受纳,又喜润恶燥,食欲减退、津少口渴之症属于胃,故以上食物归属胃经;柿子、蜂蜜能养阴润燥止咳,芥菜、荸荠能化痰,而肺为娇脏,司呼吸,又为贮痰之器,咽喉干燥、咳嗽咳痰之症属于肺,故以上食物归属肺经;枸杞、猪肝能治夜盲、目昏,荠菜、茼蒿能缓解目赤肿痛,而肝开窍于目,故以上食物归属肝经;胡桃仁、甜杏仁、香蕉既能润燥止咳,又能通利大便,治肺燥咳嗽、肠燥便秘,故以上食物归属肺与大肠二经。

总之,在选择食物时,必须根据病证的性质,结合食物的性味、归经,选用相宜的食物配膳,做到寒热协调,五味不偏,有益于健康。

第二节 食疗的原则和基本要求

一、食疗的原则

饮食调护并非无限度地补充营养,而须遵循一定的原则和法度,以达到恢复元气、改善机体功能、治疗疾病的目的。在辨证施治思想的指导下,食疗亦重视辨证施食。如何正确地掌握食疗,提高食疗的效果,一定要因人、因证、因地、因时施食。

(一)因人

不同的人,年龄、体质、个性等方面都存在差异,根据这些差异,应分别予以不同的食物进行调护。

‖ 思政小课堂 ‖

针对患病个体,因人制宜施膳

因人施膳是指根据病人的年龄、性别、体质等不同特点,来制订适宜的药膳。个体由于先天禀赋与后天因素的不同,其体质有强弱、阴阳、寒热等的区别,或表现为不同的病理性体质,因而患病之后,机体的反应性不同,病证的属性有别,中医药膳也应当有所不同。应用中医药膳养生保健只有以辨证思想为指导,因人(如男性女性的不同、女性经带胎产的不同、老中青少幼的不同、阳性体质与阴性体质的不同等)施膳,才有益于机体的身心健康,达到防病治病、益寿延年的目的。

肥胖之人,体内易生湿成痰,应多吃健脾益气、燥湿化痰的食物。如山药、扁豆、栗子、大枣、薏苡仁、莲子等。少食含碳水化合物多的食物,如土豆、地瓜、粉丝、米饭等,忌食油炸、肥甘、熏烤之物,以免助湿生痰。

消瘦之人,如因脾胃功能差,脾失健运,不能运化水谷精微所致者,平素宜多食易消化、营养丰富之食品,如瘦肉粥、鸡蛋汤、鸡汤、羊肉汤等。忌食过冷、过热、辛辣、油煎食物,并养成定时进餐的习惯。如阴虚血亏津少所致的消瘦,则应以滋阴清热生津为主,可多用黑木耳、银耳、甲鱼、鸭肉、牛奶、百合、莲藕等,以改善其症状,从而达到治疗的目的。

儿童身体娇嫩,为稚阴稚阳之体,宜食性味平和、易于消化,又能健脾开胃的食物,而且食物品种宜多样化、粗细结合、荤素搭配,不可偏嗜,以免过胖或过瘦,忌食油腻、辛辣之品。

老年或大病初愈之人,脾胃功能虚弱,运化无力,宜食清淡、温热、熟软之品,忌食生冷、坚硬、不易消化之物,且因其体质虚弱,不宜大剂量强补,而应少量多次进补,防止偏补太过或因补滞邪。肠燥便秘者,宜多食含油脂的植物种仁或多纤维的菜根之类。

妇女在妊娠期,由于胎儿生长发育的需要,机体的阴血相对不足,而阳气偏盛,宜食性味甘平、甘凉的补益之流,如鱼肉、乳类、蔬菜、水果等,忌食辛热、温燥之物,以免助阳生火扰动胎气,即所谓"产前宜凉";哺乳期由于胎儿的娩出,气血受到不同程度的损伤,机体多虚多疾,此时宜食有营养、易消化、补而不腻之物,如小米粥、大枣、骨头汤、鸡汤、蛋类等,忌食寒凉、辛燥、酸性食物,即所谓"产后宜热"。

┃ 知 识 链 接 ┃

老年人骨质疏松症的食疗

平时吃含钙丰富的食物。最理想的钙来源是虾皮、海带、豆制品、乳制品和芝麻酱等,猪骨头、鱼类、田螺、黑木耳、瓜子、核桃仁、橄榄、酸枣、葡萄干等含钙也很丰富,可每晚临睡前饮用一杯牛奶,在食用猪骨头时,多炖一会儿。吃小鱼时最好用醋酢一下,可有利于钙的消化和吸收。同时一些新鲜蔬菜,如扁豆、四季豆、大白菜、芹菜、包心菜、菠菜、苋菜、韭菜、荠菜、油菜,也含钙较多,但要注意在食用菠菜时要用开水焯一下,这样可除去部分草酸,一方面不至于形成结石,另一方面也利于钙的吸收。同时适量补充维生素 D 和晒太阳,进行户外活动。

(二)因证

病情有寒、热、虚、实之分,食物有温、凉、补、泻之别,临床应根据实际的病情,选用与之相应的食物进行调护。热证伤阴耗液,故宜清热、生津、养阴,食寒凉性和平性食物,忌辛辣、温热之品。寒证阳气亏虚,故宜温里、散寒、助阳,食温热性食物,忌寒凉、生冷之品。虚证气血不足,宜食补益类食物。阳虚者宜温补,忌用寒凉;阴虚者宜清补,忌用温热。实证邪气过盛,饮食宜疏利、消导,一般不宜施补。

(三)因地

地理环境不同,饮食也随之有异,应选择不同的食物以增加人体对环境的适应能力。

南方气候炎热,且潮湿,热能伤津,湿能伤脾,故饮食应以健脾生津为主。可选用山药粥、薏苡仁粥、扁豆、莲子粥等,平时多食银耳、海参、豆腐、鸭肉,多饮绿茶、椰子汁、甘蔗汁等以清热、生津、解暑。

北方气温较冷,寒能伤人阳气,易使阳气不足,故宜食用温热性补阳之品,如牛肉、羊肉、狗肉、鹿肉、葱、蒜等。多食大枣粥、桂圆汤,有条件者可吃些人参以助阳气。而寒凉食物如冷饮、冰棒、河蟹等则不宜多吃。

(四)因时

人与自然是一个统一的整体,一年之中有四季变化,而人的生理活动也会随之变化,食物疗法也就应该要随着不同的季节而因时制宜,做到"春清,夏调,秋补,冬防"。

春季易受风邪,五行属木,迎风流泪,伤目;口味发酸,易怒,伤肝胆,因此在春季食宜清温平淡,如麦、枣、猪肉、花生、芝麻等,以清理肝胆之火旺。春天阳气升发,高血压病人容易发病,此时不宜过食辛热动火的食物,以防止血压升高,大便燥结,可以择用绿色清淡的蔬菜以及荸荠、鸭梨之类的水果。

夏季炎热,易受暑邪,五行属火,耗伤津液,常发汗,影响小肠吸收,易使心火上炎,面红耳赤,口舌生疮,因此宜降心火,调理心志。应多食西瓜、冬瓜、绿豆汤、乌梅、小豆汤等清淡、解渴、生津、消暑之品。仲夏时节,气候炎热,人体出汗较多,食欲不佳,易伤心脾,一般不宜大补,而宜调节元气,调理脾胃,使气血运行通畅,脾胃之气充足,才会神清气爽。

秋季气候渐趋凉爽,燥气当令,人多口干咽燥,咳嗽少痰,易伤肺津,肺喜润恶燥,宜滋阴润肺,如果经春清、夏调之后,身体运行正常,这时需要补充适当的营养,使气血充盈、阳生阴长、形体壮实。适当食用一些柔润的食物,如芝麻、蜂蜜、乳品、甘蔗、糯米等,以益胃生津,尽可能少食葱、姜、辣椒等辛辣之品;进补时也应注意在平补的基础上再配以生津养阴之品。

冬季气候寒冷,体虚不御寒而伤肾,活动量减少,而食量增多,体内容易积存过多脂类物质,使气血运行缓慢,故心脑血管疾病易发生。冬季万物收藏,人体阴气盛极,阳气潜伏,宜择用补益作用的食物,或者制成药膳,如八珍鸡汤、枸杞糯米饭、虫草红枣炖甲鱼等。素体阳虚胃寒之人宜多食狗肉、羊肉等助阳之品。

二、食疗的基本要求

1. 饮食有节

饮食有节是指饮食要有节制,一是要定量,饥饱适中,脾胃舒适。过饱则会使食物停滞于肠胃,加重胃肠负担,不能及时消化,影响营养的吸收和输布,同时,脾胃功能因承受过重而受到损伤。过饥则机体营养来源不足,无以保证营养供给,就会使机体逐渐衰弱,影响健康。二是要定时,有规律地定时进食,可以保证消化、吸收功能有节奏地进行,脾胃可协调配合,有张有弛。反之,食无定时,或忍饥不食,打乱了胃肠消化的正常规律,则会使脾胃功能失调,消化能力减弱,食欲逐渐减退,损害健康。

2. 搭配合理

各种食物中所含有的营养成分不同,只有做到各种食物的合理调配,才能使人体得到均衡的营养,满足各种生理活动的需要。食物除了要多样搭配之外,还要注意四气、五味的合理调和,不能偏食某种性味或性能的食物。

3. 卫生饮食

卫生饮食,一是注意食物的清洁干净,多食新鲜的食物;二是养成良好的饮食习惯,进食时应保持心情舒畅,细嚼慢咽,专心致志,以促进食物的消化和吸收。

第三节 | 饮食的宜忌

一、健康饮食

营养是维持生命与健康的物质基础,对人体健康至关重要。人体一旦营养不足,抵抗力下降,容易诱发各种疾病。相反,营养一旦过剩,不仅对体内组织器官造成过多负担,如果在体内堆积还会导致身体肥胖,成为多种疾病的温床。如何做到平衡膳食呢?

1. 以谷类食物为主,多样搭配

营养学家研究表明,动物性食物所提供的能量和脂肪过高,对一些慢性病的预防不利。所以,我们应以谷类食物为主,多样搭配。此外,要注意粗细搭配,经常吃一些粗粮、杂粮等。稻米、小麦不要碾磨太精,否则谷粒表层所含的维生素、矿物质等营养素和膳食纤维就会大部分流失到糠麸之中。

2. 多吃蔬菜、水果和薯类

蔬菜含有丰富的胡萝卜素、维生素和叶酸、矿物质(钙、磷、钾、镁、铁)、膳食纤维和天然抗氧化物等;水果含有丰富的葡萄糖、果酸、苹果酸、果胶;薯类食物含有丰富的淀粉、膳食纤维以及多种维生素和矿物质。多吃蔬菜、水果和薯类食物,在保持心血管健康、增强抗病能力、减少癌症发生等方面,起着十分重要的作用。

3. 常吃豆类或其制品及奶类制品

豆类食品含大量的优质蛋白质、不饱和脂肪酸、钙及维生素、烟酸等。常吃大豆及其制品,不仅可以补充以上营养,而且可防止食用过多肉类给身体带来的不利影响。奶类是天然钙质的极好来源,除含丰富的优质蛋白质和维生素外,含钙量较高。

4. 鱼、禽、蛋、瘦肉应适量

鱼类所含的不饱和脂肪酸,可以降低血脂及防止血栓形成。动物肝脏含维生素极为丰富,还富含叶酸等。禽、蛋、瘦肉等食物含有丰富的优质蛋白质、脂溶性维生素和矿物质,有利于补充植物蛋白质中赖氨酸的不足。

二、常见病证饮食的宜忌

饮食的宜忌,在疾病的护理过程中也十分重要。临床上许多疾病难愈,或愈而复发,不少是与不注意饮食的宜忌有关。正如《金匮要略》中所说:“所食之味,有与病相宜,有与病为害,若得宜则补体,为害则成疾。”因此,注意常见疾病的饮食宜忌,充分发挥食疗的功效,对疾病的康复、痊愈起重要的作用。

1. 外感热证

如风热感冒、风温、湿温、中暑等病证,宜食清淡食物,如米粥、清汤面、新鲜蔬菜、水果等,高热伤津时可多饮水,食鲜梨汁、藕汁、西瓜汁等。忌食油腻、煎炸、辛辣之品,以防伤阴动火,损伤脾胃。

2. 肺系病证

如哮喘、咳嗽、肺痨、肺痈、悬饮、矽肺等病证,宜食清淡素食、水果。忌食辛辣、烟酒、油腻、甜黏之品。咳嗽痰黄、肺热盛者,宜食萝卜、梨、枇杷等清热化痰之品;痰中带血者,宜食藕片、藕汁等清热止血之品;痰白清稀、肺寒者,忌食生冷水果;疾病恢复期表现为肺阴虚者,宜食百合、银耳、甲鱼等滋阴补肺之品;哮喘病人应忌食发物,如海鱼、虾、香菜、羊肉等。

3. 心系病证

如心悸、失眠、胸痹、心痛等病证,根据血脂的情况分别对待,血脂正常,一般营养食物均适宜;血脂增高,应以清淡素食为主,适当少食瘦肉、鱼类之品。忌食油腻厚重的动物脂肪、动物内脏以及烟酒、浓茶、咖啡等刺激品。

4. 脾胃系病证

如胃脘痛、呕吐、噎膈、泄泻、便秘等病证,宜食营养丰富、质地松软、易于消化的食物。忌食生冷、煎炸、硬固之品。脾胃有寒者,宜食姜、椒类;胃热者宜酌进水果;胃酸过多,宜食含碱面条;胃酸缺乏,饭后宜食适量的醋或山楂片。腹泻者宜食少油的半流食或粥,忌食苋菜、茼蒿、茄子及生冷瓜果等寒凉滑润之品。

5. 肝胆系病证

如眩晕、中风、黄疸、鼓胀、癫痫、郁证等病证,宜食清淡蔬菜及营养丰富的瘦肉、鸡、鱼类。忌食辛辣等刺激品及烟酒,少进动物脂肪。肝胆疾病急性期以素食为宜,缓解期或恢复期可进适量荤食;肝硬化腹水,宜食低盐或无盐饮食;肝昏迷时,应控制动物蛋白类食物。

6. 肾系病证

如消渴、水肿、淋证、癃闭、遗精、阳痿等病证,宜食清淡、营养丰富的食物以及多种动物性补养类食物。忌食盐、碱过多和酸辣太过的刺激之品。水肿者,宜食冬瓜、葫芦、赤小豆、荠菜、薏苡仁、鲤鱼等利尿消肿之品;肾虚者,宜食猪肉、牛肉、羊肉、鸡肉、狗肉、蛋类等补养品;肾炎者,宜进食低盐或无盐饮食;乳糜尿者,应忌食脂肪、蛋白类食物。

饮食宜忌除以上内容外,还应注意食物与药物、食物与食物之间的关系,即在药物治疗的同时,食物与药物搭配合理,可以产生协同作用,能更好地发挥治疗和食疗作用。如黄芪加薏苡仁,可以加强渗湿利水作用;赤小豆配鲤鱼,则利水作用更好。又如水产动物一般多属寒性,烹调时需加葱、姜,以解水产食物的寒性。中医还提出了不少服药时的食物禁忌。如服用中药一般忌嗜茶,服参类补品,忌食萝卜,因为萝卜为破气之物,可使参类补气作用减弱。还有习惯服蜂蜜忌葱,白术忌桃、李,鳖甲忌苋菜,荆芥忌鲫鱼,天门冬忌鲤鱼,鳝鱼忌犬肉,雀肉忌白木耳等。再如服发汗解表药时,要禁忌生冷及酸性食物,因酸性食物有收敛作用,使药物的发散作用不能发挥。

▍知识链接▍

发物类食物

各类食物中都有诱发疾病的品种,如蔬菜中的香蕈、蘑菇、笋、香菇;瓜果中的南瓜;禽畜中的猪头、鸡头、翅、脚;水产中的黄鱼、带鱼、虾、蟹等,在患病过程中,要注意禁食此类食物。

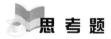 **思考题**

1. 食物的性味及性能包括哪些内容?

2. 食疗的原则是什么?

测一测

下篇

常见病证中医护理

第十二章

内科病证中医护理

[学习目标]

1.掌握常见病的护理总则、护理措施。

2.熟悉常见病的证型;能按临床思维方法对常见病进行辨证施护。

3.了解常见病的病因病机。

4.培养以病人为中心的临床态度和细心谨慎、生命至上的专业精神;培养尊重生命、医者仁心的人文关怀理念。

思维导图

一、感冒

(一)概述

感冒是指以鼻塞、流涕、咳嗽、恶寒、发热、全身不适等为主要临床表现的一种外感病证。本病一年四季均可发生,尤以冬春季节多见。病程一般 3～7 天。在一个时期内广泛流行、症状相似、有较强传染性者,则称为"时行感冒"。西医学的上呼吸道感染、流行性感冒可参照本病辨证护理。

(二)病因病机

本病多因感受以风邪为主的六淫邪气或时行疫毒,引起肺卫功能失调而致。

(三)护理总则

解表祛邪。

(四)辨证施护

思政小课堂

张仲景——坐堂医生

张仲景(150—219 年),名机,史称医圣。张仲景撰写的《伤寒杂病论》,确定了中医辨证论治的原则,这本书成为后世医者必读的重要医籍。张仲景高尚的医德和在医学上的贡献,使他在中国医学史上享有殊荣,被后人称为"医圣"。在灵帝时,张仲景由于良好的品行才能,被"举孝廉"指派为长沙太守。封建社会做官便不能随便进入民宅,无法为百姓治疗疾病。于是张仲景下令,每月利用初一和十五两天,开放衙门,需要诊疗的百姓可以到衙门大堂来,他挨个仔细为其诊治。百姓对此举无不拍手称快。后来每逢农历初一和十五,求医问药的百姓便聚集在张仲景的衙门前。这便是"坐堂医生"称呼的由来。张仲景医理精深,医术精湛,著《伤寒杂病论》影响深远,医德高尚,心系百姓,"坐堂医生"广为流传。

1. 一般护理措施

(1)病房应安静整洁,空气清新,限制家属探访。根据感冒病因不同,采用不同的护理措施。风寒及气虚感冒者,应注意保暖防寒,室温可稍高;风热及阴虚感冒者,室温不可过高;暑湿感冒者,室内应注意通风换气。

(2)重症患者宜卧床休息。服药后汗出过多者,应及时用干毛巾擦干汗液后换干爽衣服,以免受凉。热退后可适当活动。同时患者应保证充足的休息和睡眠,利于疾病康复。

(3)密切观察患者体温、血压、呼吸、脉搏、舌苔、脉象,了解用药后的反应,如有异常情况应及时报告医生处理。

(4)饮食以清淡、易消化为宜。可同时配以食疗,以疏风解表为原则。风寒感冒患者应以辛温解表的食物为主,风热感冒患者则以辛凉解表的食物为主,暑湿感冒患者应给予清热解暑的食物,南方梅雨季节湿气较重,宜多食利湿之物,忌食辛辣、油腻之品。

2. 分型施护

(1)风寒感冒

【症状】

恶寒重,发热轻,无汗,头痛,肢节酸痛,鼻塞声重,时流清涕,咽痒咳嗽,痰稀色白,口不渴,舌苔薄白而润,脉浮或浮紧。

【护理措施】

①方药护理:以辛温解表、宣肺散寒为治疗原则,方用荆防败毒散加减。药用荆芥10 g,防风10 g,羌活6 g,独活6 g,前胡6 g,茯苓10 g,桔梗9 g,甘草6 g。表寒较重可配以麻黄、桂枝等。也可用荆防败毒颗粒,每次1袋,每日3次,温开水冲服。亦可用风寒感冒颗粒。

②针灸护理:针刺外关、风池、列缺、合谷等穴,针用泻法。鼻塞配迎香。

③饮食护理:给予清淡、半流质饮食,多饮水;可用胡椒粉、姜末、葱等味辛发散之品以散寒;忌食生冷、油腻之品。

(2)风热感冒

风寒感冒的辨证及护理

【症状】

身热较重,微恶风寒,汗出,头部胀痛,咳嗽痰黄,咽喉肿痛,鼻流浊涕,口渴欲饮,舌边尖红,舌苔微黄,脉浮数。

【护理措施】

①方药护理:以辛凉解表、宣肺清热为治疗原则,方用银翘散加减。药用金银花12 g,连翘12 g,荆芥穗10 g,桔梗8 g,牛蒡子10 g,淡豆豉10 g,甘草6 g,薄荷10 g等。咽痛可加玄参、马勃;痰黄加竹茹、浙贝母;热甚者可加黄芩、石膏;夹湿者可配藿香、佩兰。也可用银翘解毒片,每次4片,每日3次;或双黄连口服液、板蓝根冲剂、风热感冒颗粒等。

②针灸护理:针刺风池、大椎、曲池、尺泽、合谷等穴,针用泻法。头痛加太阳,鼻塞加迎香,喉痛加少商,点刺出血。

③饮食护理:饮食清淡,多食凉润之物,如新鲜黄瓜、西瓜、苦瓜或绿豆汤等;忌食辛

辣、油腻之品,忌烟酒。

（3）暑湿感冒

【症状】

身热汗少,微恶寒,肢体酸重疼痛,头身困重,咳嗽痰黏,心烦,口中黏腻,渴不多饮,胸闷呕恶,小便短赤,舌苔薄黄而腻,脉濡数。

【护理措施】

①方药护理:以清暑祛湿解表为治疗原则,方用新加香薷饮加减。药用香薷 8 g,金银花 12 g,连翘 12 g,鲜扁豆花 20 g,厚朴 12 g 等,水煎服。热盛者加黄连;湿盛者加藿香、佩兰;里湿较重者可加陈皮、半夏、茯苓、苍术等。外感风寒,内伤湿滞者,可用藿香正气水,每次 1 支,每日 2～3 次,口服。

②针灸护理:针刺风池、大椎、曲池等穴,针用泻法。

③饮食护理:饮食宜清淡易消化,多食清热解暑之品,如薏米粥、绿豆汤等;忌食油炸、黏腻之品。

（4）气虚感冒

【症状】

恶寒较重,发热但热势不甚,鼻塞流涕,肢体倦怠,咳嗽,咳痰无力,舌苔薄白,脉浮无力。

【护理措施】

①方药护理:以益气解表为治疗原则,方用参苏饮加减。药用党参 10 g,紫苏 10 g,半夏 10 g,陈皮 10 g,葛根 10 g,甘草 6 g,生姜 3 片,大枣 3 枚,若平素表虚自汗,易感风邪者,可用玉屏风散。

②针灸护理:针刺风池、大椎、曲池、足三里、气海、天枢等穴,针用补法,可加灸。

③饮食护理:清淡、富含营养的半流质饮食,选用温性食物,如山药粥、小米粥、南瓜粥等。

（5）阴虚感冒

【症状】

身热,手足心热甚,微恶风寒,少汗,心烦,口干,干咳少痰,舌红少苔,脉细数。

【护理措施】

①方药护理:以滋阴解表为治疗原则,方用葳蕤汤加减。药用玉竹 15 g,白薇 12 g,桔梗 10 g,淡豆豉 10 g,薄荷 12 g,甘草 6 g。

②针灸护理:针刺穴风池、大椎、三阴交、血海、曲池等穴,针用补法。

③饮食护理:可用大蒜佐餐,每日 3 次,预防感冒。

二、咳嗽

（一）概述

咳嗽是指以咳嗽为主要临床表现的一种病证,为肺系疾病的主要证候之一。有声无痰为咳,有痰无声为嗽,一般多痰声并见,难以截然分开,故以咳嗽并称。西医学的上呼吸道感染、急慢性支气管炎、肺炎、肺结核等疾病,可参本病辨证施护。

（二）病因病机

咳嗽的病因有外感和内伤之分。

1. 外感

外感咳嗽多因卫外功能减退或气候失常,六淫之邪侵袭于肺,使肺失宣降,肺气上逆而咳嗽。

2. 内伤

内伤咳嗽主要是由于脏腑功能失调,肺脏虚弱,或他脏有病累及于肺,虽然病变在肺,但和肝、脾、肾都有关系。

（三）护理总则

首辨外感与内伤,外感咳嗽属于邪实,治以祛邪利肺。内伤咳嗽多属邪实正虚,治以祛邪止咳,兼以扶正。

（四）辨证施护

1. 一般护理措施

（1）病室环境宜安静、舒适,经常开窗通风,保持空气新鲜,室内禁止吸烟,防止油烟、灰尘及特殊气味的刺激。

（2）重症患者卧床休息,酌情给予氧疗,导管、湿化瓶等应定期更换消毒,防止交叉感染。严重呼吸困难者应尽量减少活动。

（3）准备好有刻度的痰具,及时清理痰液和消毒痰具。

（4）咳痰无力、咳痰困难者要协助排痰,定时翻身拍背,体位引流排痰。必要时吸痰。痰液黏稠难咳出者,可用超声雾化稀释痰液,便于排出。

（5）咳嗽有痰者不能使用麻醉止咳剂,可予以化痰止咳剂、消炎化痰剂,痰出炎消咳嗽自止。

（6）观察咳嗽的时间、性质,咳声大小,有无吐痰,咳嗽时呼吸状况,以及伴随的全身症状。观察咳痰多少,咳痰最多的时间,痰液性状、颜色,咳出难易,有无带血等。

（7）饮食宜清淡富含营养、易消化,忌食生冷、油腻、辛辣等刺激性食物,戒烟酒。

2. 分型施护

（1）风寒袭肺

【症状】

咳嗽声重,咳痰稀薄色白,气急,咽痒,常伴鼻塞,流清涕,头痛,肢体酸楚,或见恶寒发热,无汗等表证,舌苔薄白,脉浮或浮紧。

【护理措施】

①方药护理:以疏风散寒、宣肺止咳为治疗原则,方用杏苏散或止嗽散加减。药用麻黄 3 g、杏仁 10 g、桔梗 12 g、前胡 12 g、甘草 6 g、陈皮 12 g,煎汤热服。药后饮热粥并盖被,以加强发散之力,祛邪外出。或用中成药通宣理肺丸、小青龙合剂等宣肺止咳。

②针灸护理:针刺肺俞、尺泽、列缺、风门、合谷等穴,针用泻法。

③饮食护理:饮食以温热、清淡、易消化为原则,忌食生冷、油腻之品。可用萝卜杏仁饮,以白萝卜 1 个切片,甜杏仁（去皮尖）10 g,捣碎,冰糖 30 g,共同蒸熟热服,连用 7 天,减轻咽部刺激,化痰,避免诱发咳嗽。

（2）风热犯肺

【症状】

咳嗽频剧，气粗或咳声嘶哑，喉燥咽痛，咳痰不爽，痰黏稠或黄，咳时汗出，常伴鼻流黄涕，口渴，头、身痛，或见恶风，身热等表证，舌苔薄黄，脉浮数或浮滑。

【护理措施】

①方药护理：以疏风清热，宣肺止咳为治疗原则，方用桑菊饮加减。药用桑叶10 g、菊花10 g、薄荷6 g、连翘12 g、前胡12 g、牛蒡子15 g、杏仁12 g、桔梗10 g、枇杷叶10 g，煎汤凉服。也可用急支糖浆，每次20～30 mL，每日3～4次，口服。

②针灸护理：针刺肺俞、尺泽、列缺、大椎、合谷等穴，针用泻法。

③饮食护理：饮食以清淡、易消化为原则，忌食辛辣、油腻、刺激性食物。多饮水，保持呼吸道湿润。可多食梨、藕等。

（3）燥邪伤肺

【症状】

干咳，连声作呛，喉痒，咽喉干痛，唇鼻干燥，无痰或痰少而黏连成丝，不易咳出，或痰中带有血丝，口干，初起或伴鼻塞、头痛、微寒、身热等表证，舌质红干而少津，苔薄白或薄黄，脉浮数。

【护理措施】

①方药护理：以疏风清肺、润燥止咳为治疗原则，方用桑杏汤加减。药用桑叶10 g、薄荷6 g，豆豉12 g，杏仁12 g，前胡12 g，牛蒡子15 g，南沙参15 g，天花粉12 g，梨皮20 g，芦根12 g，煎汤，小量多次频服，以滋润咽部。

另有凉燥证，乃燥证与风寒并见，表现干咳少痰或无痰，咽干鼻燥，兼有恶寒发热，头痛无汗，舌苔薄白而干等证。用药当以温而不燥、润而不凉为原则，方取杏苏散加减。

②针灸护理：针刺肺俞、尺泽、列缺、天突、合谷等穴，针用泻法。

③饮食护理：多食凉润食品，如藕、梨、荸荠、西瓜、蜂蜜等。忌食油腻、香燥之品。可用生地、麦冬等泡水代茶饮，以清热润肺。

（4）痰湿蕴肺

【症状】

咳嗽反复发作，咳声重浊，痰多，因痰而嗽，痰出咳平，痰黏腻或稠厚成块，色白或带灰色，每于早晨或食后则咳甚痰多，进甘甜油腻食物加重，胸闷，脘痞，呕恶，食少，体倦，大便时溏，舌苔白腻，脉象濡滑。

【护理措施】

①方药护理：以燥湿化痰、理气止咳为治疗原则，方用二陈汤合三子养亲汤加减。药用法半夏10 g，陈皮12 g，茯苓12 g，苍术10 g，川朴10 g，苏子10 g，白芥子10 g，煎汤温服。亦可用中成药二陈丸。

②针灸护理：针刺肺俞、脾俞、丰隆、太渊、三阴交等穴，针用平补、平泻法。

③饮食护理：多食健脾燥湿、降气化痰食品，如白萝卜、橘子、梨等。忌食油腻、甘甜、辛辣等助痰生热之品。

（5）痰热郁肺

【症状】

咳嗽气息粗促，或喉中有痰声，痰多质黏厚或稠黄，咳吐不爽，或有热腥味，或吐血痰，胸胁胀满,咳时引痛,面赤,或有身热,口干而黏,欲饮水,舌质红,舌苔薄黄腻,脉滑数。

【护理措施】

①方药护理:以清热肃肺、豁痰止咳为治疗原则,方用清金化痰汤加减。药用黄芩10 g,山栀10 g,知母12 g,桑白皮12 g,杏仁12 g,大贝母10 g,瓜蒌12 g,竹茹10 g,半夏10 g,橘红6 g。煎汤凉服。痰黄如脓者可加鱼腥草、冬瓜子、薏米等。

②针灸护理:针刺肺俞、丰隆、列缺、天突、合谷等穴,针用泻法。

③饮食护理:多饮水,保持呼吸道湿润,以利痰液排出。忌食油腻、辛辣、过咸之品。

(6)肝火犯肺

【症状】

上气咳逆阵作,咳时面赤,咽干口苦,常感痰滞咽喉而咳之难出,量少质黏,或如絮条,胸胁胀痛,咳时引痛。症状可随情绪波动而增减。舌红或舌边红,舌苔薄黄少津,脉弦数。

【护理措施】

①方药护理:以清肺泻肝、顺气降火为治疗原则,方用黛蛤散合泻白散加减。药用桑白皮10 g,地骨皮10 g,山栀10 g,青黛10 g,海蛤壳10 g,粳米10 g,甘草6 g,青陈皮各10 g,煎汤凉服。

②针灸护理:针刺肺俞、太冲、行间、合谷等穴,针用泻法。

③饮食护理:忌食肥甘、辛辣、过咸之品。

(7)肺阴亏耗

【症状】

干咳,咳声短促,或痰中带血丝,或声音逐渐嘶哑,口干咽燥,或午后潮热,颧红,盗汗,口干,日渐消瘦,神疲,舌质红,少苔,脉细数。

【护理措施】

①方药护理:以滋阴润肺、化痰止咳为治疗原则,方用沙参麦冬汤加减。药用沙参12 g,麦冬12 g,花粉12 g,玉竹10 g,百合12 g,甘草6 g,川贝母10 g,甜杏仁10 g,桑白皮10 g,地骨皮10 g,水煎服。

②针灸护理:针刺肺俞、三阴交、太溪、合谷等穴,针用补法。

③饮食护理:忌食油腻、辛辣、过咸之品。可食清凉甘润之品,如梨、银耳、蜂蜜、百合、甲鱼等。

三、胃痛

(一)概述

胃痛,又称胃脘痛,是指以上腹胃脘部近心窝处经常发生疼痛为主要临床表现的病证。多见于西医学的急、慢性胃炎,胃、十二指肠溃疡,功能性消化不良等以上腹部疼痛为主要症状者,也可见于其他消化系统疾病,如胆囊炎、胆结石、胰腺炎等皆可参照本病辨证施护。

(二)病因病机

1. 内因

饮食伤胃,情志不畅,素体脾虚。

2. 外因

外邪犯胃,包括寒、热、湿诸邪。

本病病位在胃,与肝脾关系密切。基本病机为胃气郁滞,失于和降。

(三)护理总则

以理气和胃止痛为主要原则,并审证求因,辨证施护。根据不同病机而采取相应治法,善用"通"法。属于胃寒者,散寒即所谓通;属于食停者,消食即所谓通;属于气滞者,理气即所谓通;属于热郁者,泄热即所谓通;属于血瘀者,化瘀即所谓通;属于阴虚者,益胃养阴即所谓通;属于阳虚者,温运脾阳即所谓通。

(四)辨证施护

1. 一般护理措施

(1)病室定时通风换气,温、湿度适宜,病室整洁。

(2)胃痛持续不已,疼痛较剧烈或呕血、黑便者,应卧床休息,缓解后可下床活动。

(3)注意观察患者疼痛的部位、性质、程度、时间、诱发因素,及与寒热饮食的关系。

(4)注意患者呕吐物和大便的颜色、性状。

(5)患者胃痛突然加剧或伴呕吐、寒热或全腹硬满而疼痛拒按时,及时报告医生,配合处理。

(6)患者出现呕血或黑便、面色苍白、冷汗时出、四肢厥冷、烦躁不安、血压下降时,及时报告医生,配合处理。

2. 分型施护

(1)寒邪客胃

【症状】

胃痛暴作,恶寒喜暖,得温痛减,遇寒加重,口淡不渴,或喜热饮,舌淡苔薄白,脉弦紧。

【护理措施】

①方药护理:以温胃散寒、行气止痛为治疗原则,方用香苏散合良附丸加减。药用高良姜 10 g,吴茱萸 10 g,香附 12 g,苏叶 6 g,陈皮 12 g,木香 6 g,煎汤,饭前热服。

②针灸护理:针刺上脘、中脘、梁门、足三里、内关等穴,针用泻法。可灸中脘、足三里,或盐炒热后敷胃脘部。

③饮食护理:饮食宜温热,忌食生冷、油腻之品。可热服生姜红糖饮或温黄酒以温中散寒止痛。

(2)饮食伤胃

【症状】

胃脘疼痛,胀满拒按,嗳腐吞酸,或呕吐不消化食物,呕吐物酸腐臭秽,吐后痛减,不思饮食,大便不爽,得矢气及便后稍舒,舌苔厚腻,脉滑。

【护理措施】

①方药护理:以消食导滞、和胃止痛为治疗原则,方用保和丸加减。药用焦山楂、焦麦芽、焦神曲各 12 g,莱菔子 12 g,茯苓 12 g,半夏 10 g,陈皮 12 g,连翘 10 g,煎汤。

②针灸护理:针刺下脘、中脘、梁门、足三里、内关等穴,针用泻法。

③饮食护理:适当控制饮食,饮食宜清淡,定时定量,忌食油腻。可食白萝卜,或炒莱菔子 10 g 与粳米同煮粥,连服 1～2 天。

(3)肝气犯胃

【症状】

胃脘胀痛,痛连两胁,每随情绪改变痛作或痛甚,嗳气、矢气则痛舒,胸闷嗳气,喜长叹息,大便不畅,舌苔薄白,脉弦。

【护理措施】

①方药护理:以疏肝解郁、理气止痛为治疗原则,方用柴胡疏肝散加减。药用柴胡 12 g,白芍 12 g,川芎 12 g,郁金 15 g,香附 12 g,陈皮 12 g,枳壳 10 g,甘草 6 g,水煎服。

②针灸护理:针刺中脘、天枢、足三里、胃俞、肝俞、期门等穴,针用泻法。

③饮食护理:少食生冷、黏腻之品,多食萝卜、香菇、柑橘等行气开胃之品。

(4)瘀血停滞

【症状】

胃脘疼痛,痛有定处而拒按,按之痛甚,痛如针刺,入夜尤甚,或见吐血、黑便,舌质紫暗或有瘀斑,脉涩。

【护理措施】

①方药护理:以化瘀通络、理气和胃为治疗原则,方用失笑散合丹参饮加减。药用蒲黄 10 g,五灵脂 12 g,丹参 15 g,檀香 12 g,砂仁 6 g,水煎服。

②针灸护理:针刺中脘、天枢、足三里、内关等穴,针用泻法。

③饮食护理:饮食应细、软、烂,以流质、半流质为宜。呕血、黑便者应禁食。

(5)胃阴亏虚

【症状】

胃脘隐隐灼痛,饥不欲食,口燥咽干,五心烦热,消瘦乏力,口渴思饮,大便干结,舌红少津,脉细数。

【护理措施】

①方药护理:以养阴益胃、和中止痛为治疗原则,方用益胃汤加减。药用沙参 10 g,麦冬 10 g,生地 10 g,玉竹 10 g,芍药 12 g,甘草 6 g,冰糖 10 g,水煎服。

②针灸护理:针刺中脘、足三里、内关、三阴交、太溪等穴,针用补法。

③饮食护理:多食凉润、生津之品,如藕、荸荠、甘蔗汁、百合、银耳、蜂蜜等,可用玉竹、麦冬泡茶,忌食油炸、辛辣等刺激性食物。

(6)脾胃虚寒

【症状】

胃胀隐痛,喜温喜按,劳累或受凉后发作或加重,泛吐清水,神疲纳差,四肢倦怠,手足不温,大便溏薄,舌淡苔白,脉细弱或迟缓。

【护理措施】

①方药护理:以温中健脾、和胃止痛为治疗原则,方用黄芪建中汤加减。药用黄芪 12 g,桂枝 10 g,生姜 3 片,芍药 12 g,炙甘草 6 g,饴糖 12 g,大枣 3 枚,水煎服。亦可用理中丸。

②针灸护理:针刺中脘、足三里、内关、脾俞、胃俞等穴,针用补法。可加用灸法。

③饮食护理:多食有补中、益气、温胃作用的食物,如大枣、桂圆、莲子、胡桃、瘦肉等,忌食生冷、油腻等刺激性食物。

四、泄泻

(一)概述

泄泻是指排便次数增多,粪质稀薄或完谷不化,甚至泻出如水样为主要临床表现的病证。大便溏薄、病势缓者为泄;大便清稀如水、直下者为泻。本病一年四季皆可发生,以夏秋季节多见。西医学中肠易激综合征、各种结肠炎等,或其他脏器病变影响消化吸收功能以泄泻为主症者,均可参照本病辨证施护。

（二）病因病机

1.内因

饮食所伤,情志失调,病后体虚及禀赋不足。

2.外因

外感寒湿暑热之邪,其中以湿邪最为多见。

本病病位在肠,脾失健运是关键,同时与肝、肾密切相关。基本病机为脾胃受损,湿邪困脾,肠道功能失司。病理因素离不开湿。

（三）护理总则

以运脾化湿为原则,辨别寒热、虚实及兼夹转化,随证施护。

（四）辨证施护

1.一般护理措施

（1）保持病室环境安静舒适,空气清新,便后及时开窗通风换气。

（2）重者宜卧床休息,轻者或慢性泄泻病人应适当活动、锻炼。

（3）泄泻频繁、肛门灼痛或有破损、脱肛者,便后用软纸擦肛,并用温水清洁肛门,或用马齿苋 60 g 煎汤坐浴。亦可用 1∶5000 高锰酸钾溶液坐浴,坐浴后用氧化锌软膏涂敷。

（4）注意观察大便性状、次数及量,观察患者体温、脉搏、呼吸、血压,并详细记录。若出现眼窝凹陷、口干舌燥、皮肤干燥且弹性差等脱水表现时,给淡盐水频服。如出现呼吸深长、烦躁不安、恶心呕吐、四肢厥冷、少尿或无尿等,及时报告医生并配合处理。

（5）进食清淡、易消化、富营养的食物,忌食生冷、肥甘厚味、甜腻之品。泄泻严重者暂禁食,遵医嘱口服补液或静脉补液。

2.分型施护

（1）寒湿泄泻

【症状】

泻下清稀,甚则如水样,腹痛肠鸣,脘闷食少,或兼恶寒发热,头痛,肢体痛,苔薄白或白腻,脉浮或濡缓。

【护理措施】

①方药护理:治疗以芳香化湿、解表散寒为原则,方用藿香正气散加减。药用藿香 10 g,白术 12 g,茯苓 12 g,甘草 6 g,半夏 10 g,陈皮 12 g,厚朴 10 g,大腹皮 12 g,紫苏 6 g,白芷 10 g。汤剂宜热服,服后加盖被褥,静卧使其微出汗,以解表散寒。亦可用藿香正气水。

②针灸护理:针刺中脘、天枢、上巨墟、下巨墟、阴陵泉、足三里等穴,可行艾灸或隔姜灸。

③饮食护理:给予温热、清淡饮食,可食炒米粉、炒面粉,以燥湿止泻。忌食生冷、油腻、高纤食物。

（2）湿热泄泻

【症状】

腹痛即泻，泻下急迫或泻而不爽，粪色黄褐而臭，肛门灼热，烦热口渴，小便短赤，舌苔黄腻，脉濡数或滑数。

【护理措施】

①方药护理：治疗以清热利湿为原则，方用葛根芩连汤加减。药用葛根 12 g，黄芩 10 g，黄连 6 g，甘草 6 g，车前草 15 g，苦参 10 g，茯苓 15 g。水煎，凉服。湿偏重加苍术、厚朴；热偏重加连翘、知母；兼暑湿可加藿香、佩兰。

②针灸护理：针刺天枢、中脘、上巨虚、阳陵泉、内庭等穴，针用泻法，忌用灸法。

③饮食护理：以清淡、细软为主。重症患者应多食糖盐水，或给予水果汁或瓜果煎汤饮，以增补津液。

（3）伤食泄泻

【症状】

腹痛肠鸣，泻下粪便臭如败卵，泻后痛减，完谷不化，脘腹痞满，嗳腐吞酸，不思饮食，舌苔厚腻或垢浊，脉滑数。

【护理措施】

①方药护理：以消食导滞为治疗原则，方用保和丸加减。药用焦山楂、焦神曲、焦麦芽各 12 g，莱菔子 15 g，半夏 9 g，陈皮 12 g，茯苓 12 g，连翘 10 g，谷芽 12 g，枳实 6 g，水煎服。

②针灸护理：针刺天枢、足三里、中脘等穴，针用泻法。

③饮食护理：暂时禁食，待宿食泻净后方可进细软或半流质饮食，少食多餐。食疗可用焦米粥（白粳米 100 g，炒焦加水煮粥）、曲米粥（神曲 15 g，粳米 100 g）、酸梅汤、萝卜汤、麦芽汤。

（4）肝郁泄泻

【症状】

每因抑郁恼怒或情绪紧张时，发生腹痛泄泻，便后腹痛略减，平素多胸胁胀闷，嗳气食少，舌淡红，脉弦。

【护理措施】

①方药护理：治疗以抑肝扶脾为原则，方用痛泻要方加减。药用白芍 12 g，白术 9 g，陈皮 12 g，防风 9 g，柴胡 9 g，木瓜 9 g，茯苓 15 g，甘草 6 g，水煎服。

②针灸护理：针刺天枢、中脘、肝俞、行间、足三里等穴，针用泻法。

③饮食护理：可食金橘饼、陈皮等，以疏肝理气。食疗可用党参粥、薏苡仁粥等，也可用莱菔子 10 g，粳米适量，煮粥以理气消食。

（5）脾虚泄泻

【症状】

大便时溏时泻，迁延反复，食少纳呆，腹胀，稍进油腻食物，则大便次数明显增加，面色萎黄，神疲倦怠，舌淡，苔白，脉细弱。

【护理措施】

①方药护理：以健脾益气为治疗原则，方用参苓白术散加减。药用党参 12 g，白术 12 g，茯苓 15 g，甘草 6 g，砂仁 6 g，陈皮 12 g，桔梗 6 g，扁豆 12 g，山药 15 g，莲子肉

15 g,薏苡仁 15 g,水煎服。脾虚偏寒宜理中汤;气虚下陷宜补中益气汤。

②针灸护理:针刺脾俞、胃俞、章门、中脘、天枢、足三里、关元等穴,针用补法或灸法。

③饮食护理:以营养丰富、易消化为原则。饮食规律,定时定量,少食多餐,多食健脾补中之品,如山药、龙眼肉、大枣、扁豆等,适当用胡椒、姜等调味,以增进食欲,并可温中散寒。

(6)肾虚泄泻

【症状】

黎明之前脐腹作痛,肠鸣即泻,泻后则安,或下利清谷,形寒肢冷,腰膝酸软,舌淡苔白,脉沉细。

【护理措施】

①方药护理:以温肾健脾、固涩止泻为治疗原则,方用四神丸加减。药用补骨脂 12 g,肉豆蔻 12 g,吴茱萸 3 g,五味子 6 g,附子 6 g(先煎),茯苓 15 g,炙甘草 6 g,水煎服。

②针灸护理:针刺天枢、足三里、三阴交、中脘、关元、气海、命门等穴,针用补法。

③饮食护理:多食温补肾阳之品,如胡桃、山药、狗肉、羊肉、桂圆等。

五、头痛

(一)概述

头痛是自觉全头或局部疼痛为主症的一种疾病。可单独出现,也可是多种急慢性疾病的症状之一。西医学中的三叉神经痛、血管神经性头痛、神经官能症、高血压性头痛、脑动脉硬化、鼻窦炎、脑外伤后遗症等以头痛为主症者,均可参照本病辨证施护。

(二)病因病机

1.外因

感受风寒湿热之邪,以风邪为主要病因。

2.内因

情志失调,先天不足,房事不节,饮食劳倦,体虚久病,头部外伤,跌仆闪挫。

外感头痛多为外邪壅滞经络,络脉不通,头窍被扰而致;内伤头痛多与肝、脾、肾三脏的功能失调有关。

(三)护理总则

外感头痛多属实证,治疗以疏风祛邪为主;内伤头痛多属虚证或虚实夹杂证,虚者宜滋阴养血、益肾填精;虚实夹杂者,宜扶正祛邪兼顾。

(四)辨证施护

1.一般护理措施

(1)避免诱因,如情绪紧张、进食某些食物等,保持环境安静,室内光线柔和。

(2)减轻头痛,可按头痛的部位给予针灸、按摩治疗,前额痛可取印堂、合谷、阳白穴,两侧痛可取百会穴,头后部及项部疼痛可取风池、外关等穴位。

(3)对心烦易怒、夜眠不佳的病人,应加强心理护理,消除病人易怒、紧张等不良情绪,以避免诱发其他疾病。

(4)高血压病人应注意休息,按时服降压药。

2.分型施护

(1)外感头痛

①风寒头痛

【症状】

头痛时作,痛连项背,恶风,苔薄白,脉浮紧。

【护理措施】

a.方药护理:以疏风散寒为治疗原则,方用川芎茶调散加减。药用川芎 12 g,白芷 6 g,藁本 12 g,羌活 12 g,细辛 3 g,荆芥 9 g,防风 9 g,薄荷 6 g,菊花 12 g,蔓荆子 15 g,水煎,热服。

b.针灸护理:巅顶痛针刺百会、通天、行间、阿是穴;前头痛针刺上星、头维、合谷、阿是穴;后头痛针刺后顶、天柱、昆仑、阿是穴;偏头痛针刺头维、太阳、外关、绝骨穴,针用泻法。

c.饮食护理:饮食宜温热,可饮生姜汤;忌生冷瓜果。

②风热头痛

【症状】

头胀痛,甚则头痛如裂,发热或恶风,面红、目赤、口渴,便秘溲黄,舌红苔黄,脉浮数。

【护理措施】

a.方药护理:以疏风清热为治疗原则,方用芎芷石膏汤加减。药用菊花 12 g,薄荷 9 g,蔓荆子 12 g,川芎 12 g,白芷 9 g,羌活 12 g,生石膏 18 g,水煎服。

b.针灸护理:根据头痛部位选穴,参照风寒头痛,针用泻法。

c.饮食护理:饮食清淡,可食用新鲜蔬菜、水果,忌食辛辣之品。

③风湿头痛

【症状】

头痛如裹,肢体困重,胸闷纳呆,小便不利,大便溏,苔白腻,脉濡。

【护理措施】

a.方药护理:以祛风胜湿为治疗原则,方用羌活胜湿汤加减。药用羌活 12 g,独活 12 g,藁本 12 g,川芎 15 g,白芷 9 g,防风 6 g,细辛 3 g,蔓荆子 12 g,水煎服。

b.针灸护理:根据头痛部位选穴,参照风寒头痛,针用泻法。

c.饮食护理:饮食清淡、易消化,忌生冷、瓜果、油腻之品。可多食化湿食物,如茯苓饼、荷叶粥等,也可用藿香 10 g,佩兰 10 g,茶叶 3 g,开水泡代茶饮。

(2)内伤头痛

①肝阳上亢

【症状】

头痛目眩,心烦易怒,夜寐不宁,兼有胁痛,面红、目赤、口苦,苔薄黄,脉弦有力。

【护理措施】

a.方药护理:以平肝潜阳为治疗原则,方用天麻钩藤饮加减。药用天麻 12 g,石决明 12 g(先煎),珍珠母 12 g(先煎),龙骨 12 g(先煎),牡蛎 12 g(先煎),钩藤 9 g,菊花 12 g,山栀 9 g,黄芩 9 g,丹皮 12 g,桑寄生 12 g,杜仲 12 g,牛膝 12 g,益母草 9 g,白芍 12 g,夜交藤 12 g,水煎服。

b.针灸护理:针刺百会、风池、行间、太冲等穴,针用泻法。

c.饮食护理:饮食清淡,宜用凉润之品,可用菊花 10 g,决明子 10 g,茶叶 6 g,开水泡代茶饮。忌烟酒,少食辛辣油腻之品。

②肾虚头痛

【症状】

头痛且空,眩晕,腰酸软,乏力,遗精带下,舌红少苔,脉细弱。

【护理措施】

a.方药护理:以补肾益精为治疗原则,方用大补元煎加减。药用熟地 24 g,枸杞 12 g,女贞子 12 g,杜仲 12 g,川断 12 g,龟板 15 g,山萸肉 12 g,山药 12 g,当归 12 g,水煎服。若兼肾阳虚,可加附子、鹿角等,也可改用右归丸。

b.针灸护理:针刺百会、肾俞、关元、命门、三阴交穴,针用补法。

c.饮食护理:饮食清淡,富有营养,忌辛辣、酒类。多食补肾益精之品,可食用芝麻粥,以黑芝麻 30 g、粳米 100 g,加水适量同煮,将熟时加入冰糖食用。

③痰浊头痛

【症状】

头痛昏蒙,胸脘满闷,呕恶痰涎,纳呆,舌苔白腻,脉滑。

【护理措施】

a.方药护理:以化痰降逆为治疗原则,方用半夏白术天麻汤加减。药用半夏 12 g,陈皮 9 g,枳壳 6 g,厚朴 12 g,白术 12 g,茯苓 12 g,天麻 12 g。水煎服。痰浊郁久化热,可去白术加黄芩、竹茹等。

b.针灸护理:针刺百会、中脘、足三里、丰隆、内关穴,针用泻法。

c.饮食护理:饮食清淡,忌肥甘之品。多食薏米、柑橘、萝卜等,可用薏苡仁 30 g,与粳米同煮食用。

④瘀血头痛

【症状】

头痛经久不愈,痛处固定不移,痛如锥刺,或有头部外伤史,舌质紫暗或有瘀点、瘀斑,脉沉细或细涩。

【护理措施】

a.方药护理:以活血化瘀为治疗原则,方用通窍活血汤加减。药用川芎 12 g,赤芍 12 g,桃仁 12 g,益母草 9 g,当归 12 g,白芷 9 g,细辛 3 g,郁金 12 g,僵蚕 12 g,水煎服。

b.针灸护理:针刺百会、太阳、头维、上星穴,针用泻法。

c.饮食护理:饮食宜清淡,可用川芎茶,以川芎 3 g,茶叶 3 g,研细末,代茶饮。

六、眩晕

(一)概述

眩晕是以头晕、眼花为主症的病证。眩是指眼花,晕是指头晕。二者常同时并见,故统称为"眩晕"。轻者闭目即止;重者如坐车船,旋转不定,不能站立,或伴有恶心、呕吐、汗出等症状,甚则突然仆倒。眩晕是临床常见症状,可见于西医学的多种疾病。梅尼埃综合征、高血压病、低血压、脑动脉硬化、椎基底动脉供血不足、贫血、神经衰弱等以眩晕为主症者,均可参照本病辨证施护。

（二）病因病机

1.病因

（1）情志不遂：恼怒忧郁,肝失疏泄,气郁化火,耗伤肝阴,致风阳扰动,上扰清空,发为眩晕。

（2）年高体弱：先天不足,肾精不充,或年老肾亏、房劳过度,致肾精亏耗,髓海空虚,清窍失养,发为眩晕。

（3）病后体虚：久病不愈,耗伤气血,或脾胃虚弱,他病伤脾,不能运化水谷,致气血两虚。气虚清阳不升,血虚清窍失养,发为眩晕。

（4）饮食不节：肥甘厚味,饥饱失常,损伤脾胃,健运失司,聚湿成痰,痰湿中阻,清阳不升,致清窍失养或浊阴上逆,清窍被扰,均可发为眩晕。

（5）跌仆损伤：跌仆坠损,头部外伤,致瘀阻脑络,气血不能濡养,发为眩晕。

2.病机

眩晕的基本病理变化,不外虚实两端。虚者为髓海不足,或气血亏虚,清窍失养;实者为风、火、痰、瘀扰乱清空。病位在脑(清窍),和肝、脾、肾关系密切。

（三）护理总则

补虚泻实,调整阴阳。

（四）辨证施护

1.一般护理措施

（1）病室环境安静舒适,空气清新。

（2）重症宜卧床休息,轻症可闭目养神。

（3）改变体位时动作要缓慢,避免过度低头、旋转等动作,眩晕严重者的坐椅、床铺避免晃动。

（4）观察眩晕发作的时间、程度、诱发因素、伴发症状及血压等变化。

（5）对情绪易激动者,尽量避免情绪刺激。

（6）对眩晕较重易心烦、焦虑者,需要介绍有关疾病知识和治疗成功的经验,以增强其信心。

（7）出现头痛剧烈、呕吐、视物模糊、语音謇涩、肢体麻木或行动不便、血压持续上升等情况时,应报告医生,并配合处理。

（8）眩晕而昏仆不知人事,急按人中穴,并立即报告医生。

（9）饮食宜清淡,忌食辛辣、肥腻、生冷、烟酒之品。

2.分型施护

（1）肝阳上亢

【症状】

眩晕,耳鸣,头目胀痛,面红口苦,失眠多梦,遇烦劳郁怒而加重,甚则仆倒,急躁易怒,或肢麻震颤,舌红苔黄,脉弦细数。

【护理措施】

①方药护理：以平肝潜阳、滋养肝肾为治疗原则,方用天麻钩藤饮加减。药用天麻12 g,石决明12 g(先煎),珍珠母12 g(先煎),龙骨12 g(先煎),牡蛎12 g(先煎),钩藤

9 g,菊花 12 g,山栀 9 g,黄芩 9 g,丹皮 12 g,桑寄生 12 g,杜仲 12 g,牛膝 12 g,益母草 9 g,白芍 12 g,夜交藤 12 g,水煎服。

②针灸护理:针刺风池、太冲、肝俞、肾俞、三阴交穴,针用泻法。

③饮食护理:饮食宜清淡,可食甲鱼以滋阴潜阳。

(2)气血亏虚

【症状】

眩晕动则加剧,劳累即发,面色㿠白,神疲乏力,倦怠懒言,唇甲不华,心悸少寐,纳少腹胀,舌淡苔薄白,脉细弱。

【护理措施】

①方药护理:以益气、健脾、养血为治疗原则,方用归脾汤加减。药用党参 12 g,白术 12 g,黄芪 12 g,当归 15 g,熟地 24 g,龙眼肉 15 g,大枣 3 枚,茯苓 12 g,炒扁豆 12 g,远志 15 g,枣仁 15 g,水煎服。

②针灸护理:针刺脾俞、太溪、足三里、气海、三阴交等穴,针用补法。

③饮食护理:饮食营养、易消化,多食血肉有情之品,如瘦肉、蛋类、奶类、猪血、黑芝麻等。也可配合食疗,如黄芪粥、薏米粥、莲子红枣粥等。

(3)肾精不足

【症状】

眩晕耳鸣,精神萎靡,腰酸膝软,少寐多梦,健忘,偏阴虚者,舌淡嫩,苔白,脉弱,尺部尤甚。兼有五心烦热,两目干涩,舌红少苔,脉细数;偏阳虚者,兼有面色㿠白,形寒肢冷。

【护理措施】

①方药护理:阴虚者以滋阴补肾为治疗原则;阳虚者以温补肾阳为治疗原则。阴虚者选用左归丸加减;阳虚者选用右归丸加减。阴虚者药用熟地黄 24 g,山萸肉 12 g,山药 12 g,龟板 15 g,鹿角胶 12 g,紫河车 3 g(冲),杜仲 12 g,枸杞 15 g,菟丝子 12 g,牛膝 12 g,水煎服。阳虚者药用熟地黄 24 g,山药 12 g,山茱萸(酒炙)9 g,枸杞 12 g,覆盆子 12 g,鹿角胶 12 g,杜仲(盐炒)12 g,肉桂 15 g,当归 9 g,炮附片 6 g(先煎),水煎服。

②针灸护理:针刺脾俞、肾俞、太溪、足三里、三阴交等穴,针用补法。

③饮食护理:多食补肾填精之品,如核桃、黑豆、黑芝麻、猪腰等。也可配合食疗,如海参冰糖羹,海参 30 g 水煮熟后,加冰糖适量,每日 1 次。

(4)痰浊中阻

【症状】

眩晕,头重昏蒙,或伴视物旋转,胸闷恶心,呕吐痰涎,食少多寐,舌苔白腻,脉濡滑。

【护理措施】

①方药护理:以化痰祛湿、健脾和胃为治疗原则,方用半夏白术天麻汤加减。药用半夏 12 g,陈皮 12 g,白术 12 g,薏苡仁 15 g,茯苓 12 g,天麻 9 g,水煎服。

②针灸护理:针刺内关、太溪、丰隆、中脘、风池等穴,针用泻法。

③饮食护理:饮食清淡素食,忌油腻、生冷、烟酒等助湿生痰之品。也可配合食疗,如薏米粥、莲子红枣粥等,以益气健脾,也可饮用陈皮茶。

(5)瘀血阻窍

【症状】

眩晕时作,头痛,痛如针刺,或面色黧黑,肌肤甲错,健忘,失眠,心悸,精神不振,耳鸣耳聋,舌质紫暗有瘀斑、瘀点,脉涩或细涩。

【护理措施】

①方药护理:以去瘀生新、活血通窍为治疗原则,方用通窍活血汤加减。药用川芎12 g,赤芍 12 g,桃仁 12 g,益母草 9 g,当归 12 g,白芷 9 g,细辛 3 g,郁金 12 g,僵蚕12 g,水煎服。

②针灸护理:针刺百会、太阳、头维、上星等穴,针用泻法。

③饮食护理:饮食清淡、富含营养、易消化。可饮用川芎茶,玫瑰花茶等。

七、中风后遗症

(一)概述

中风经过救治,神志清醒后,仍留有半身不遂、言语不利、口眼㖞斜等症状,或不经昏仆而仅以口眼㖞斜为主症的一种疾病。应积极治疗,并配合针灸、推拿、按摩等疗法,并进行适当锻炼活动,以提高疗效。本病多见于老年人,西医学中的脑出血、脑血栓、脑栓塞、蛛网膜下腔出血等遗留以半身麻木、肢体不遂、语言障碍为主症者,均可参照本病辨证施护。

(二)病因病机

1.病因

(1)体质虚弱:年老、体弱,或大病久病,致气血生化不足;或消耗过度,气虚推动无力,血虚运行乏源,脑络血行不畅,致脑脉瘀滞不通。

(2)饮食失宜:过食肥甘厚味,致脾胃损伤,失于健运,生湿化痰,郁久化热,携风阳上扰清窍。

(3)脏腑失衡:起居失宜,烦劳过度,情志过极可致肝阳暴涨、心阳暴盛或肾阴不足,风火相煽,血随气逆,上扰清窍;肝失条达,气机郁滞,血行不畅,瘀结脑脉;肾阴虚不能制阳,虚热灼津成痰,灼血成瘀,虚风内动,风、痰、瘀作用于清窍,脑脉闭阻。

2.病机

本病属本虚标实,本体先虚,阴阳失衡,气血逆乱,痰瘀阻滞,发为本病。痰瘀为本病的主要病理因素。

(三)护理总则

扶正祛邪,标本兼顾,熄风化痰与滋养肝肾、益气活血通络等并用。

(四)辨证施护

1.一般护理措施

(1)病室安静,光线柔和,避免噪音、强光等不良刺激。

(2)患者宜卧床休息,体位适宜,保持气道通畅,以防发生窒息和吸入性肺炎。

(3)半身不遂者,注意患肢防寒保暖,实施早期保护性护理措施,防止患侧肢体受压,发生畸形。

(4)加强语言及肢体功能锻炼,促进功能恢复,防止肌肉萎缩。

(5)加强口腔、皮肤护理;保持床单清洁,定时为病人翻身拍背,防止褥疮发生。

(6)保持大小便通畅。

（7）做好心理护理，解除病人因语言或肢体功能障碍、生活不能自理而产生的恐惧、焦虑、悲观情绪，多安慰病人，保持情绪稳定。

（8）饮食清淡、易消化、富含营养。多食新鲜蔬菜、水果，忌食油腻、辛辣之品。

2.分型施护

（1）半身不遂

①气虚血滞，脉络瘀阻

【症状】

半身不遂，肢软无力，伴语言謇涩，口眼㖞斜，面色萎黄或无华，舌歪斜淡紫，或有紫斑，苔薄白，脉细涩。

【护理措施】

a.方药护理：以补气活血、通经活络为治疗原则，方用补阳还五汤加减。药用黄芪12 g，桃仁9 g，红花9 g，赤芍9 g，当归尾6 g，川芎9 g，牛膝12 g，炙甘草6 g，水煎服。口眼㖞斜可加白附子、全蝎；便秘者加火麻仁、郁李仁。

b.针灸护理：半身不遂，上肢功能障碍，针刺肩髃、曲池、手三里、外关、合谷等穴；下肢功能障碍，针刺环跳、阳陵泉、足三里、解溪、承山、三阴交、昆仑等穴。先针健侧，行补法；后针病侧，行泻法。

c.饮食护理：加强饮食营养，宜多食瘦肉、豆制品、蔬菜和水果等。忌高盐、高脂、高糖饮食。气虚血瘀者可选用黄芪粥，以黄芪30 g水煎取汁，另水煮粳米，待粥将成时加入药汁，煮熟食用。

②肝阳上亢，脉络瘀阻

【症状】

半身不遂，患肢僵硬拘挛变形，伴有舌强言謇，面赤耳鸣，急躁易怒，舌歪，色红绛，苔黄，脉弦有力。

【护理措施】

a.方药护理：以平肝潜阳、熄风通络为治疗原则，方用天麻钩藤饮加减。药用天麻9 g，钩藤12 g，珍珠母15 g，石决明18 g，桑叶9 g，菊花12 g，黄芩9 g，山栀9 g，牛膝12 g，杜仲12 g，益母草12 g，水煎服。

b.针灸护理：针刺曲池、外关、合谷、环跳、阳陵泉、足三里、解溪、昆仑、委中、承山、风市、阴陵泉、三阴交等穴。先针健侧，行补法；后针病侧，行泻法。

c.饮食护理：饮食以清淡而富有营养为宜，禁烟酒，忌食肥甘厚味及辛辣动风之品。

（2）语言不利

【症状】

舌强言謇，或失语，口眼㖞斜，伴有肢体麻木或半身不遂，心悸，气短，舌歪质暗或淡，脉弦滑或沉细。

【护理措施】

①方药护理：以祛风除痰、宣窍通络为治疗原则，方用解语丹加减。药用白附子9 g，石菖蒲9 g，远志9 g，天麻9 g，全蝎9 g，羌活9 g，僵蚕9 g，胆南星9 g，木香6 g，水煎服。

②针灸护理：针刺承浆、廉泉、大椎、内关，配金津、玉液等穴。

③饮食护理：饮食清淡、富有营养，切勿过食肥甘厚味、酗酒。

（3）口眼㖞斜

【症状】

口眼㖞斜,口角偏向健侧,语言不利,口角流涎,咀嚼不利,患侧眉低眼垂,舌苔白腻,脉弦滑。

【护理措施】

①方药护理:以祛风、除痰、通络为治疗原则,方用牵正散加减。药用白附子、全蝎、僵蚕,各等分,共研末,每服3 g,热酒调下。

②针灸护理:口角歪斜者,针刺或按摩地仓、颊车、下关、合谷、内庭等穴。口眼㖞斜者,针刺或按揉太阳、阳白、攒竹、风池、昆仑、养老等穴。

③饮食护理:饮食清淡、易消化,注意营养均衡。忌高盐、高糖、高脂饮食。

八、痹证

（一）概述

痹证是由于感受风、寒、湿、热之邪,致经络闭阻,气血运行不畅,引起以肌肉、筋骨、关节发生疼痛、麻木、重着、屈伸不利,甚或关节肿胀、变形、活动障碍等为主要临床表现的病证。轻者病在四肢关节肌肉,重者可内舍于脏。西医学中的风湿性关节炎、类风湿性关节炎、痛风、风湿热、坐骨神经痛、骨质增生、强直性脊柱炎等均可参照本病辨证施护。

（二）病因病机

1.病因

（1）外因

①感受风寒湿邪:由于居处潮湿,或贪凉露宿,或冒雨涉水,或长期水中作业、常汗后淋浴等,在人体正气不足时,外邪乘虚侵袭人体,留滞关节筋骨,致气血运行不畅,而发为风寒湿痹。其中风偏盛者为行痹,寒偏盛者为痛痹,湿偏盛者为着痹。

②感受风湿热邪:久居潮湿炎热之地,感风湿热邪,袭于肌腠,阻滞经络,气血经脉闭阻,发为风湿热。

（2）内因

①劳逸不当:劳倦过度,耗伤正气,机体防御功能低下,或劳后汗出当风,或汗后淋浴,或平时闲逸少动,气血不足,外邪乘虚侵袭,发为本病。

②体虚久病:先天禀赋不足,或久病体虚,产后气血不足,外邪乘虚侵袭于肌肉、筋骨、关节,使经脉闭阻而成本病。

2.病机

风、寒、湿、热、痰、瘀之邪痹阻于肢体筋脉、关节、肌肉,致经脉闭阻,气血运行不畅,不通则痛。病位主要在关节、肌肉、经络,与肝、脾、肾三脏关系密切。

（三）护理总则

祛邪通络止痛。

（四）辨证施护

1.一般护理措施

（1）风寒湿痹者病室宜温暖向阳,干燥防潮,注意防寒保暖。热痹者病室宜清爽通风。

（2）关节红肿疼痛、屈伸不利者,应绝对卧床休息,病情稳定后可适当下床活动。脊柱变形者宜睡硬板床。保持衣被清洁干燥,出汗多时应及时擦干,更换衣单。

（3）生活不能自理的卧床患者,要经常帮助活动肢体,适时更换卧位,受压部位用软垫保护,防止发生褥疮。注意肢体保持功能位置,防止发生畸形。

（4）关节疼痛变形者,防止受压。关节不利或强直者,应鼓励或协助患者加强功能锻炼,按时做被动运动。

（5）观察疼痛的部位、性质、时间及与气候变化的关系,以及皮肤、汗出、体温、脉搏、舌象、伴随症状的变化等,做好记录。

（6）风寒湿痹者中药汤剂宜热服,热痹者中药汤剂宜偏凉服。用药酒治疗时注意有无酒精过敏反应。注意用药后的反应,如出现唇舌手足发麻、恶心、心慌等状态,应及时报告医生。

（7）加强心理护理,增强病人的信心。

（8）饮食应以高热量、高蛋白、高维生素、易消化的食物为主。风寒湿痹者应进温热性食物,可适当饮用药酒,忌食生冷之品。热痹者宜食清淡之品,忌辛辣、肥甘、醇酒等食物,鼓励多饮水。

2.分型施护

（1）风寒湿痹

①行痹

【症状】

肢体关节酸痛,游走不定,关节屈伸不利,可涉及肢体多个关节,或见恶风发热,苔薄白,脉浮。

【护理措施】

a.方药护理:以祛风通络、散寒除湿为治疗原则,方用防风汤加减。药用防风9 g,秦艽12 g,麻黄3 g,葛根12 g,茯苓12 g,当归12 g,肉桂12 g,黄芩6 g,生姜3片,大枣3枚,甘草6 g,羌活12 g,桑枝12 g,水煎,温服,服药后盖被安卧避风。亦可辅以热粥或以黄酒为引,以助药力,并应严密观察服药后的反应。

b.针灸护理:以循经取穴和阿是穴为主,加膈俞、血海穴,针用泻法。

c.饮食护理:给予温热性食物,忌食生冷、黏腻之品。可多吃蚕蛹、桑葚、羊肉、木瓜等,可常饮用祛风除湿散寒的药酒,如木瓜酒、蛇酒等。

②痛痹

【症状】

肢体关节疼痛较剧,痛有定处,得热痛减,遇寒痛甚,关节屈伸不利,局部皮肤有冷感,苔薄白,脉弦紧或沉迟而弦。

【护理措施】

a.方药护理:以温经散寒、祛风除湿为治疗原则,方用乌头汤加减。药用川乌6 g

（先煎），生麻黄 6 g，羌活 12 g，独活 12 g，桂枝 12 g，当归 9 g，姜黄 12 g，甘草 6 g，水煎，热服，注意观察服药后疗效及不良反应。

b.针灸护理：以循经取穴和阿是穴为主，加肾俞、关元穴，针用平补、平泻法，也可针灸并用。痛剧者可用隔姜灸、熏蒸、热敷、药熨法等。局部热熨可减轻症状，如用食盐炒热后热熨，可减轻疼痛。

c.饮食护理：进食祛风除湿的温热食物，如羊肉、乌头粥等；可多用姜、椒等温热性调料，以助热散寒；酒性热而又能通经活络，亦可酌量饮用。忌食生冷、黏腻之品。

③着痹

【症状】

肢体关节重着，肿胀，手足沉重酸痛，活动不便，肌肤麻木不仁，苔白腻，脉濡缓。

【护理措施】

a.方药护理：以除湿通络、祛风散寒为治疗原则，方用薏苡仁汤加减。药用薏苡仁 18 g，羌活 12 g，独活 12 g，防风 9 g，当归 9 g，川芎 9 g，麻黄 6 g，桂枝 6 g，威灵仙 9 g，甘草 6 g，水煎，热服，注意观察服药后疗效及不良反应。

b.针灸护理：以循经取穴和阿是穴为主，针用平补、平泻法，也可针灸并用。

c.饮食护理：进食温热食物，如羊肉、乌头粥等；忌食生冷、黏腻之品。可适量饮用药酒。

（2）风湿热痹

【症状】

关节疼痛，局部灼热红肿，痛不可触，得冷稍舒，多兼有发热、恶风、口渴等，苔黄燥，脉滑数。

【护理措施】

①方药护理：以清热通络、祛风除湿为治疗原则，方用白虎加桂枝汤加减。药用石膏 30 g，知母 15 g，桂枝 9 g，连翘 12 g，威灵仙 15 g，防己 12 g，桑枝 15 g，黄柏 12 g，水煎，宜偏凉服之，服药后宜卧床休息，减少活动。

②针灸护理：以循经取穴和阿是穴为主，加大椎、曲池穴，针用泻法。局部忌用温热疗法。可用黄芩、油松节、牛膝煎水湿敷或稍冷后冲洗患处；双柏散、金黄散、四黄散等外敷，以消肿止痛。

③饮食护理：应以清热食物为主，多饮清凉饮料，多食新鲜水果，忌辛辣、刺激之品。可多食丝瓜、苋菜、绿豆、冬瓜、莲藕、西瓜等。

📖 思考题

测一测

1.简述风寒感冒和风热感冒的护理措施。

2.寒湿泄泻和湿热泄泻的症状有何不同？分别用何方药护理？

3.简述肝阳上亢头痛的护理措施。

4.中风后遗症上肢功能障碍的针刺主穴有哪些？

5.痹证的常见证型、治法、代表方各是什么？

第十三章

其他各科病证中医护理

思维导图

[学习目标]

1. 掌握妇科、儿科、外科常见病证的护理总则及护理措施。

2. 熟悉妇科、儿科、外科常见病证的证型,能在临床进行辨证施护。

3. 熟悉妇科、儿科、外科常见病证的病因病机。

4. 树立终身学习、兼容并蓄、与时俱进的职业观念;树立防治并重、预防为先的健康理念;培养精湛的医术、高尚的医德。

一、痛经

(一)概述

妇女在经期或行经前后,出现周期性小腹疼痛,或痛引腰骶,甚痛剧晕厥者,称为痛经,又称"经行腹痛",是妇科常见病之一。若在经前或经后第一、第二天,小腹轻微胀痛,不影响工作、生活者,不属病态。痛经有原发性痛经和继发性痛经之分,原发性痛经月经初潮即开始痛经,无生殖器官的器质性病变,多见于青年女性;继发性痛经多见于初潮后经过一段时间,多继发于慢性盆腔器质性疾病,多见于育龄期妇女。本部分内容主要论述原发性痛经。

(二)病因病机

1. 内因

肾气亏虚、气血虚弱。

2. 外因

外感寒、热、湿。

3. 病机

本病的病机不外虚实两端,实者为胞脉气血瘀滞,不通则痛;虚者为胞脉失养,不荣则痛。

(三)护理总则

调理气血为主,根据寒、热、虚、实的不同,分别给予温、凉、补、通,使气血充沛,经行通畅。

(四)辨证施护

1. 一般护理措施

(1)缓解疼痛:疼痛严重者按医嘱给予止痛或解痉剂,尽量在病人疼痛症状加剧前给药。为避免患者对药物产生依赖性或成瘾,嘱病人尽量少用或不用镇痛剂。

(2)加强心理护理:进行必要的卫生常识宣教,消除焦虑、紧张和恐惧,解除精神负担。

(3)嘱患者经期避免剧烈运动和过度劳累,防止受寒,注意经期卫生。

2. 分型施护

(1)气滞血瘀

【症状】

经前或经期,小腹胀痛或刺痛拒按,经量少或经行不畅,经色紫暗或有血块,血块排出后痛减,或见胸胁、乳房胀痛,舌质紫暗或有瘀点,苔薄,脉弦或弦涩有力。

【护理措施】

①方药护理:以理气活血、祛瘀止痛为治疗原则,方用膈下逐瘀汤加减。药用桃仁12 g,红花9 g,当归12 g,赤芍12 g,柴胡12 g,枳壳9 g,丹皮9 g,五灵脂12 g,香附12 g,甘草6 g,水煎服。也可用血府逐瘀胶囊,每次4粒,每日3次,口服;益母草冲剂,每次1袋,每日3次,温开水冲服。

②针灸护理:针刺中极、气海、太冲、三阴交、次髎、地机穴,针用泻法。

③饮食护理:经前、经期可服红糖汤以助经血顺利排出。食疗可选用桃仁生地粥,以桃仁10 g,生地30 g,水煎取汁,再加入粳米煮粥,待粥煮熟,加红糖适量服用。

④情志护理:解除患者精神负担,给予精神安慰,使患者保持心情舒畅。

(2)寒湿凝滞

【症状】

经前或经期小腹冷痛拒按,甚则痛连腰背,得热痛减,经量少,经色暗有块,舌淡或紫暗,苔白腻,脉沉紧。

【护理措施】

①方药护理:以散寒除湿、化瘀止痛为治疗原则,方用少腹逐瘀汤加减。药用小茴香6 g,干姜(炒)9 g,延胡索12 g,没药10 g,当归9 g,川芎9 g,官桂9 g,赤芍12 g,蒲黄9 g(包煎),五灵脂(炒)12 g,水煎服。也可用少腹逐瘀颗粒,每次1袋,每日3次,温开水冲服;艾附暖宫丸,每次1丸,每日3次,口服。

②针灸护理:针刺中极、关元、次髎、三阴交、地机穴,针用泻法。疼痛时给予热敷小腹部或艾灸关元、气海等穴,以温阳祛寒,畅通血脉,疼痛缓解。

③饮食护理:可服用姜糖水、艾叶煎汤,或饮热黄酒适量,以温经散寒,行血止痛。忌食生冷之品。

(3)湿热蕴结

【症状】

经前或经期小腹灼痛拒按,痛连腰骶,经量多,色暗红,质稠有块,平素带下量多,质黄臭秽,溲黄便秘,舌红,苔黄腻,脉弦数或濡数。

【护理措施】

①方药护理:以清热除湿、祛瘀止痛为治疗原则,方用清热调血汤加减。药用丹皮10 g,黄连6 g,当归15 g,生地15 g,白芍12 g,红藤20 g,败酱草20 g,桃仁15 g,薏仁15 g,延胡索9 g,川芎12 g,水煎服。

②针灸护理:针刺气海、次髎、足三里、三阴交穴,针用泻法。

③饮食护理:饮食清淡,忌食辛辣、油腻之品。

(4)气血虚弱

【症状】

经期或经净后 1～2 日小腹隐痛,伴小腹及阴部空坠感,喜揉按,经量少,色淡质稀,面色苍白,倦怠乏力,舌淡,苔薄,脉细弱。

【护理措施】

①方药护理:以补气养血、调经止痛为治疗原则,方用十全大补汤加减。药用当归(酒拌)10 g,川芎 5 g,白芍 8 g,熟地黄(酒拌)15 g,党参 12 g,白术(炒)10 g,茯苓 8 g,炙甘草 5 g,生姜 3 片,大枣 3 枚,水煎,食前温服。也可用十全大补丸或人参养荣丸,每日 1 丸,每日 3 次,温开水送服。

②针灸护理:针刺关元、气海、肾俞、次髎、足三里、三阴交穴,针用补法。

③饮食护理:加强营养,可常服山药、大枣、龙眼等,增强脾胃功能。非经期亦可选用阿胶汤,取阿胶、当归各 15 g,瘦肉 100 g,瘦肉切片,加水适量,与当归同煮,煮至 1 碗,去当归,加阿胶,以文火煮至阿胶熔化,调味,饮汤食肉,以补益气血。

(5)肝肾亏虚

【症状】

经期或经后小腹隐痛喜按,经量少,色淡质稀,头晕耳鸣,腰膝酸软,舌苔薄,脉沉细。

【护理措施】

①方药护理:以滋补肝肾、调经止痛为治疗原则,方用调肝汤加减。药用当归(酒拌)10 g,巴戟天 9 g,白芍 12 g,阿胶 10 g,山药 20 g,炙甘草 6 g,水煎,食前服。

②针灸护理:针刺关元、命门、肾俞、足三里、三阴交穴,针用补法。

③饮食护理:可多食黑豆、山药、桑葚、黑芝麻等滋补肝肾的食物。

二、带下病

▌思政小课堂▐

傅山与《傅青主女科》

傅山,初名鼎臣,字青竹,改字青主,又有浊翁、观化等别名,汉族,山西太原人。明清时期道家思想家、书法家、医学家。傅山在医学上,有着巨大的成就。他内科、妇科、儿科、外科,科科均有很高的技术,而尤以妇科为最。其医著《傅青主女科》《青囊秘诀》,至今流传于世,造福于人。傅山极重医德,对待病人不讲贫富,一视同仁,在相同情况下,则优先贫人。对那些前来求医的阔佬或名声不好的官吏,则婉词谢绝。对此他解释为:"好人害好病,自有好医与好药,高爽者不能治;胡人害胡病,自有胡医与胡药,正经者不能治。"

(一)概述

带下病是指带下量明显增多,色、质、味发生异常,或伴有全身、局部症状者。经期前后、排卵期、妊娠期带下增多,如无其他不适均为生理现象。

（二）病因病机

1. 外因

湿邪为患。

2. 内因

肝、脾、肾功能失常是发病的内在因素。

3. 病机

带脉失约、任脉不固是发病的主要病机。

（三）护理总则

除湿止带。

（四）辨证施护

1. 一般护理措施

（1）外阴瘙痒者，嘱其勤剪指甲，勤洗手，防止抓伤皮肤。

（2）注意个人卫生，勤换内裤或使用护垫，勤洗外阴，保持会阴清洁。

（3）清洗会阴部的用具应清洁，专人专用，忌盆浴。

（4）观察带下的量、色、质、味及全身情况。

（5）带下量增多，出现脓样、夹血、有恶臭味时，应报告医生并配合处理。

（6）使用外用药时，应注意观察局部有无不良反应。

（7）饮食清淡、易消化、富有营养。忌食辛辣、油腻、煎烤之品，如生姜、白酒、葱、蒜、花椒、辣椒、肥肉等。

（8）患者因患带下病，思想负担重，要做好心理疏导，使其情绪稳定，安心养病。

2. 分型施护

（1）脾虚

【症状】

带下量多，色白或淡黄，质稀薄，无臭，绵绵不断，面白或萎黄，神疲倦怠，纳少便溏，舌淡，苔白腻，脉缓弱。

【护理措施】

①方药护理：以健脾利湿为治疗原则，方用完带汤或参苓白术散加减。药用鹿茸9 g，菟丝子12 g，黄芪9 g，肉桂12 g，桑螵蛸12 g，肉苁蓉9 g，制附子9 g（先煎），茯苓12 g，白蒺藜9 g，水煎服。

②针灸护理：针刺带脉、气海、关元、肾俞、足三里、三阴交穴，针用补法。亦可灸。

③饮食护理：饮食清淡，忌食肥甘、厚味、生冷之品。可多食山药、薏米、扁豆、茯苓、大枣等健脾之品。

（2）肾虚

【症状】

带下量多，绵绵不断，质清稀如水，无臭，面色晦暗，小腹发凉，尿频清长，舌淡，苔白腻，脉沉迟。

【护理措施】

①方药护理:以温肾培元、固涩止带为治疗原则,方用内补丸加减。药用党参12 g,白术10 g,淮山15 g,甘草6 g,陈皮9 g,苍术9 g,白芍12 g,柴胡12 g,黑芥穗9 g,车前子15 g(包),水煎服。

②针灸护理:针刺脾俞、带脉、肾俞、足三里、三阴交穴,针用补法。

③饮食护理:饮食营养,忌食肥甘、生冷之品。可多食韭菜、肉、蛋、奶、山药、白果等食物。

(3)湿热下注

【症状】

带下量多,色黄或呈脓样,质稠有臭气,或带下色白质黏,呈豆渣样,外阴瘙痒,胸闷心烦,口苦咽干,小便短赤,舌红,苔黄腻,脉濡数。

【护理措施】

①方药护理:以清利湿热为治疗原则,方用止带方加减。药用猪苓12 g,茯苓12 g,泽泻12 g,车前子12 g(包),茵陈12 g,赤芍12 g,丹皮9 g,黄柏9 g,栀子12 g,水煎服。如肝胆湿热明显可用龙胆泻肝汤加减。

②针灸护理:针刺带脉、气海、三阴交、阴陵泉穴,针用平补、平泻法。

③饮食护理:多食清热利湿之品,忌食肥甘、厚味、辛辣、刺激之品。食疗可用薏苡仁粥、茯苓饼等。

(4)热毒蕴结

【症状】

带下量多,黄绿如脓,或赤白相兼,质黏稠,臭秽难闻,小腹疼痛,口苦咽干,小便短赤,大便干结,舌红,苔黄腻,脉滑数。

【护理措施】

①方药护理:以清热解毒为治疗原则,方用五味消毒饮加减。药用败酱草15 g,鱼腥草15 g,薏苡仁15 g,蒲公英15 g,金银花12 g,野菊花15 g,黄柏9 g,栀子12 g,紫背天葵12 g,紫花地丁15 g,水煎服。外用黄柏、蛇床子、白鲜皮各30 g,苦参、龙胆草、荆芥各15 g,水煎后熏洗外阴及阴道,每天2次。

②针灸护理:针刺带脉、中极、水道、足临泣、太冲等穴,针用泻法。

③饮食护理:忌食肥甘、厚味、油腻、辛辣之品。多食清热解毒之品,如荠菜、马齿苋、蒲公英、鱼腥草等。

三、产后发热

(一)概述

妇女产褥期间,出现高热寒战或发热持续不退,常伴有腹痛及阴道分泌物的量、色、质、味等变化,称为"产后发热"。产后一两日内,由于阴血骤虚,阳气外浮,见轻微发热而无其他症状者,此乃营卫暂时失于调和,一般可自行消退,属正常生理现象。或产后三四天内,泌乳期间有低热,会自行消失,俗称"蒸乳",不属病理范围。本病感染邪毒型类似现代医学中的产褥感染,可参照本病辨证施护。

（二）病因病机

1. 外因

（1）感染邪毒：产后血室正开，胞脉空虚，若产时接生不慎，或产后护理不洁，邪毒乘虚入侵直犯胞宫，正邪相争，故令发热。

（2）外感发热：产后气血骤虚，腠理不密，卫外不固，外邪乘虚侵袭，营卫不和，或正值暑令，猝中暑邪，亦可致发热。

2. 内因

（1）血虚：产后恶露不畅，当下不下，瘀血停滞，阻碍气机，营卫不通，郁而发热。

（2）血瘀：产时、产后失血过多，阴血骤虚，以致阳浮于外而发热；血虚伤阴，相火偏旺，亦致发热。

3. 病机

感染邪毒，正邪交争；营卫不和；败血停滞，营卫不通；阴血亏虚，阳浮于外是本病发生的病机。

（三）护理总则

调气血，和营卫，祛邪不可留瘀，补虚不可留邪。

（四）辨证施护

1. 一般护理措施

（1）保持病室空气清新，避免直接吹风，以防风寒之邪乘虚而入。

（2）保证病人充分休息和睡眠，采取半卧位，利于恶露排出。

（3）协助产妇做好口腔及皮肤护理。汗出过多者，应用干毛巾及时擦干，勤换内衣及床单，保持床铺的清洁干燥。

（4）嘱病人多饮温水，补充水分，必要时给予静脉补液，以防发热汗出过多。

（5）每 4 小时测量体温 1 次，高热时 2 小时 1 次，并做好记录。发热超过 38 ℃者，应暂停哺乳，并定时吸空乳汁，擦洗乳头，保持乳头卫生。

（6）保持外阴清洁，每日用温水或 1∶5000 高锰酸钾溶液清洗外阴，以防逆行感染发生。

（7）保持大便通畅，多食水果、蔬菜、蜂蜜，预防便秘。必要时可予麻仁丸口服，每次 9 g，每晚 1 次。

（8）注意做好预防工作，加强产前宣传，在预产期前 1 个月及产褥期内严禁房事、盆浴等，避免不必要的阴道检查。在接生过程中，严格遵守无菌操作制度，防止感染。

（9）饮食宜富营养、易消化，宜稀软、清淡，忌食辛辣、油腻之品。

2. 分型施护

（1）感染邪毒

【症状】

产后发热恶寒，或高热寒战，小腹疼痛拒按，恶露量多或少，色紫暗，气臭秽，面赤口渴，溲黄便结，舌红，苔黄，脉数有力。

【护理措施】

①方药护理:以清热解毒、凉血化瘀为治疗原则,方用解毒活血汤加减。药用金银花 9 g,野菊花 12 g,蒲公英 12 g,紫花地丁 12 g,紫背天葵 12 g,丹皮 12 g,赤芍 15 g,鱼腥草 12 g,益母草 9 g,当归 12 g,桃仁 15 g,红花 12 g,枳壳 6 g,甘草 6 g,水煎服。若壮热不退、神昏谵语者,可给予安宫牛黄丸。

②针灸护理:针刺合谷、风池、曲池、关元、中极、大椎、三阴交等穴,针用泻法。

③饮食护理:饮食清淡、营养丰富、易消化,多饮水,可选用绿豆汤、鲜果汁等补充体液。忌食油腻、辛辣之品。

(2)外感风寒

【症状】

产后发热恶寒,头身疼痛,无汗,鼻塞流涕,咳嗽,苔薄白,脉浮紧。

【护理措施】

①方药护理:以养血祛风、散寒解表为治疗原则,方用荆防四物汤加减。药用荆芥 9 g,白芍 12 g,熟地 24 g,当归 12 g,川芎 12 g,防风 9 g,苏叶 9 g,水煎热服。服用解表药后宜多饮热开水、热汤、热粥,以助汗出。

②针灸护理:针刺迎香、大椎、风池、外关、列缺等穴,针用泻法。

③饮食护理:可服姜糖水,也可用葱豉粥,煮米做粥,将熟时入葱、豉煮沸即可服用,以助汗出。

(3)血虚

【症状】

产后失血过多,低热汗出,恶露或多或少,色淡质稀,小腹隐痛,头晕眼花,心悸少寐,舌淡红,脉细弱。

【护理措施】

①方药护理:以养血益气、退热为治疗原则,方用八珍汤或人参养荣丸加减。药用黄芪 9 g,炙甘草 6 g,党参 12 g,当归 12 g,陈皮 9 g,升麻 9 g,柴胡 12 g,白术 9 g,地骨皮 12 g,熟地 24 g,白芍 12 g,水煎温服。便秘患者适当给予麻油、蜂蜜等物口服。

②针灸护理:针刺大椎、关元、气海、足三里、三阴交等穴,针用补法。

③饮食护理:给予高热量、高蛋白、高维生素、易消化食品,忌食油腻、辛辣之品。食疗可服当归生姜羊肉汤,羊肉 250 g,当归 15 g,生姜适量放入砂锅内,炖烂,食肉喝汤。

(4)血瘀

【症状】

产后乍寒乍热,恶露不下,或下亦甚少,血色紫暗,夹有血块,小腹疼痛拒按,舌边尖紫暗,或有瘀点、瘀斑,脉弦涩有力。

【护理措施】

①方药护理:以活血祛瘀、和营退热为治疗原则,方用生化汤加减。药用当归 9 g,川芎 9 g,桃仁 12 g,炮姜 6 g,炙甘草 6 g,丹参 12 g,丹皮 12 g,益母草 12 g,牛膝 9 g,水煎服。

②针灸护理:针刺三阴交、血海、地机、膈俞等穴,针用泻法;艾灸天枢、气海穴,热敷小腹部。

③饮食护理:选用山楂茶,即山楂、生姜、红糖共煎饮用。

四、产后缺乳

(一)概述

产妇在哺乳期内,乳汁甚少或全无,称为产后缺乳,又称"乳汁不足""乳汁不行"。多发于产后两三天至半月内,也可发生在整个哺乳期。

(二)病因病机

1. 病因

气血虚弱:脾胃素弱,气血生化乏源,或素体气血亏虚,产后复伤气血,气血更虚,乳汁生化乏源。

肝郁气滞:产后抑郁,肝失条达,气机不畅,乳脉不通,乳汁运行不畅。

2. 病机

本病的主要机理是气血虚弱,乳汁化源不足,或肝郁气滞,乳汁运行受阻。

(三)护理总则

虚则补之,实则疏之。

(四)辨证施护

1. 一般护理措施

(1)患者宜卧床休息,保证充足睡眠。

(2)慎起居,畅情志,使肝气畅达,疏泄有度,乳汁自来。

(3)保持乳头清洁。

(4)饮食护理:加强营养,宜食富有营养之品,多食鱼、肉、蛋、禽类和新鲜蔬菜,忌食生冷、肥甘、油腻、酸辣之品;烹饪以煮、炖为宜,多喝汤水。

2. 分型施护

(1)气血虚弱

【症状】

产后乳少或全无,乳汁清稀,乳房柔软,无胀满感,神疲乏力,面色无华,或伴头晕心悸,舌淡,苔少,脉细弱。

【护理措施】

①方药护理:以补气养血、佐以通乳为治疗原则,方用通乳丹加减。药用党参 12 g,生黄芪 12 g,当归 12 g,麦冬 15 g,通草 6 g,桔梗 12 g,猪蹄 1 个,加水炖,喝汤食猪蹄。

②针灸护理:针刺乳根、少泽、脾俞、足三里等穴,针用补法。

③饮食护理:饮食宜营养丰富、易消化,多食汤羹,如鸡汤、鲫鱼汤等。

(2)肝郁气滞

【症状】

乳汁甚少或全无,或乳汁浓稠,乳房胀硬、疼痛,精神抑郁,纳呆食少,舌质淡,苔薄黄,脉弦或弦数。

【护理措施】

①方药护理:以疏肝解郁、通络下乳为治疗原则,方用下乳涌泉散加减。药用当归

9 g,川芎 9 g,天花粉 6 g,白芍 9 g,生地 12 g,柴胡 9 g,青皮 12 g,漏芦 9 g,桔梗 6 g,通草 6 g,穿山甲 15 g,王不留行 30 g,甘草 6 g,水煎服。

②针灸护理:针刺乳根、少泽、天宗、合谷等穴,针用泻法。

③饮食护理:可食金橘饼、陈皮等,以疏肝理气。

④情志护理:做好精神护理,使患者保持心情舒畅,避免精神刺激。

五、小儿积滞

(一)概述

积滞是由乳食喂养不当、停积脾胃、运化失健引起的一种病证,以不思乳食、腹胀嗳腐、大便不调为主要临床表现的一种疾病。多见于婴幼儿。

(二)病因病机

主要由于乳食内积,脾胃虚弱,致乳食停滞不化,气滞不行。

(三)护理总则

扶正祛邪,消补兼施。

(四)辨证施护

1. 一般护理措施

(1)饮食应营养丰富、易消化。

(2)科学喂养,定时,定量,注意饮食卫生,纠正患儿不良饮食习惯,如挑食、偏食、暴饮暴食等。

(3)呕吐的患儿可暂禁食 3～6 小时,或给予生姜汁数滴,加少许糖水饮服。腹胀者揉摩腹部。

2. 分型施护

(1)乳食内积

【症状】

面黄肌瘦,食欲不振,脘腹胀满,疼痛拒按,或呕吐酸腐乳食,烦躁哭闹,夜卧不安,大便溏薄,舌红,苔腻,脉滑数。

【护理措施】

①方药护理:以消乳化食、导滞和中为治疗原则,方用保和丸或消乳丸加减。乳积宜用消乳丸,药用砂仁 6 g,神曲 12 g,麦芽 12 g,香附 9 g,陈皮 9 g,甘草 6 g;食积宜用保和丸,药用山楂 12 g,神曲 12 g,麦芽 12 g,莱菔子 12 g,半夏 9 g,陈皮 9 g,茯苓 12 g,连翘 9 g,水煎服。(上药为成人剂量,小儿量按体重酌减)。

②针灸护理:针刺内关、中脘、足三里、脾俞、胃俞等穴,每次两三个腧穴,针用平补、平泻法,或针刺四缝,或配合捏脊疗法。

③饮食护理:山楂粥,用山楂 20 g,煎取浓汁,加入粳米煮粥,粥成后加白糖调味,分 2 次服用。

(2)脾虚夹积

【症状】

面色萎黄,困倦无力,形体消瘦,不思乳食,食则饱胀,腹满,喜伏卧,呕吐酸馊,夜寐不安,大便溏薄且夹有乳片或食物残渣,舌淡,苔白,脉细。

【护理措施】

①方药护理:以健脾消积为治疗原则,方用健脾丸加减。药用党参9 g,白术9 g,山楂12 g,神曲12 g,麦芽12 g,枳实9 g,陈皮9 g,砂仁6 g(后下),水煎服。(上药为成人剂量,小儿量按体重酌减)。

②针灸护理:针刺内关、中脘、足三里、脾俞、胃俞等穴,每次两三个腧穴,针用补法。亦可艾条温和灸。

③饮食护理:山药、莲子各10 g,大枣5枚,加入粳米适量煮粥,分2次服用。或用鸡内金、山药粉按1∶2的比例混匀冲服,每次1～2 g,每日1次。

六、疮疡

疮疡是各种致病因素侵袭人体后引起的体表化脓性疾病。疮疡有广义和狭义之分,广义疮疡泛指一切体表浅显性外科疾病;狭义疮疡指因感染引起的体表化脓性疾病,即本部分内容所讨论的疖、痈、疔等。临床常见病证有"疖""痈""褥疮"等。西医学中的外科感染,均属于疮疡范围。下面主要介绍疖、痈。

(一)疖

1.概述

疖是一种发于皮肤浅表组织的急性化脓性疾病,四季皆可发病,但以夏秋季节多见,以局部红肿、灼热、疼痛为主要症状,突起根浅、肿势局限,一般是单个毛囊及其所属皮脂腺的急性化脓性感染,可伴见发热、口干、便秘等症状。好发于头、面、颈、背、臀部。西医学的疖、汗腺的急性化脓性炎症等可参照本证辨证施护。

2.病因病机

本病多因热毒侵袭、蕴于肌肤,或过食膏粱厚味、醇酒辛辣之品,火热内生。

3.护理总则

清热解毒或清暑化湿解毒;体虚选用健脾养阴。

4.辨证施护

(1)一般护理措施

①保持患部周围皮肤清洁完整,防止感染扩散。

②促进局部血液循环,促进创口愈合。

③合理使用抗生素控制感染。

④注意休息,加强营养,增加机体免疫力。

⑤切勿挤压未成熟的疖,尤其是危险三角区,以预防颅内化脓性炎症。注意有无寒战高热、头痛、呕吐及意识障碍等,发现异常及时报告医生处理。

(2)分型施护

①热毒蕴结

【症状】

初起局部皮肤潮红,次日发生肿痛,根脚浅表,范围局限。轻者疖肿只有一两处,重者可泛发全身或簇集一处,可反复发作,缠绵不愈,或伴发热、口渴、尿赤、便秘,舌红,苔黄,脉数。

【护理措施】

a.方药护理:以清热解毒为治疗原则,内服五味消毒饮和黄连解毒汤加减。药用金银花 12 g,连翘 12 g,蒲公英 12 g,野菊花 12 g,黄连 9 g,丹皮 12 g,地丁 12 g,赤芍 12 g,乳香 9 g,没药 9 g,生甘草 6 g,水煎服。外治法:疖小者用千捶膏外贴或三黄洗剂外搽;大者用金黄散或玉露散,以金银花露或菊花露调糊敷于患处;若遍体发疮,溃破流脓水成片者,用青黛散以麻油调敷。

b.针灸护理:针刺合谷穴,针用平补、平泻法;或用三棱针点刺灵台、委中等穴放血,每日 1 次;或用艾条隔蒜灸,或直接用艾条灸患处。

c.饮食护理:饮食清淡,忌食肥甘、辛辣、刺激之品,以防助热生火,加重病情。多食清凉解暑之品,可选绿豆苡仁汤,即将绿豆、薏苡仁各 30 g 煮汤代茶饮。

②暑热浸淫

【症状】

好发于夏秋季节,常因暑热生痱,抓破染毒而成疖,可见发热,口渴,小便短赤,大便秘结,舌红,苔黄腻,脉滑数。

【护理措施】

a.方药护理:以清暑利湿解毒为治疗原则,内服选用牛黄解毒丸、六神丸、黄连解毒汤等加减。药用金银花 12 g,连翘 12 g,赤芍 15 g,黄芩 15 g,栀子 12 g,淡竹叶 9 g,生甘草 9 g,黄连 9 g,丹皮 15 g,水煎服;外治初起同热毒蕴结证;若脓成则切开排脓,切口不宜深;溃后用九一丹掺太乙膏盖贴,每日 2～3 次。

b.针灸护理:针刺肺俞穴,针后拔火罐,轻者出血,重者流出黄色液体。

c.饮食护理:多用清凉解毒饮料和食品,如西瓜、绿豆汤等。忌食肥甘、辛辣、刺激之品。可选用蒲公英粥,将蒲公英 50 g 煎汁去渣,再与粳米 50 g,同煮成粥服食。

③体虚毒恋

【症状】

疖肿此起彼伏,经久不愈,可伴见口渴唇燥,舌红苔薄,脉细数;也可见全身散发,溃脓,脓水稀薄,收口时间较长,伴面色萎黄,神疲乏力,纳少便溏等,舌淡有齿痕,苔薄,脉濡弱。

【护理措施】

a.方药护理:以补益气血、托毒生肌为治疗原则,内服选用托里消毒散加减。药用党参 12 g,当归 12 g,赤芍 15 g,黄芪 15 g,茯苓 12 g,白术 12 g,甘草 9 g,桔梗 9 g,皂刺 15 g,连翘 12 g,水煎服;外治同暑热浸淫证;若脓尽用生肌散收口。

b.饮食护理:忌食肥甘、辛辣、刺激之品及鱼等腥膻发物。可将蒲公英 50 g 煎汁去渣,再与赤小豆 30 g,同煮至烂熟,吃豆喝汤。

④阴虚内热

【症状】

多见于消渴患者或素体阴亏者,可伴见低热,颧红,盗汗,口干唇燥,舌红,少苔,脉细数。

【护理措施】

a.方药护理:以滋阴清热为治疗原则,方用清凉甘露饮加减。药用生地 15 g,白芍 15 g,麦冬 15 g,玄参 15 g,石斛 12 g,黄芩 9 g,甘草 6 g,知母 9 g,银柴胡 12 g,连翘

12 g,水煎服。

b.饮食护理:忌食肥甘、辛辣、刺激之品及鱼等腥膻发物,忌饮酒。可将金银花、野菊花等泡水代茶饮。

(二)痈

1.概述

痈有内痈和外痈之分,本部分内容仅叙述外痈。外痈是发生于皮肉之间的急性化脓性疾病,有发病迅速、易肿、易脓、易溃、易敛的特点。西医学中的体表浅部脓肿、急性化脓性淋巴结炎、蜂窝组织炎等疾病,可参照本证辨证施护。

2.病因病机

外感暑湿热毒、过食辛辣厚味、湿热内郁等,均可引起营卫不和、气血凝滞、经络阻塞,致使邪毒郁于肌肤而发病。

3.护理总则

清热解毒,消肿散结,内治、外治相结合。

4.辨证施护

(1)一般护理措施

①正确使用抗生素控制感染。

②观察病情,记录痈的范围、局部皮肤颜色、温度及脓液性状;观察有无突发高热、寒战、头痛、头晕、意识障碍、心率呼吸增快,预防并发症。

③加强饮食营养,注意休息,提高机体免疫力。

④疼痛严重者给予止痛剂。

⑤保持皮肤清洁干燥,及时换药并清除坏死组织,避免感染扩散。

(2)分型施护

①初起期

【症状】

初起患处皮肉间突然肿胀结块,形如鸡卵,皮色不变,肿胀处灼热疼痛,活动度不大,轻者可无全身症状,重者伴有恶寒发热,头痛口渴,尿赤便秘等,舌红,苔黄燥,脉滑数。

【护理措施】

a.方药护理:以清热解毒、消肿止痛为治疗原则,方用仙方活命饮。药用金银花15 g,赤芍15 g,皂刺15 g,乳香12 g,没药12 g,生甘草9 g,天花粉15 g,黄芩12 g,当归12 g,水煎服。外敷金黄膏,或鲜蒲公英、紫花地丁、马齿苋捣碎外敷,或用大蒜捣烂敷于患处。

b.针灸护理:针刺委中穴,以三棱针点刺放血,每日1次。

c.饮食护理:饮食宜清淡,忌食肥甘、辛辣、刺激之品,可用金银花泡水,代茶饮。

②成脓期

【症状】

患处皮色转红,肿势高突,疼痛加剧,按之中软而有波动感,或伴有高热不退、头痛,食少、口渴,尿赤便秘等,舌红,苔黄厚,脉洪数。

【护理措施】

a.方药护理:以透脓排毒为治疗原则,内服透脓散。药用黄芪 12 g,山甲(炒末) 3 g,川芎 9 g,当归 6 g,皂角刺 6 g,水煎服。外治切开排脓,保持引流通畅,外盖金黄膏或红油膏。

b.饮食护理:饮食清淡,忌食肥甘、辛辣、刺激之品。选用甘草三豆汤,将甘草 10 g 水煎去渣取汁,加绿豆、赤小豆、黑大豆各 30 g,煮至豆烂,吃豆喝汤。

③溃后期

【症状】

患处脓出毒泄,局部红肿热痛减轻或消失,腐去新生,疮口收敛。亦有溃后脓水稀薄,创面肉芽不生,或四周根盘坚硬不消。可伴少气懒言,面色萎黄,心悸,舌淡,苔薄白,脉弱。

【护理措施】

a.方药护理:以补虚扶正、托毒外出为治疗原则,内服十全大补丸。外治局部创口可掺九一丹或二保丹;溃后脓尽改用生肌散或生肌玉红膏换药。

b.针灸护理:针刺足三里穴,针用补法,也可用艾条直接灸患处,每日 2 次。

c.饮食护理:注意饮食营养,多食高蛋白、高维生素食品,忌食肥甘、辛辣之品。恢复期可多食甲鱼、银耳、百合等清补之品,也可食黄芪乳鸽汤,黄芪 30 g,枸杞 15 g,乳鸽 1 只,去毛和内脏并清洗干净,加水适量,炖至烂熟,去药渣调味,喝汤吃肉。

思政小课堂

张锡纯——虚怀开包

张锡纯(1860—1933 年),字寿甫,河北盐山人。中西医汇通学派的代表人物之一,近现代中医学界的医学泰斗。清末民初时期,西医学在我国流传甚快。张锡纯认真学习钻研西医,尝试以中医为体,西医为翼,将中西医有机结合。在医疗实践中,张氏一方面立足中医,充分利用中医经典理论与丰富经验,另一方面又能兼容并蓄,与时俱进。张氏开展以亲尝亲试为主要方法的药物学研究,有中医"实验派"的美名;重视医案和医学教育,重视临床经验的总结,著有《医学衷中参西录》,对开创我国中西医结合事业功不可没。张锡纯处在特殊的社会时期,能够勇敢地面对西方文化的冲击,忠实传统,提炼传统,海纳百川,为我所用,躬身实践。张锡纯重视医学传承,认为"医学以活人为主,所著之书果能活人,即为最善之本"。在他看来,只有"如此以精研医学,医学庶有振兴之一日"。

思考题

1.痛经气滞血瘀证的方药护理是什么?

2.简述带下病的病因病机及护理总则。

测一测

参 考 文 献

［1］刘革新.中医护理学.北京：人民卫生出版社,2006

［2］张玫,韩丽沙.中医护理学.北京：北京医科大学、中国协和医科大学联合出版社,2002

［3］陈友香.中医学.北京：人民卫生出版社,2004

［4］吴水盛.中医学.北京：北京大学医学出版社,2010

［5］方家选,马荣华.中医学.西安：第四军医大学出版社,2011

［6］程化奇.中医学.北京：人民卫生出版社,2001

［7］李家邦.中医学.北京：人民卫生出版社,2008

［8］孙广仁.中医基础理论.北京：中国中医药出版社,2002

［9］姚军汉,吴水盛.中医学.北京：北京大学医学出版社,2010

［10］章涵,简亚平.中医学概论.郑州：郑州大学出版社,2012

［11］梁丽英.中医学.西安：第四军医大学出版社,2011

［12］孙广仁.中医基础理论.北京：中国中医药出版社,2002

［13］洪素兰,崔姗姗,李志安.中医基础理论知识点表解及学习指导.北京：学苑出版社,2000

［14］刘冰,金玉忠.中医护理学.西安：第四军医大学出版社,2007

［15］陈建章,顾红卫.中医护理学.北京：人民卫生出版社,2010

［16］陈文松.中医护理学.北京：人民卫生出版社,2011

［17］肖振辉,李佃贵.中医内科学.北京：人民卫生出版社,2005

［18］马宝璋.中医妇科学.北京：中国中医药出版社,2002

［19］陈建章.中医护理.北京：人民卫生出版社,2013

［20］贾春华.中医护理学.北京：人民卫生出版社,2012

［21］简亚平.中医护理基本技术.北京：人民卫生出版社,2010

［22］陈文松.中医护理学.北京：人民卫生出版社,2011

［23］王义祁.方剂学.北京：人民卫生出版社,2009

［24］朱文峰.中医诊断学.北京：中国中医药出版社,2002

［25］高学敏.中药学.北京：中国中医药出版社，2007

［26］皮明钧.中医学概论.长春：吉林科学技术出版社，2005

［27］周仲瑛.中医内科护理学.北京：中国中医药出版社，2010

［28］陈德兴.中成药学.上海：上海科学技术出版社，2009

［29］简亚平，方洁.中医学.北京：中国医药科技出版社，2012

［30］张毅敏，苏盛柱.中医护理技术.长沙：中南大学出版社，2006

［31］伍利民，康丽华.中医学基础.西安：第四军医大学出版社，2009

［32］赵毅，王诗忠.推拿手法学.上海：上海科学技术出版社，2009

附录一　实验实训指导

实训一　四诊的运用

【学时】

2 学时

【目的】

通过四诊模拟训练,学生熟悉四诊的内容、程序,培养四诊的诊疗技巧,形成辨证思维方式。

【准备】

四诊音像资料;舌质、舌苔模型、图片;舌象诊断训练仪;脉诊教学训练仪。

【内容】

望、闻、问、切诊法练习。

【方法】

1.简述四诊的方法与注意事项。

2.观摩四诊音像资料,舌质、舌苔模型、图片,运用舌象诊断训练仪进行舌诊训练。

3.运用脉诊教学训练仪体会常见脉象。

4.角色扮演模拟诊疗过程,进行模拟的四诊(望、闻、问、切)现场操作。

【注意事项】

1.询问时首先要抓住主诉,然后,围绕主诉的症状,从整体出发,顺着辨证思路,有目的地深入询问相关的兼证和生活史、既往病史等。不得诱导询问,避免无目的的询问。

2.望舌时取坐位或仰卧位,舌体放松,自然伸出口外,舌面平展,舌尖向下,伸舌不要过长,用力不要过度。先察舌苔(苔色、苔质),再看舌体(舌色、舌形、舌态),按照舌尖、舌中、舌侧、舌根的顺序依次观察,如有必要,最后察看舌下络脉。以自然光线最好,或在日光灯下观察,光线强度适中,避免有色物体反射光线的干扰。注意染苔。

3.诊脉时,要求医者呼吸自然均匀,思想集中,全神贯注。每次按脉时间为每侧脉搏跳动不应少于五十次,或 1 分钟以上。

实训二　中药煎煮法

【学时】

2 学时

【目的】

1.掌握中药煎煮的正确方法。

2.掌握药物的特殊煎法。

【准备】

煎药器皿(以砂锅、瓦罐、陶瓷类为佳)、中药、炉具、过滤器、量杯(500 mL)、药瓶、搅拌棒、治疗盘、弯盘、纱布、纱布袋。

【内容】

1.查对患者姓名及药物。

2.对有特殊煎煮要求的药物进行相应处理。

3.煎前浸泡:可同时煎煮的药物倒入砂锅内,加入清水浸泡30分钟。

4.煎药用水量:一般以没过药面2～3 cm为宜。临床根据药物的性质、吸水量、煎煮时间、火候及治疗所需药量来决定用水量。

5.煎煮时间和火候:一般药物均可同煎;武火煮沸后改用文火。一剂中药煎煮两次,一般头煎30分钟,二煎25分钟。注意有特殊煎煮要求的中药。

6.煎好药液用过滤器去渣,倒入小保温瓶内。

7.倒掉药渣,清洗药锅,整理用物。

【方法】

1.组织学生复习中药煎煮法的理论知识。

2.带领学生认识常见的植物类、贝壳矿物类、芳香类、贵重类、有毒性中药等。

3.让学生进行中药煎煮法的实际操作练习。

【注意事项】

1.操作前应对需煎煮的药物进行分析,了解其中有无特殊煎煮要求的药物,了解药物的类别及作用,了解患者的基本情况(年龄、性别等)。

2.煎药器皿容量大小应与药量相宜。

3.解表药、芳香类药用武火,不宜久煎;滋补药物先煎沸后,改用文火缓煎,使药味充分煎出;二煎药则用文火缓煎即可。

4.一般药物头煎30分钟,二煎25分钟;解表、气味芳香的药物头煎20分钟,二煎15分钟左右;矿物类、骨角类、贝壳类、甲壳类及补益药一般武火煮沸后宜文火久煎,第一煎于沸后煮60分钟,第二煎于沸后煮50分钟。

5.一般药物头煎取汁200～300 mL,第二煎取汁150～200 mL,两次药液量以400～500 mL为宜,小儿及服药困难者可酌情减量。

实训三　腧穴的定位与毫针针刺

【学时】

2学时

【目的】

1.掌握常用腧穴的定位。

2.掌握毫针的进针、行针、出针的操作方法。

3.及时并正确地处理常见的针刺异常情况。

【准备】

针灸挂图、针灸模型、毫针(1～3寸)、纸垫、棉团、消毒棉签、碘伏、75%酒精、针盘、镊子等。

【内容】

1.部分常用腧穴的定位。

2.纸垫、棉团练针。

3.毫针的进针练习(指切进针法、夹持进针法、舒张进针法、提捏进针法)。

4.针刺的角度、方向练习。

5.行针方法练习(捻转法、提插法、循法、刮柄法、弹柄法、摇柄法、震颤法)。

6.针刺的补泻手法(徐疾补泻法、提插补泻法、捻转补泻法、呼吸补泻法、平补平泻)。

7.留针与出针的操作方法。

8.常见异常情况处理方法(晕针、滞针)。

【方法】

1.常用腧穴的定位,学生两人一组,根据腧穴定位及针灸模型相互或自身点穴,教师随时进行指导。

2.由带教老师示教,在学生身体上演示毫针的进针、行针及出针方法,常见异常情况处理方法(晕针、滞针)。

3.学生两人一组,相互或自身试针,教师随时进行指导。

【注意事项】

1.遵守实验室规章制度,服从指导教师课堂安排。

2.腧穴定位练习时,应熟练掌握明显的体表标志,便于腧穴定位。

3.针刺前应做好心理准备,消除顾虑,并选择合适体位。

4.进针时一定要快,以减少疼痛,行针时捻转角度力求左右一致,提插幅度上下一致,频率快慢一致。

5.针刺过程中,不要随意移动体位。同时,要密切观察病人表情,防止晕针。若出现滞针时不宜猛拔,防止弯针、断针。

7.出针后,应休息15分钟以上,方可离开。

实训四 灸法、拔罐、刮痧的操作

【学时】

2学时

【目的】

1. 掌握各种大小艾炷制作技术。

2. 掌握艾灸、刮痧、拔罐的操作方法。

3. 及时并正确地处理操作中常见的异常情况。

【准备】

艾绒、纯艾条、生姜、大蒜、食盐、附子末、小刀、粗针、镊子、剪刀、75％酒精、95％酒精、消毒棉球、火柴、刮痧板、植物油或清水、玻璃罐、毫针等。

【内容】

1. 制作艾炷。

2. 非化脓灸法操作。

3. 间接灸法操作（隔姜灸法、隔蒜灸法、隔盐灸法、隔附子饼灸法）。

4. 艾条灸法操作（温和灸、雀啄灸）。

5. 温针灸法操作。

6. 刮痧法操作。

7. 拔罐法操作。

【方法】

1. 先由带教老师示教,在学生身体上演示艾灸法、刮痧法和拔罐法的操作。

2. 学生两人一组,相互或自身练习,教师随时进行指导。

【注意事项】

1. 操作前应做好心理准备,消除顾虑,并选择合适体位。

2. 艾灸法操作时,应注意不要烧伤皮肤。

3. 拔罐时,选择适当的体位,肌肉丰满处,注意不要烧伤或烫伤皮肤。

4. 进行灸法和拔罐疗法练习时,若皮肤起疱,小的无须处理,仅敷以消毒纱布,防止擦破即可;若水疱较大,用消毒针将水放出,涂以龙胆紫药水或用消毒纱布包敷,以防感染。

实训五　电针及皮肤针的操作

【学时】

2 学时

【目的】

1. 掌握电针的操作方法及注意事项。

2. 掌握皮肤针的操作方法及注意事项。

【准备】

治疗盘、电针仪、皮肤针、碘伏、75％酒精、无菌棉签、棉球、无菌针盒(内放各种型号的毫针)、清洁弯盘、无菌镊子。必要时备垫枕、屏风、毛毯。

【内容】

电针的操作步骤

1. 定穴。选择同一肢体上的两个穴位,校准穴位,用拇指按压是否有酸、胀感。

2. 消毒。针刺局部皮肤和术者手指常规消毒。

3. 进针、得气。按毫针刺法进针,出现得气感觉。

4. 电针。调整电针仪上的输出电位器至零值,再将电针仪的两根输出导线,分别连接在两根毫针的针柄或针体上。打开电源开关,选择适当波形,慢慢旋转电位器,由小至大,逐渐调节输出电流达到所需要的电流量(患者有麻胀感,但无不适,局部肌肉抽动,即是所需的强度),定好时间,一般留针15~20分钟。通电过程中,应随时观察患者的忍受程度及导线有无脱落,有无晕针、弯针等情况。

5. 起针。按规定好的时间,电位器自动驳回零位,关闭电源,拆下导线,将毫针慢慢退至皮下,用干棉球按压,迅速拔针,起针后按压针孔片刻即可。

皮肤针的操作步骤

1. 定位。校准穴位、区域或经络路线。

2. 消毒。叩刺部位和术者手指常规消毒。

3. 选针。检查皮肤针是否平齐无钩,针柄与针体连接是否牢固。

4. 叩刺。术者右手握住针柄后端,食指伸直压在针柄中段处,皮肤针尖端对准穴位(利用腕关节弹力进行叩击),垂直叩刺在皮肤上,针尖触及皮肤后迅速弹起。一般每分钟70~90次,刺激强度可使用弱、中、强3种力度。操作中观察患者面色、表情及有无晕针征兆,及时询问有无不适。叩刺完毕局部用75%酒精消毒。

【方法】

1. 先由带教老师示教,在学生身体上演示电针和皮肤针的操作。

2. 学生两人一组,相互或自身练习,教师随时进行指导。

【注意事项】

1. 电针仪在使用前须检查性能是否良好。调节电流强度时,应逐渐从小到大。有心脏病者,避免电流回路通过心脏。近延髓和脊髓部位使用电针时,电流输出量宜小,切勿通电过大,以免发生意外。孕妇慎用。

2. 皮肤针要严格消毒,以防感染。在使用前要检查针具,注意针尖有无钩曲,针尖是否平齐。叩刺时动作要轻捷,正直无偏斜,以免造成患者疼痛。局部如有溃疡或损伤者不宜使用本法,急性传染性疾病和急腹症也不宜使用本法。

实训六　穴位注射的操作

【学时】

2学时

【目的】

掌握穴位注射的操作方法及注意事项。

【准备】

治疗盘、2 mL 的一次性无菌注射器、1 mL 规格的维生素 B_{12} 注射液、碘伏、75％酒精、无菌棉签、无菌干棉球、砂轮、弯盘、注射卡、治疗本。

【内容】

1.查对。进行三查七对,检查药液、消毒安瓿及砂轮并打开。

2.抽液。检查安瓿有无漏气及有效期,常规检查针头有无带钩,抽出药液,套安瓿置于无菌盘内。

3.定位、消毒。按要求选择穴位,正确定位,常规消毒皮肤。

4.排空。排尽注射器内空气,再次核对床号、姓名、治疗卡、药名、剂量、浓度和时间。

5.注射。左手拇指、食指绷紧局部皮肤,右手持注射器,针尖对准穴位,快速刺入皮下,然后用直刺的方法推进至一定深度。进针后,上下提插有"得气"感觉,回抽无血后注入 1ml 药液。边注射边询问患者有何反应,观察患者有无晕针、弯针或者药物过敏反应。

6.注射完毕,用干棉签轻按针孔迅速拔针,再按压针孔片刻,再次核对安瓿后放入弯盘内。

【方法】

1.先由带教老师示教,在学生身体上演示穴位注射的操作。

2.学生两人一组,相互或自身练习,教师随时进行指导。

【注意事项】

1.治疗时应对患者说明治疗的特点和注射后的正常反应。

2.严格无菌操作,防止感染。

3.注意药物的性能、药理作用、剂量、配伍禁忌、副作用、过敏反应、药物的有效期、药物有无沉淀变质等情况。凡能引起过敏反应的药物,如青霉素、链霉素等,必须做皮试,阳性反应者不可应用此药。

4.一般药液不宜注入关节腔、脊髓腔和血管内,否则会导致不良后果。此外,应注意穴位注射法避开神经干,以免损伤神经。

实训七 推拿手法练习

【学时】

2 学时

【目的】

掌握成人与小儿常用推拿手法的操作方法、动作要领及临床应用。

【准备】

推拿按摩床 20～30 台;推拿手法测试仪;CAI 课件。

【内容】

1.成人与小儿常用推拿手法的操作方法、动作要领及临床应用。

2.推拿手法测试仪的应用。

【方法】

1.选择体位(坐位、卧位等)。

2.教师示范、讲解、指导、纠正。

3.同学在彼此身体的适当部位进行练习,进行规范操作,熟练掌握各种推拿手法的实际运用。

【注意事项】

1.注意安排好受试者体位,无论坐、俯卧、仰卧、侧卧、站立位均要嘱其放松,并按手法施用的位置安置好患者体位(如腰部斜扳法,除要求在侧卧位放松躺好,还要求在上侧的下肢处于屈髋、屈膝位)。

2.术者自己要选择好合适的位置、步态、姿势,以有利于发力和持久操作,并避免自身劳损。

3.注意小儿推拿手法与成人推拿手法之不同。

附录二　常用中药简表

药名	性味	功效	应用	用量(g)
解表药	凡能发散表邪,解除表证的药物,称解表药			
麻黄	辛、微苦,温	发散风寒,宣肺平喘,利水消肿	外感风寒表实证;咳喘;风水	3～10
桂枝	辛、甘,温	发汗解肌,温经通络	外感风寒表虚证;风湿;痛经;胸痹	3～10
荆芥	辛,温	祛风解表,透疹,止血	外感表证;疹出不透;失血	3～10
防风	辛、甘,微温	祛风解表,除湿止痛,止痉	外感表证;风寒湿痹;破伤风	3～10
羌活	辛、苦,温	散寒祛风,胜湿止痛	外感风寒;风寒湿痹	3～10
白芷	辛,温	祛风解表,化湿止带,排脓	外感风寒;带下;疮疡肿痛	3～10
生姜	辛,微温	散寒解表,温中止呕	外感风寒;胃寒呕吐;虚寒腹痛	3～10
桑叶	甘、苦,寒	疏散风热,清肝明目	外感风热;头痛咳嗽;目赤肿痛	6～10
菊花	辛、甘、苦,微寒	疏散风热,平肝明目	外感风热;肝热目赤;头晕头痛	10～20
薄荷	辛,凉	疏散风热,清头目,利咽喉,透疹	外感风热;头痛,咽喉肿痛;疹出不透	3～10
葛根	辛、甘,凉	解肌退热,透疹,生津	感冒头项痛;腹泻;消渴;疹出不畅	3～10
柴胡	苦、微辛,微寒	和解泄热,疏肝,升阳	寒热往来;肝气郁结;内脏下垂	3～10
牛蒡子	辛、微苦,微寒	疏散风热;透疹;利咽	风热感冒;咽喉肿痛;麻疹不畅	3～10
清热药	凡以清除里热为主要作用,主治热性病证的药物,称清热药			
石膏	辛、甘,大寒	清热泻火,除烦止渴	气分实热证;肺热咳喘;胃火牙痛	15～60
知母	苦、甘,寒	清热泻火,生津止渴	温病高热;阴虚发热;消渴	6～12
栀子	苦,寒	清热泻火,利湿除烦,止血	热病发热烦躁;湿热黄疸;血热出血	3～10
淡竹叶	甘、淡,寒	清热除烦,利尿	热病烦躁;口舌生疮	9～15
芦根	甘,寒	清热生津,止呕	肺热咳嗽;胃热呕吐;尿赤	15～30
黄芩	苦,寒	清热燥湿,泻火解毒	湿热下痢、黄疸;肺热咳嗽;血热吐衄	3～10
黄连	苦,寒	清热燥湿,泻火解毒	高热神昏;湿热下痢;痈肿、疔毒	3～9
黄柏	苦,寒	清热燥湿,泻火解毒	湿热痢疾;带下;阴虚发热;湿疹	3～10
龙胆草	苦,寒	清热燥湿,泻肝胆火	肝经热证;黄疸;湿疹;带下	3～10
苦参	苦,寒	清热燥湿,杀虫止痒	湿热痢疾;湿疹;疮疡,带下;瘙痒	3～10
金银花	甘,寒	清热解毒,凉血止痢	外感风热;痈肿疮疡;痢疾	15～30
连翘	苦,微寒	清热解毒,消痈散结	外感风热;温病发斑;痈疮疖肿	6～15
板蓝根	甘,寒	清热解毒,凉血,利咽	温病发热,斑疹;痈肿疮毒	15～30

药名	性味	功效	应用	用量（g）
蒲公英	苦、甘，寒	清热解毒，消痈散结	各类热毒疮疡；乳痈；湿热黄疸	10～15
野菊花	辛、苦，微寒	清热解毒	痈疽疔疖；咽喉肿痛；目赤肿痛	10～15
白头翁	苦，寒	清热解毒，凉血止痢	热毒血痢	6～15
紫花地丁	辛、苦，寒	清热解毒	痈肿丹毒；目赤肿痛；毒蛇咬伤	10～15
生地黄	甘、苦，寒	清热凉血，养阴生津	血热妄行；消渴；阴虚内热	10～30
玄参	甘、苦、咸，微寒	清热养阴，解毒散结	温病热入营分；阴虚咯血；咽喉肿痛；瘰疬	10～20
丹皮	苦、辛，微寒	清热凉血，祛瘀止痛	热病斑疹、吐衄；血瘀经闭、痛经；血热瘀滞、痈肿疔毒、肠痈等	6～12
赤芍	苦，微寒	清热凉血，活血散癖	血热妄行；血癖经闭；疮痈；跌打损伤	6～10
紫草	甘，寒	凉血活血，解毒透疹	疹透不畅；疮疡疖肿；烫伤	3～10
地骨皮	甘、苦，寒	凉血退蒸，清泻肺热	阴虚发热；血热妄行；肺热咳嗽	6～12
青蒿	苦、辛，寒	清热，解暑，止血	伤暑；阴虚发热；疟疾；紫斑	10～30
银柴胡	甘，微寒	退虚热，清疳热	阴虚发热；盗汗；小儿疳积	3～10
化痰止咳平喘药	凡能祛除痰涎的药物，称化痰药；能减轻或制止咳嗽和喘息的药物，称止咳平喘药			
半夏	辛，温，有毒	燥湿化痰，降逆止呕	咳嗽气逆；寒饮呕吐；梅核气	5～10
天南星	苦、辛，温，有毒	燥湿化痰，祛风止痉	顽痰咳嗽；风痰眩晕；肿瘤	5～10
白附子	甘、辛，大温	燥湿化痰，祛风止痉	风痰壅盛；淋巴结核	3～5
旋覆花	苦、辛、咸，微温	消痰行水，降气止呕	寒痰咳喘；嗳气；呕吐	3～10
皂荚	辛，温	祛痰，开窍	顽痰咳喘；卒然昏厥	1.5～5
桔梗	苦、辛，平	宣肺祛痰，利咽，排脓	咳嗽痰多；咽喉肿痛；肺痈	6～10
贝母	苦、甘，微寒	化痰止咳，清热散结	咳嗽痰多；久咳阴虚；瘰疬痰核	6～10
前胡	苦、辛，微寒	降气祛痰，宣散风热	咳喘痰稠；胸闷气喘；痰浊头痛	6～10
瓜蒌	甘，寒	清肺化痰，利气宽胸，润肠通便，消肿散结	肺热咳嗽；胸痹；便秘肺痈	12～30
竹茹	甘，微寒	清化热痰，除烦止呕	痰热咳嗽；胃热呕吐；烦躁	6～10
海藻	苦、咸，寒	清化热痰，软坚，利水	瘿瘤；瘰疬；脚气；水肿	10～15
昆布	咸，寒	清化热痰，软坚，利水	瘿瘤；瘰疬；疝母	10～15
杏仁	苦，微温	止咳平喘，润肠通便	咳喘；肠燥便秘	3～9
百部	苦、甘，平	润肺止咳，灭虱杀虫	咳嗽，肺痨；头虱；体虱	6～9
紫菀	苦、甘，微温	化痰止咳	肺虚咳嗽；痰多咳嗽	6～9
款冬花	辛、微苦，温	润肺平喘，止咳化痰	咳嗽，气喘	6～9
桑白皮	甘，寒	泻肺平喘，利尿消肿	肺热咳嗽；痰多喘急；水肿	6～15
苏子	辛，温	止咳平喘，润肠通便	痰壅气逆；咳喘；胸膈胀闷；便秘	5～10

药名	性味	功效	应用	用量(g)
芳香化湿药	凡气味芳香,具有化湿健脾作用的药物,称芳香化湿药			
藿香	辛,微温	芳香化湿,止呕,解暑	湿浊内阻;脾胃气滞;呕吐;中暑	6～12
佩兰	辛,平	解暑化湿,辟秽和中	湿浊中阻;暑湿表证;湿温初期	5～10
苍术	辛、苦,温	燥湿健脾,祛风除湿	湿困脾胃;外感风寒;湿痹;夜盲	3～9
厚朴	辛、苦,温	行气燥湿,降逆平喘	湿阻中焦;胸闷咳喘	3～9
石菖蒲	辛,温	芳香化湿,开窍宁神	湿阻中焦;痰迷心窍;失眠;癫痫	3～9
消导药	凡以消除胃肠积滞、促进消化为主要作用,治疗饮食积滞的药物,称消导药			
鸡内金	甘,平	消食积,止遗尿,化结石	食积不化;结石;遗尿;遗精	3～9
麦芽	甘,平	消食,回乳	米、面食积;断乳用	10～15
谷芽	甘,平	消食,健脾胃	米、面食积;脾虚纳呆	10～15
神曲	甘、辛,温	消食健胃	食积不化	10～15
山楂	甘、酸,微温	消食健胃,活血化瘀	乳、肉食积;腹泻;产后腹痛	10～15
理气药	凡以疏通气机、行气解郁为主要作用,治疗气机郁滞诸证的药物,称理气药			
枳实	苦、辛,微酸,微温	行气化痰,散结消痞	脾胃气滞;痰浊停滞;腹痛便秘	3～9
陈皮	辛、苦,温	理气化痰,降逆止呕	脾胃气滞;痰湿咳嗽;呕吐	3～9
木香	苦、辛,温	行气止痛	脾胃气滞;肝胆湿热	3～9
香附	辛,微苦,平	疏肝理气,调经止痛	肝气郁结;月经不调;痛经	3～9
延胡索	辛、苦,温	行气,活血,止痛	气滞、血瘀所致疼痛	3～9
乌药	辛,温	行气,散寒,止痛	寒滞腹痛;肝郁气逆;肾寒尿频	3～2
川楝子	苦,寒	行气止痛,杀虫	胸胁疼痛;疝痛;蛔虫	10～15
砂仁	辛,温	行气止痛,温脾止泻,理气安胎	气滞腹痛;胸痞呕吐;寒湿泄泻;胎动不安	3～6
止血药	凡以制止体内外出血为主要作用,治疗各种出血证的药物,称止血药			
仙鹤草	苦、涩,平	收敛止血,解毒,杀虫	各种出血;久痢;滴虫	10～15
白及	苦、甘、涩,微寒	收敛止血,消肿生肌	肺、胃出血;疮痈肿毒;疮口不敛	5～15
藕节	甘、涩,平	收敛止血	各种出血	10～30
三七	甘、微苦,温	散瘀止血,消肿定痛	血瘀出血;跌打损伤;疮疡	1.5～3
茜草	苦,寒	活血祛瘀,凉血止血	血热出血;血滞经闭	10～15
蒲黄	甘,平	止血,活血,利尿	各种出血;血瘀腹痛	3～10
小蓟	甘,凉	凉血止血,利尿	血热出血;血淋;湿热黄疸	10～15
地榆	苦、酸,微寒	凉血止血,收敛,消肿止痛	各种出血证;疮疡;烧伤	9～30
艾叶	苦、辛,温	温经止血,散寒止痛	寒湿带下;月经不调;崩漏;胎漏	3～9
槐花	苦,微寒	凉血止血,降压	各种出血证;高血压	10～15
白茅根	甘,寒	凉血止血,清热利尿	血热妄行;热淋;水肿;黄疸	15～30
灶心土	辛,微温	温中止血,止呕,止泻	脾胃虚寒;呕吐;久泻;脾虚失血	15～30
旱莲草	甘、酸,寒	养肾益阴,凉血止血	肝肾阴虚;吐血,崩漏	9～15

药名	性味	功效	应用	用量(g)
活血祛瘀药	凡以通利血脉、促进血行、消散瘀血为主要作用的药物,称活血祛瘀药			
丹参	苦,微寒	活血祛瘀,消肿,安神	瘀血所致月经不调;冠心病;脉管炎;心烦不寐;痈肿	3~15
桃仁	辛、苦,平	活血祛瘀,润肠通便	瘀血;肠痈;肺痈;便秘	6~10
红花	辛,微温	活血祛瘀,通经	瘀血所致月经不调;痛经;症瘕	6~10
牛膝	苦、酸,平	活血祛瘀,引血下行	血瘀经闭;肾虚腰酸;跌打损伤	6~15
川芎	辛,温	活血行气,祛风止痛	血瘀气滞;月经不调;头痛;风湿痹证	3~10
穿山甲	咸,微寒	通经下乳,散结,排脓	经闭;乳汁不下;痈疽;症瘕	3~10
血竭	甘、咸,平	化瘀止痛,生肌敛疮	跌打损伤;溃疡久不收口	3~10
乳香	辛、苦,温	活血止痛,消肿生肌	气滞血瘀之疼痛;溃疡久不收口	3~10
没药	苦,平	活血止痛,消肿生肌	经闭;痛经;胃腹痛;跌打损伤	3~10
三棱	辛、苦,平	破血行气,消积止痛	症瘕痞块;瘀血经闭;食积胀痛	5~10
莪术	辛、苦,温	破血祛瘀,行气止痛	经闭腹痛;气滞;食积;肿瘤	3~10
泽兰	苦、辛,微温	活血祛瘀,行水消肿	血瘀经闭;包块;腹痛;小便不利	10~15
益母草	辛、苦,微寒	活血祛瘀,利尿消肿	月经不调;经闭;痛经;小便不利	10~15
郁金	辛、苦,寒	活血理气止痛,凉血清心	肝气郁滞;瘀血内阻;痛经;癫狂	6~10
王不留行	苦,平	活血通经,下乳	痛经;经闭;乳汁不下	6~10
泻下药	凡具有泻下通便功效,以促进排便为主要作用的药物,称泻下药			
大黄	苦,寒	攻积导滞,泻火凉血,逐瘀通经	实热内结、便秘;瘀血腹痛;黄疸	3~12
芒硝	咸、苦,大寒	软坚泻下,清热泻火	实热便秘;咽痛;口疮;目赤	10~15
番泻叶	甘、苦,寒	泻热导滞,通便利水	实热便秘;水肿鼓胀	3~6
火麻仁	甘,平	润肠通便,滋养补虚	肠燥便秘;血亏津枯便结	9~30
郁李仁	甘、苦,平	润肠通便,利水消肿	肠燥便秘;水肿	3~12
甘遂	苦,寒,有毒	泻水逐饮,破积通便	胸腹积水;热结便秘	0.5~1
大戟	苦,寒,有毒	泻水逐饮,消肿散结	胸腹积水;痰饮;疮肿;瘰疬	1.5~3
芫花	辛,温	泻水逐饮,祛痰止咳	胸胁积水;痰饮咳嗽;冻疮	1.5~3
驱虫药	凡以驱除或杀灭寄生虫为主要作用,治疗人体寄生虫病的药物,称驱虫药			
使君子	甘,温	杀虫消积	蛔虫;蛲虫;小儿疳积	3~9
苦楝根皮	苦,寒,有毒	杀虫,疗癣	蛔虫;滴虫;疥癣湿疮	3~9
槟榔	苦、辛,温	杀虫消积,行气利水	绦虫;姜片虫;食积气滞	6~15
南瓜子	甘,温	杀虫	绦虫;血吸虫	30~80
开窍药	凡以辛香走窜、开窍醒神为主要作用的药物,称开窍药			
麝香	辛,温	开窍避秽,活血散结,催生下胎	邪入心包;痰厥;瘀血;气厥;疮疡肿毒;死胎不下	0.03~0.15
冰片	辛、苦,微寒	开窍醒神,清热止痛	热入心包;中风;惊痫;疮疡肿痛	0.03~0.1

药名	性味	功效	应用	用量(g)
苏合香	辛,温	开窍避秽	中风痰厥;胸腹冷痛;闭塞	0.3~1
牛黄	甘,凉	开窍豁痰,熄风,清热解毒	痰热惊厥;癫痫;痈疽疔毒	0.2~0.5
温里药	凡以温补阳气、温散里寒为主要作用的药物,称温里药			
附子	辛、甘,大热,有毒	回阳救逆,祛寒止痛	亡阳厥逆;脾肾阳虚;风寒湿痹	3~10
肉桂	辛、甘,大热	温中补阳,散寒止痛	肾阳不足;寒痹;脾胃虚寒	2~5
干姜	辛,热	温中祛寒,回阳通脉,温肺化饮	亡阳厥逆;肺寒咳嗽;脾胃虚寒	3~9
吴茱萸	辛、苦,热	温中止痛,降逆止呕	胃寒呕吐;肝郁气滞;脾肾虚冷	2~5
川乌、草乌	辛、苦,温	祛风湿,散寒止痛	寒湿痹痛;心腹冷痛;头痛	3~9
平肝熄风药	凡以平肝潜阳、熄风止痉为主要作用,治疗肝阳上亢或肝风内动的药物,称平肝熄风药			
羚羊角	咸,寒	平肝熄风,清肝明目	肝阳上亢;温病神昏;惊痫	1~3
天麻	甘,平	平肝熄风,通络止痛	肝风头痛;惊痫抽搐;痹证	3~9
钩藤	甘,微寒	熄风止痉,清热平肝	惊痫抽搐;肝阳头晕头痛	10~15
僵蚕	咸、辛,平	熄风止痉,化痰止痛	痰热惊痫、抽搐;风热头痛、目赤	3~10
地龙	咸,寒	清热熄风,平喘,通经	高热抽搐;肺热痰喘;湿热痹	5~15
全蝎	辛,平,有毒	熄风止痉,通络止痛	惊风;中风;破伤风;疮疡肿毒	2~5
刺蒺藜	辛、苦,平	平肝疏肝,祛风明目	肝阳上亢之眩晕;肝郁乳闭;风疹瘙痒	6~10
牡蛎	咸,微寒	平肝潜阳,软坚,固涩	阴虚阳亢;瘰疬痰核;虚汗;遗精	15~30
龙骨	甘、涩,微寒	平肝潜阳,安神,固涩	阴虚阳亢;遗精带下;神志不安	15~30
石决明	咸,寒	平肝潜阳,清肝明目	头晕目眩;目赤肿痛	15~30
安神药	凡能安定神志,以镇惊、养心为主要作用的药物,称安神药			
朱砂	甘,寒	清心定惊,安神解毒	失眠;惊悸;疮疡肿毒;癫痫	0.3~1
酸枣仁	甘、酸,平	养心安神,敛汗	失眠;惊悸;自汗;盗汗	9~15
远志	辛、苦,微温	宁心安神,祛痰开窍	失眠健忘;痰阻心窍;痈疽肿毒	3~10
合欢皮	甘,平	安神解郁,活血消肿	肝郁失眠;跌打瘀血	10~15
夜交藤	甘,平	养心安神,养血通络,止痒	虚烦失眠;血虚身痛;风疹	15~30
利水渗湿药	凡以通利水道、渗泄水湿为主要功能的药物,称利水渗湿药			
茯苓	甘、淡,平	健脾利水,宁心安神	脾虚水肿、腹胀;心悸失眠	6~18
猪苓	甘、淡,平	利水渗湿	水肿;小便不利	6~18
泽泻	甘、淡,平	利水渗湿,泄热通淋	水肿;小便不利;泄泻;停饮	6~15
薏苡仁	甘、淡,微寒	健脾利水,舒筋除痹,清热排脓	水肿;风湿痹痛;肺痈,肠痈	9~30
车前子	甘,微寒	利水通淋,清热明目	水肿;热淋;肝热目赤	6~12
木通	苦,寒	清热利水,下乳通经	心火上炎;口疮;湿热淋;乳汁不下	3~9
萹蓄	苦,微寒	利水通淋,杀虫止痒	湿热淋;血淋;阴道滴虫	6~15

中医护理学

药名	性味	功效	应用	用量(g)
滑石	甘、淡，寒	利水通淋，清暑解热	湿热淋；暑热；湿疹；痱子	6～18
海金沙	甘、咸，寒	清利湿热，通淋止痛	热淋；血淋；石淋；膏淋	9～15
茵陈	苦，微寒	清热利湿，利胆退黄	湿热黄疸	10～30
金钱草	微咸，平	利水通淋，解毒，退黄	热淋；砂淋；黄疸；恶疮	30～60
祛风湿药	凡具有祛风除湿功效，以祛除风湿为主要作用的药物，称祛风湿药			
独活	辛、苦，微温	祛风胜湿，散寒止痛	风寒湿痹；外感风寒	6～12
威灵仙	温、辛	祛风除湿，通络止痛	风湿痹痛；跌打损伤	3～9
防己	辛、苦，寒	祛风止痛，利水退肿	痹证；水肿；小便不利	6～12
秦艽	辛、苦，微寒	祛风湿，退虚热	风湿痹痛；阴虚内热	6～12
木瓜	酸，温	舒筋活络，和胃化湿	风湿痹痛；食积；暑湿；吐泻	6～12
白花蛇	甘、咸，温，有毒	祛风通络，定惊止痛	风湿顽痹；头风；破伤风	1～3
桑枝	苦，平	祛风通络	风湿肢节痛，麻木拘挛	9～15
五加皮	辛，温	祛风湿，壮筋骨	风湿痹痛，水肿；筋骨软弱	9～15
续断	苦，温	活络止痛，补肾安胎	肾虚腰痛；胎动不安；跌打损伤	9～15
桑寄生	苦、甘，平	祛风通络，养血安胎	风湿痹痛；肾虚腰痛；胎动不安	9～15
补益药	凡以滋补人体气血阴阳之不足、改善脏腑功能、治疗各种虚证为主要作用的药物，称补虚药，亦称补益药			
人参	甘、微苦，平	大补元气，生津，安神	肺、脾气虚证；虚脱；消渴	3～9
党参	甘，平	补中益气	肺、脾气虚证；气血两亏	9～15
黄芪	甘，微温	补气固表，托毒生肌	中气下陷；溃疡久不收口；自汗；水肿	9～30
白术	苦、甘，温	健脾利水，固表止汗	脾虚纳呆；脾虚水肿；表虚自汗	3～12
大枣	甘，平	补脾益胃，养心安神	脾胃虚弱；虚烦失眠；脏躁	10～30
山药	甘，平	健脾补肺，益气养阴	脾胃虚弱；肺虚久咳；遗精；消渴	9～30
甘草	甘，平	益气和中，解毒止痛	气虚证；疮疡肿毒；胃痛；腹痛	3～10
当归	甘、辛，温	补血活血，润肠通便，调经止痛	月经不调；心肝血虚；跌打损伤	3～12
熟地黄	甘，微温	补血滋阴，补精益髓	血虚之心悸眩晕；月经不调；肾阴虚	9～30
何首乌	甘、苦、涩，微温	补肝肾，益精血	肝肾两虚；精血不足；疮毒；便秘	9～20
阿胶	甘，平	补血止血，滋阴润肺	血虚失血；虚烦不寐；燥咳	6～15
白芍	酸、苦，微寒	养血敛阴，柔肝止痛	肝气不和之痛证；四肢拘急；下痢腹痛	9～15
鸡血藤	苦、甘，温	补血行血，舒筋活络	血虚之头昏、肢麻、月经不调；痹证	9～30
龙眼肉	甘，温	补益心脾，养血安神	心脾两虚；气血不足	9～12
北沙参	甘，微寒	滋阴润肺，益胃生津	热病伤阴；肺燥咳嗽	9～30
麦门冬	甘、微苦，微寒	养阴益胃，润肺清心	热伤津液；肺燥咳嗽；失眠	9～15
枸杞	甘，平	滋阴养血，益气明目	肝肾不足；腰膝酸软；视物不清	6～15
龟甲	咸、甘，平	滋阴潜阳，益肾固经	阴虚火旺；崩漏带下；痿证	6～30

药名	性味	功效	应用	用量(g)
鳖甲	咸,平	滋阴潜阳,软坚散结	阴虚劳热;癥瘕积聚	9～30
玉竹	甘,微寒	养阴润肺,益胃生津	肺燥咳嗽;胃阴不足	9～30
鹿角胶	咸,微温	温补肝肾,益精养血,止血	精血不足;虚损劳伤;崩中漏下	3～9
巴戟天	辛、苦,微温	补肾壮阳,强筋壮骨	肾阳虚之阳痿、不孕;痿证;痹证	6～15
杜仲	甘,温	补肾壮阳,强筋壮骨,安胎	肾虚腰痛;阳痿;胎动不安	9～15
补骨脂	辛、苦,大温	补肾助阳,温脾止泻	肾阳不足;遗精;遗尿;五更泻	3～10
紫河车	甘、咸,温	补肾益精,益气养血	精虚血少;虚喘;肾气不足	15～30
淫羊藿	辛,温	补肾壮阳,强筋壮骨	肾阳虚;风、寒、湿痹	9～15
蛤蚧	咸,平	补肺益肾,纳气定喘,助阳益精	虚喘;阳痿遗精	3～6
冬虫夏草	甘,平	补肺益肾,止血化痰	久咳虚喘;阳痿遗精	3～9
菟丝子	辛、甘,平	补肾益精,养肝明目	肾虚不育;脾虚久泻;目暗	9～15
山茱萸	甘、酸,温	补益肝肾,收敛固涩	肝肾两虚;月经过多;久病虚脱	5～12
沙苑子	甘,温	补肾固精,养肝明目	肾虚之遗精、遗尿;头晕目眩	9～15
收涩药	凡以收敛固涩为主要作用,治疗各种滑脱证的药物为固涩药,亦称收涩药			
麻黄根	甘,平	止汗	自汗;盗汗	3～9
浮小麦	甘,凉	止汗	自汗;盗汗	9～30
五味子	酸、甘,温	益气养心,生津,固涩	气虚伤津;自汗;盗汗;失眠;虚咳	3～9
乌梅	酸、涩,平	敛肺,生津,涩肠,安蛔	肺虚久咳;消渴;久痢;蛔动不安	3～9
肉豆蔻	辛,温	温中行气,涩肠止泻	虚寒久泻;脾胃虚寒;呕吐	3～9
五倍子	酸、涩,寒	敛肺,涩精,止泻,缩尿	久咳;久泻;遗精;遗尿;消渴	0.5～1.5
金樱子	甘、涩,平	固精止泻,缩尿	遗精;尿频;久泻;带下	6～15
莲子	甘、涩,平	补益心脾,益肾固精	脾虚泄泻;遗精;尿频;带下	9～15
芡实	甘、涩,平	健脾止泻,固肾涩精,祛湿止带	脾虚久泻;肾虚遗精;带下	9～15
益智仁	辛,温	补肾固精,温脾止泻,缩便	下元虚冷;遗精;尿频;脾虚泄泻	3～9
外用药	凡以在体表使用为主要给药途径,具有解毒消肿、散结止痛、杀虫止痒、化腐排脓、生肌收口、收敛止血等功效的药物,称外用药			
硫黄	甘,温,小毒	内服助阳益火,外用解毒杀虫	命门火衰;肾不纳气;外用治疮、癣	0.5～1 外用适量
雄黄	辛、温,有毒	解毒,杀虫	内服驱蛔;外用治疮疖疔毒;预防时疫	0.15～0.3 外用适量
炉甘石	涩,平	敛疮解毒	外用治湿疹疮疡;目赤肿痛	外用适量
硼砂	甘、咸,凉	泻火化痰,消肿解毒	内服治肺热痰咳;外用治口舌糜烂,咽喉肿痛	0.9～1.5 外用适量
青黛	咸,寒	清热解毒,凉血化斑	热毒发斑;湿疹;口疮;丹毒	0.9～1.5 外用适量

附录三　常用中成药简表

方名	组成	功用	主治	用法
维 C 银翘片	金银花、连翘、荆芥穗、淡豆豉、牛蒡子、桔梗等	清热散风,解表退热	流行性感冒,发冷发热,四肢酸懒,头痛咳嗽,咽喉肿痛	口服。一次 2 片,一日 3 次
感冒退热冲剂	大青叶、板蓝根、连翘、草河车	清热解毒	感冒发热,上呼吸道感染,急性扁桃体炎,咽喉炎	开水冲服。1 日 3 次,每次 1～2 袋
参苏丸	人参、苏叶、葛根、前胡、半夏、茯苓、陈皮、甘草、桔梗、枳壳、木香、生姜、大枣	益气解表,疏风散寒,祛痰止咳	用于身体虚弱,感受风寒所致的感冒,症见恶寒发热,头痛鼻塞,咳嗽痰多,胸闷呕逆,乏力气短	口服。一次 6～9 g,一日 2～3 次
藿香正气片(胶囊)	藿香油、紫苏油、木香、茯苓、陈皮、苍术、厚朴、半夏、生姜、甘草	发散风寒,化湿和中	伤风感冒,畏寒发热,食物积滞,头痛胸闷,吐泻腹胀	口服。一日 3 次,1 次 4 片或 4 粒
板蓝根冲剂	板蓝根	清热解毒,凉血利咽,消肿	感冒,扁桃体炎,腮腺炎,咽喉肿痛,防治传染性肝炎	冲服。一日 4 次,一次 10 g
银黄片	金银花浸膏、黄芩苷	清热解毒	上呼吸道感染,急性扁桃体炎,急性咽炎,肺炎,疮疖脓肿等	口服。一日 4 次,一次 2～4 片
双黄连口服液	金银花、连翘、黄芩等	辛凉解表,清热解毒	病毒和细菌感染引起的感冒,肺炎,气管炎,咽炎,扁桃体炎	口服。一日 3 次,一次 2 支,小儿酌减或遵医嘱
三黄片	大黄、盐酸黄连碱、黄芩浸膏	清热解毒,泻火通便	三焦热盛,目赤肿痛,口鼻生疮,咽喉肿痛,牙眼出血,尿赤便秘,急性胃肠炎,痢疾	口服。一日 2 次,一次 4 片
保济丸	藿香、木香、苍术、白芷、厚朴、薄荷、菊花、葛根、神曲等	发散风寒,化湿和中	四时感冒,发热头痛,腹痛吐泻,消化不良	口服。一日 3 次,一次 6 g
清开灵注射液	牛黄、珍珠母、黄芩、金银花、栀子、板蓝根	清热解毒,化痰通络,醒神开窍	热病神昏,中风偏瘫,急慢性肝炎,上呼吸道感染,肺炎,高热	静脉滴注(10 mL/支),一日 2～4 支;肌内注射(2 mL/支),一次 1～2 mL
急支糖浆	麻黄、鱼腥草、金荞麦、四季青、枳壳、前胡、紫菀、甘草	清热消炎,祛痰止咳	急性支气管炎,感冒后咳嗽,慢性支气管炎	口服。一日 3～4 次,一次 20～30 mL
橘红丸	化橘红、陈皮、半夏、茯苓、甘草、桔梗、苦杏仁等	清肺,化痰,止咳	咳嗽痰多,痰不易出,胸闷口干	口服。一日 2 次,一次 2 丸
川贝枇杷糖浆	川贝流浸膏、桔梗、枇杷叶、薄荷脑	清热宣肺,化痰止咳	风热犯肺,痰热内阻所致的咳嗽痰黄或咯痰不爽、咽喉肿痛、胸闷胀痛	口服。一次 10 mL,一日 3 次
通宣理肺丸	紫苏叶、前胡、桔梗、杏仁、麻黄、甘草、陈皮、半夏、茯苓、枳壳、黄芩	解表散寒,宣肺止嗽	风寒束表、肺气不宣所致的感冒咳嗽,症见发热,恶寒,咳嗽,鼻塞流涕,头痛,无汗,肢体酸痛	口服。水蜜丸一次 7 g,大蜜丸一次 2 丸,一日 2～3 次

方名	组成	功用	主治	用法
百合固金丸	生地黄、熟地黄、麦冬、贝母、百合、当归、炒芍药、甘草、玄参、桔梗	养阴润肺，化痰止咳	肺肾阴虚，燥咳少痰，痰中带血，咽干喉痛	口服。水蜜丸一次6 g，大蜜丸一次1丸，一日2次
海珠喘息定片	海珠粉、冰片、甘草、人中白、蝉蜕、防风、盐酸氯喘等	祛痰，镇咳，安神	支气管哮喘，慢性气管炎和哮喘性支气管炎	口服。一日2～3次，一次2片
玉屏风口服液	黄芪、白术、防风	益气，固表，止汗	表虚不固，自汗恶风，面色㿠白，或体虚易感风邪者	口服，一次10 mL，一日3次
香砂养胃丸	白术、香附、砂仁、厚朴、藿香、半夏、橘皮、豆蔻、木香等	化湿理气	湿阻气滞所致胃脘胀满为特征的慢性胃炎，胃溃疡等	口服。一日2次，一次9 g
木香顺气丸	香附、乌药、陈皮、莱菔子、木香、神曲、山楂、槟榔等	顺气止痛，健胃化滞	气滞不舒所致消化不良，慢性肝炎，早期肝硬化，慢性胃炎，肠炎等	口服。一日2次，1次6～9 g或1蜜丸
保和丸	山楂、神曲、半夏、茯苓、陈皮、连翘、莱菔子、麦芽	消食，导滞，和胃	食积停滞，脘腹胀满，嗳腐吞酸，不欲饮食	口服。一日2次，一次1丸
附子理中丸	附子、人参、白术、干姜、甘草	温中散寒	脾胃虚寒引起的脘腹疼痛及慢性胃肠炎	口服。一日2次，一次6～9 g
利胆排石片	金钱草、茵陈、黄芩、木香、郁金、枳实、大黄等	清热利湿，舒肝利胆，排石	胆总管结石，胆道感染，胆囊炎	口服。一日2次，一次8～16片
香连丸	黄连、木香	清热化湿，行气止痛	大肠湿热所致的痢疾，症见大便脓血，里急后重，发热腹痛	口服。一次3～6 g，一日2～3次
四神丸	肉豆蔻、补骨脂、五味子、吴茱萸、大枣	温肾暖脾，涩肠止泻	命门火衰，脾胃虚寒、五更泄泻	口服。一日1～2次，一次9 g
麻子仁丸	麻仁、熟大黄、苦杏仁、白芍、枳实、厚朴	润肠通便	肠燥便秘，习惯性便秘，症见大便干结难解，数日一次；亦用于肛裂及肛门手术后	口服。一次9 g，一日1～2次
地奥心血康	（略）	调节心脏功能，改善心脏血流量	预防和治疗冠心病、心绞痛、心律失常、高血压、高血脂	口服。一日3次，一次1～2片
复方丹参片	丹参浸膏、三七、冰片	活血化瘀，理气止痛	瘀血阻滞之冠心病、胸中憋闷、心绞痛	口服。一日3次，一次3～4片
冠心苏合丸	苏合香、冰片、乳香、檀香、青木香	理气宽胸，止痛	气滞、寒郁痰阻所致心绞痛	嚼碎服。一日1～3次，一次1丸
速效救心丸	川芎、冰片等	增加冠脉血流量，缓解心绞痛	冠心病，胸闷、憋气、心前区疼痛	口服。一日3次，一次4～6粒
银杏叶片	银杏叶	活血化瘀，通脉舒络	脑卒中之舌强语塞，半身不遂及血瘀引起的胸闷痛	口服。一日3次，一次1片
丹参注射液	丹参、降香	活血化瘀，理气止痛	胸痹绞痛，血瘀头痛，血瘀胁痛	肌注，每次2 mL；每日1～2次；静滴，每次8～16 mL，一日一次

方名	组成	功用	主治	用法
安宫牛黄丸	牛黄、水牛角粉、麝香、珍珠、朱砂、雄黄、黄连、黄芩、栀子、郁金、冰片	清热解毒,镇惊开窍	热入心包,高热惊厥,神昏谵语	口服。一日1次,一次1丸
正天丸	川芎、红花、当归、细辛、防风、独活、附子等	活血化瘀,祛风止痛	各种头痛,三叉神经痛,痛经等	口服。一日2~3次,一次6g
六神丸	牛黄、冰片、珍珠、蟾酥、雄黄、麝香	清热解毒,消炎止痛	烂喉丹痧,咽喉肿痛,喉风喉痛,痈疡疔疮,无名肿毒等	口服。一日3次,温开水吞服。成人一次10粒,小儿酌减。外用适量
片仔癀	麝香、牛黄、田七、蛇胆等	清热解毒,消肿止痛	热毒所致急慢性肝炎、扁桃体炎、痈疽疮疖,外伤所致瘀血肿痛及水火烫伤	口服。一日2~3次,成人一次0.6g,小儿酌减。外用适量
醒消丸	雄黄、麝香、乳香、没药	解毒活血,消肿止痛	疮疖痈毒,瘰疬流注,乳腺炎,乳腺癌,无名肿毒	口服。一日2次,1次3g,小儿减半
牛黄解毒片	生大黄、石膏、黄芩、桔梗、雄黄、甘草、冰片、牛黄	清热解毒	火热内盛,咽喉肿痛,牙龈肿痛,口舌生疮,目赤肿痛	口服。一日2~3次,一次3片
小活络丸	胆南星、制川乌、制草乌、地龙、乳香、没药	祛风除湿,活络通痹	风寒湿痹,肢体疼痛,麻木拘挛	口服。一日2次,一次1丸
大活络丹	蕲蛇、虎骨、全蝎、麝香、牛黄、天竺黄、附子、地龙、麻黄、威灵仙等	祛风止痛,除湿豁痰,舒筋活络	中风后遗症,四肢痿痹及风湿性关节疼痛等	开水化服。一日2次,一次1丸
人参再造丸	麝香、人参、牛黄、天麻、三七、全蝎、琥珀、白附子等	祛风化痰,舒筋活血	中风,口眼歪斜,言语不清,半身不遂等	开水化服。一日2次,一次1丸
华佗再造丸	（略）	活血化瘀,化痰通络,行气止痛	瘀血或痰湿闭阻经络所致中风瘫痪、拘挛麻木、口眼歪斜、言语不清	口服。一日2次,一次8g,30天为1疗程
云南白药	（略）	祛瘀生新,止血止痛	跌打损伤,瘀血肿痛,外伤出血,吐血,衄血,咯血	口服。一日2~3次,一次0.2g,小儿酌减
正红花油	冬青油、桂叶油、丁香油、香茅油、血竭、红花等	止血止痛,消炎消肿	心腹诸痛,风湿骨痛,扭伤瘀肿,烫伤,烧伤	外用,擦敷患处
伤湿止痛膏	伤湿止痛流浸膏、水杨酸甲酯、薄荷脑、冰片、樟脑、芸香浸膏、颠茄流浸膏	祛风湿,活血止痛	风湿性关节炎,肌肉疼痛,关节肿痛	外用,贴于患处
跌打丸	续断、三七、乳香、没药、血竭、土鳖虫、自然铜	活血祛瘀,消肿止痛	跌打损伤,腰部或筋骨扭伤等	口服:一日2~3次,一次1丸或3g。外用:用黄酒或醋调,敷患处
生脉饮	人参、麦冬、五味子	益气复脉,养阴生津	气阴两亏,心悸气短、自汗脉微	口服。一日2次,一次6g

方名	组成	功用	主治	用法
加味逍遥丸	柴胡、当归、白芍、白术、茯苓、甘草、牡丹皮、栀子、薄荷	舒肝清热、健脾养血	肝郁血虚、肝脾不和、两肋胀痛、头晕目眩、月经不调	口服。一日2次，一次10 mL
石斛夜光丸	熟地黄、枸杞子、石斛、人参、羚羊角、菊花、决明子、白蒺藜等	滋阴补肾，清肝明目	肝肾两亏，阴虚火旺，内障目暗，视物昏花	口服。一日2次，1次9 g
七叶安神片	三七叶提取的总皂苷	益气安神、活血止痛	心气不足、心血瘀阻所致的心悸、失眠、胸痛、胸闷	口服。一次50～100 mg，一日3次
天王补心丹	人参、丹参、玄参、柏子仁、麦冬、朱砂、五味子等	滋阴养血，宁心安神	血虚头晕，心悸，失眠等	口服。一日2～3次，一次3～10 g
脑乐静	小麦、大枣、甘草浸膏	养心安神	心神失养所致的精神忧郁，易惊不寐，烦躁	口服。一次30 mL，一日3次
柏子养心丸	柏子仁、党参、黄芪、川芎、当归、茯苓、远志、酸枣仁、肉桂、五味子、半夏、甘草、朱砂	补气，养血，安神	心气虚寒，心悸暴惊，失眠多梦，健忘	口服。水蜜丸一次6 g，大蜜丸一次1丸，一日2次
八珍丸	党参、白术、茯苓、甘草、当归、白芍、川芎、熟地	补益气血	气血两虚，面色萎黄，食欲不振，月经过多	口服。一日2次，一次1丸
补中益气丸	炙黄芪、党参、炙甘草、白术、当归、升麻、柴胡、陈皮	补中益气，升阳举陷	脾胃虚弱、中气下陷证引起的体倦乏力，食少腹胀，久泻脱肛，子宫脱垂	口服。一日2～3次，一次6 g
灵芝胶囊	灵芝	养心安神，补血益气，健脾养胃	气血两虚证及白细胞减少，肝炎后体弱者	口服。一日3次，一次4粒
十全大补丸	党参、白术、当归、熟地、黄芪、肉桂、甘草等	温补气血	气短心悸，头晕自汗，体倦乏力等气血两虚证	口服。一日3次，一次6～9 g
六味地黄丸(口服液)	熟地、山茱萸、山药、茯苓、泽泻、丹皮	滋补肝肾	肝肾阴虚所致腰膝酸软，头昏眼花，潮热盗汗，消渴等	口服。一日3次，一次6～9 g或1支
杞菊地黄丸(口服液)	枸杞子、菊花、熟地、山茱萸、山药、茯苓、泽泻、丹皮	滋养肝肾	肝肾两亏，眩晕耳鸣，羞明畏光，迎风流泪，视物昏花	口服。一日2次，一次6～9 g或1支
知柏地黄丸	知母、黄柏、熟地、山茱萸、山药、丹皮、泽泻、茯苓	滋阴泻火	阴虚内热，盗汗，遗精，咽喉疼痛等	口服。一日2次，一次10 g
人参归脾丸	人参、黄芪、当归、龙眼肉、木香、酸枣仁、远志等	健脾养心，益气	心脾两虚所致心悸怔忡，失眠健忘，崩漏，血小板减少性紫癜等	口服。一日2次，1次1丸
附桂八味丸	熟地、山茱萸、山药、茯苓、丹皮、泽泻、附子、肉桂	温补肾阳	肾阳不足，腰膝冷痛，小便不利或尿多，便溏，水肿等	口服。一日2～3次，一次1.5～3 g，小儿酌减
速效枣仁安神胶囊	（略）	养心安神，镇静	心神不安，失眠，多梦，惊悸	口服。一日一次，每次1粒，睡前服
紫金粉（紫金锭）	红大戟、山慈姑、千金子霜、麝香、雄黄、朱砂、五倍子	清瘟解毒，祛痰开窍	小儿流行性腮腺炎	醋调涂患处。内服，一次半至1锭，一日2次

中医护理学

方名	组成	功用	主治	用法
肥儿丸	炒麦芽、胡黄连、肉豆蔻、使君子、六神曲、槟榔、木香	健胃，消积，杀虫	小儿虫积腹痛，疳积消化不良，腹胀腹泻，发热口臭，面黄肌瘦等	口服。一日2次，一次1粒
龙牡壮骨冲剂	龙骨、龟甲、黄芪、牡蛎、白术、党参、五味子等	健脾益气，强筋壮骨	小儿消化不良，发育迟缓等营养不良症	冲服。一日3次，2岁以下一次1包，7岁以上一次2包
元胡止痛片	延胡索、白芷	理气，活血，止痛	气滞血瘀的胃痛，胁痛，头痛，痛经	口服。一日3次，一次4～6片
五子衍宗丸	枸杞子、菟丝子、覆盆子、五味子、车前子	补肾益精	肾虚腰痛，尿后余沥，遗精早泄，阳痿不育	口服。一日2次，一次1丸
六一散	滑石粉、甘草	清暑利湿	内服用于暑热身倦，口渴泄泻，小便黄少；外治痱子刺痒	调服或包煎服。一日1～2次，一次6～9 g
龙胆泻肝丸	龙胆草、柴胡、黄芩、栀子、泽泻、木通、车前子、当归、地黄、炙甘草	清肝胆，利湿热	肝胆湿热，头晕目赤，耳鸣耳聋，尿赤涩痛，湿热带下	口服。一日2次，一次3～6 g
乌鸡白凤丸	乌骨鸡、鹿角胶、山药、人参、芡实、黄芪、牡蛎、鹿角霜、桑螵蛸等	补养气血，止带调经	月经不调，崩漏带下，气血两虚	口服。一日2次，1次1丸或1瓶
痛经灵冲剂	丹参、五灵脂、桂枝、红花、香附、乌药、延胡索、蒲黄等	活血化瘀，温经止痛	寒凝血瘀，或气滞血瘀所致功能性痛经	冲服。每次经前3天开始服，一日2次，一次1袋
益母草膏	益母草	活血调经，祛瘀生新	月经不调，痛经，产后恶露不净等	口服。一日3次，一次1袋